DAS KINDER-HOMÖOPATHIE-HANDBUCH

Homöopathische Behandlung im Akutfall

Übersetzung aus dem Französischen:

Cornelia Mayer

„Die höchste und einzige Berufung des Arztes ist, die Gesundheit des Kranken wieder herzustellen, was man Heilung nennt."

Christian Samuel Hahnemann

Didier Grandgeorge

DAS KINDER-HOMÖOPATHIE-HANDBUCH

Homöopathische Behandlung im Akutfall

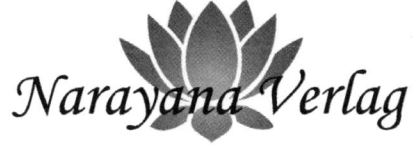

Narayana Verlag

Didier Grandgeorge
Das Kinder-Homöopathie-Handbuch
Homöopathische Behandlung im Akutfall

Titel der französischen Original-Ausgabe:
Guérir par l'homéopathie
L'homéopathie dans les cas aigus
© 2001 EdiComm, Juan les Pins, Frankreich

1. Auflage 2011
2. Auflage 2011
978-3-941706-48-4
Übersetzung aus dem Französischen:
Cornelia Mayer, Cornelia.Mayer@nordnet.fr

© 2011 Narayana Verlag GmbH
Blumenplatz 2, 79400 Kandern, Tel.: +49 7626 974970-0
E-Mail: info@narayana-verlag.de, Homepage: www.narayana-verlag.de

Hinweis

Trotz aller Sorgfalt, die bei der Ausarbeitung und Übersetzung dieses Buches
aufgewendet wurde, können sich einzelne Fehler eingeschlichen haben, für
die weder der Autor, noch die Übersetzerin, noch der Verlag haftbar gemacht
werden können. Dies gilt ebenfalls für eine eventuelle Fehlinterpretation der
gelieferten Informationen durch den Leser. Darüber hinaus ist es Zweck dieses
Werks, den Leser im Streben nach Gleichgewicht und Gesundheit zu unterstützen. Es ist keineswegs beabsichtigt, damit die Diagnose und die Beratung
durch den Arzt zu ersetzen. Es wird zudem darauf hingewiesen, dass homöopathische Mittel nicht unbedacht über längere Zeit eingenommen werden
dürfen. Bei der Einnahme und Verordnung sind die Regeln der Homöopathie
zu befolgen.

INHALTSVERZEICHNIS

ALLGEMEINES

Die Homöopathie ist der Inbegriff einer „Bio-Medizin", da sie für sanfte, rasche und anhaltende Heilung sorgt und dabei natürliche Stoffe in winzigsten Mengen verwendet. Sie ist also zudem auch noch wirtschaftlich. Diese Kunst des Heilens ist sehr wirkungsvoll bei chronischen Fällen, denn sie ermöglicht eine Beeinflussung des Terrains, das die Entwicklung der Beschwerden überhaupt ermöglichte. Die Homöopathie bietet aber auch in akuten Fällen wirkungsvolle Hilfe. Häufig kann mit ihr der Einsatz anderer, kostspieligerer und im Hinblick auf Nebenwirkungen problematischerer Behandlungsarten umgangen werden.

Allerdings wird leider nichts zur Verbreitung dieses eleganten Zweiges unserer Heilkunst unternommen, und der Patient befindet sich häufig weit entfernt von einem Homöopathen, der ihm bei einem Notfall zur Seite stehen könnte.

Ziel dieses Buches ist es, jedem, der sich selbst oder seiner Umgebung mit Homöopathie helfen möchte, Mittel an die Hand zu geben, um bis zur Konsultation beim qualifizierten Homöopathen wirkungsvolle Lösungen zu finden.

Was ist ein Akutfall?

Eine akute Erkrankung ist Ausdruck einer plötzlich auftretenden Störung unseres inneren Energiegleichgewichts. In der Folge entstehen verschiedene Symptome und Leiden, ohne offensichtlichen Zusammenhang mit der zugrunde liegenden Konstitution. Tatsächlich gibt es aber immer einen Zusammenhang zwischen anscheinend oberflächlichen Erscheinungen und der tieferen Realität des Einzelnen. So kann sich ein Akutmittel als Konstitutionsmittel erweisen oder den richtigen Weg zu ihm weisen. **Daher ist es wichtig, dem Homöopathen ggf. mitzuteilen, auf welche Mittel Sie bei einem Akutfall positiv reagiert haben.**

Wir haben in vorausgegangenen Schriften gezeigt, wie physische Leiden unbewältigte Probleme des Patienten ausdrücken können. Dies kommt im Französischen sogar durch die Ähnlichkeit zwischen dem Begriff für „Krankheit" – „maladie" und dem Ausdruck „mal à dire" (schwer zu sagen) zum Ausdruck. **In diesem Handbuch wollen wir dem Leser Anhaltspunkte zur Bedeutung jedes Symptoms und den jeweils geeigneten Mitteln geben.**

Ablauf einer akuten Erkrankung

Eine akute Erkrankung läuft innerhalb einer kurzen Zeitspanne ab – im Gegensatz zu einer chronischen, die sich über einen langen Zeitraum hinzieht. Es gibt einen Beginn, und die **Umstände** des Auftretens (wo, wann, wie?) müssen sorgfältig ermittelt werden, ebenso die **Ursache** (Ätiologie). Der Kranke muss seine Beschwerden möglichst genau beschreiben:

➢ **seine Empfindungen** (es sticht, es fühlt sich an wie ein Splitter, wie ein Kloß, usw.)

➢ **den genauen Ort** (z. B. im Hals, auf der linken Seite)

➢ **die Ausstrahlungen** (es zieht sich bis in die Ohren)

➢ **Begleitsymptome** (seitdem kann ich nicht mehr schlafen, meine Hämorrhoiden sind schlimmer geworden, usw.)

➢ **die Modalitäten** (was bessert, was verschlechtert (z. B. Verlangen nach warmen Getränken), zu welcher Tageszeit treten Besserungen und Verschlechterungen ein)

Verlauf einer akuten Erkrankung

Ohne äußeres Zutun bildet sich eine Erkrankung nach ihrem Beginn aus und klingt dann wieder ab bis zur Heilung, oder sie verschlechtert sich, bis sie schließlich das Leben des Patienten gefährdet. All das geschieht innerhalb einer kurzen Zeitspanne.

Diese Entwicklung gilt es zu beobachten, ebenso wie die Auswirkungen unserer homöopathischen Verordnung auf dieses Schema: Verbessert sich der Zustand des Kranken – wenn ja, wie schnell?

Ist sein Zustand stationär, verschlechtert er sich?

Bei den meisten akuten Fällen kann man sich einen oder zwei Tage der Beobachtung erlauben. Wirkt das Mittel nicht, muss es gewechselt oder eine andere Therapieform herangezogen werden (beispielsweise mit allopathischen Mitteln).

In jedem Fall spielt die **Diagnose eine wichtige Rolle**. Die Erkrankung muss einen Namen erhalten. Damit kann man zu ihr schon auf gewisse Weise „Nein" sagen (Placeboeffekt: Wirkung über die Psyche, die bereits in 50 % der Fälle eine Heilung ermöglicht).

Kann man sich seiner Diagnose sicher sein oder wird ein Fachmann benötigt? **Gesunder Menschenverstand** ist wichtig, um festzustellen, ob man die Lage beherrscht. Im Zweifelsfall stehen dem Arzt zusätzliche Mittel der Diagnosestellung zur Verfügung (Blutuntersuchung, Röntgen, usw.).

Bessert sich die Lage tatsächlich, stellt man dies zuerst an den **geistigen Symptomen** fest – das Kind jammert beispielsweise nicht mehr, sondern fängt an zu spielen – dann bessern sich die **allgemeinen Zeichen**, wie etwa das Fieber. Die **Lokalsymptome gehen zuletzt zurück.**

Sonderfall: Epidemien

Bei einer Epidemie weisen mehrere Individuen dieselben Symptome auf, „bekommen" die Krankheit. Hier handelt es sich nicht mehr um einen Konflikt im persönlichen Unterbewusstsein des Kranken, sondern um etwas, das das gemeinsame Unterbewusstsein betrifft (Familie, Gruppe, Gesellschaft).

Häufig kann dasselbe homöopathische Mittel – das durch die Beobachtung mehrerer Patienten ermittelt wird – **allen Betroffenen helfen und sogar präventiv den Angehörigen des Kranken gegeben werden.**

Welche homöopathische Potenz ist angebracht?

Für die meisten akuten Erkrankungen sind niedrige oder mittlere Potenzen (C12) sehr gut geeignet. In manchen Fällen sind allerdings höhere Potenzen vorzuziehen (C30). In einem solchen Fall wird besonders darauf hingewiesen. Meist handelt es sich um Situationen, in denen die geistigen Symptome eine gewichtigere Rolle spielen.

Ab dem 40. Lebensjahr sollte man zu Beginn grundsätzlich eine Potenz unter C30 wählen (z. B. C6 oder C12)*.

Folgt das Zeichen Ø nach einer Mittelbezeichnung, bedeutet dies, dass die Urtinktur zu verwenden ist (Beispiel: Origanum Ø).

Muss das Mittel häufig wiederholt werden?

Bei der Mehrzahl der akuten Erkrankungen – wie beispielsweise bei einer Angina – gibt man ein bis zwei Tage lang 3 Globuli viermal täglich. Danach sollte sich der Zustand deutlich verbessert haben. Andernfalls muss man das Mittel wechseln oder eine andere (z. B. allopathische) Behandlungsart wählen.

Bei besonders akuten Fällen, wie etwa bei einem Asthmaanfall, kann man die Globuli alle fünf Minuten verabreichen und vergrößert **die Abstände, wenn eine Besserung eintritt.**

---

* A. d. V. Wenn eine Potenz nicht verfügbar ist, kann im Einzelfall auch eine andere eingesetzt werden.

In jedem Fall hört man mit der Einnahme des Mittels auf, sobald sich der Zustand des Patienten deutlich gebessert hat.

Repertorisierung

Manche Kapitel enden mit einer Repertorisierung. Sie ist für jene Leser gedacht, die **das Thema noch vertiefen** möchten. Dort weisen wir auf Rubriken in den Repertorien hin, die uns besonders interessant erscheinen. Die Grundlagenreferenz ist dabei in erster Linie das **Repertorium von James Tyler Kent** (siehe Literaturverzeichnis).

Fettdruck bei einem Mittel steht für Dreiwertigkeit. Zweiwertige Mittel sind in *Kursivdruck*, einwertige in Normaldruck wiedergegeben.

Folgen bei einem Symptom Pluszeichen, weist dies auf eine besonders große Bedeutung des Symptoms hin, je mehr Pluszeichen, umso wichtiger das Symptom. Beispiel: Angst vor Regen +++.

Allopathische (konventionelle) Behandlung

Die Medizin ist ein Ganzes, und es ist immer von Vorteil zu wissen, was der allopathische Zweig anzubieten hat. Daher enthalten die meisten Kapitel einen kurzen Exkurs in diesen Bereich.

Wie einfach ist die Behandlung mit Homöopathie?

Man kann drei Stufen der homöopathischen Behandlung unterscheiden:

❖ **Die erste Stufe** umfasst relativ einfache „Rezepte", die jedermann zugänglich sind. Sie finden sich in den meisten Handbüchern für die breite Öffentlichkeit. Eine Wirkung ist möglich, aber nicht sehr sicher.

❖ **Die zweite Stufe** ist die Stufe, die dieses Buch behandelt. Es enthält eine Besprechung und eine Auswahl an Mitteln für jeden pathologischen Bereich, basierend auf einer über zwanzigjährigen Erfahrung im klinischen Alltag.
Ein Leser, der bereit ist, sich etwas Mühe zu geben, kann auf eine Wirksamkeit von bis zu 80 % bei geläufigen Akutfällen hoffen.

❖ **Die dritte Stufe** erfordert die gesamte Kunstfertigkeit des erfahrenen Behandlers. Hier eröffnen sich Möglichkeiten für eine große Anzahl an Pathologien – insbesondere chronischer Art – durch die Ermittlung des „ähnlichsten" Mittels, des „Simillimums". Das ist nicht einfach, aber die Belohnung steht häufig am Ende der Bemühungen.

ISOLIERTES FIEBER

Der Anstieg der Körpertemperatur auf über 37 °C ist häufig das erste von der Umgebung wahrgenommene Symptom. Das Kind ist heiß, übellaunig und hat glänzende Augen. Manchmal bleibt dies das einzige Symptom. Es gibt keine Begleitbeschwerden.

Handelt es sich um ein Fieber mit Hautausschlag?

Die Hauterscheinungen bei Dreitagefieber oder bei Röteln treten erst nach dreitägigem Fieber auf.

- **Das Dreitagefieber** führt bei Säuglingen zu sehr hohem Fieber (40 °C), das besorgniserregende Ausmaße annehmen kann. Meist besteht kein Durst. **Apis C6** senkt rasch das Fieber und der Ausschlag erscheint nach genau drei Tagen. Dann kommen zuerst auf dem Gesicht kleine rote Punkte zutage, die sich dann bis auf die Gliedmaßen ausbreiten.
- **Röteln** werden von kleinen, weniger beunruhigenden Fieberschüben begleitet (38,5 °C – 39 °C). Die Mittel der Wahl sind **Pulsatilla C6,** wenn das Kind weint und „klammert" oder **Sulfur C12,** wenn es fröhlich ist. Halten Sie besonders nach einem Symptom Ausschau: kleine im Nacken tastbare Lymphknoten.
- **Masern** führen zu starkem Fieber und werden weiter unten noch im Einzelnen besprochen.
- **Bei Windpocken** tritt wenig Fieber auf und der Ausschlag (kleine Blasen auf der Haut) zeigt sich fast von Anfang an.
- **Bei Scharlach** tritt sofort ein Ausschlag auf, vor allem in der Leiste. Das Bild ist bisweilen heftig, mit schnellem Puls und Erbrechen.

Handelt es sich um eine versteckte Erkrankung?

- **Eine Harnwegsinfektion?**
  Hier sind manchmal bei Kindern keine Lokalsymptome zu beobachten. Das sollte man nicht vergessen und den Urin beobachten, wenngleich dieser grundsätzlich stärker riecht als üblich und auch trüb sein kann.
  Hält das Fieber an, sollte eine bakteriologische Untersuchung des Urins vorgenommen werden. Auf eine Infektion ist zu schließen, wenn die Keimzahl 100.000 (10^5) übersteigt, wenn zahlreiche und veränderte Leukozyten zu finden sind oder gar Blut.

- **Eine Lungenentzündung?**
  Auch wenn das Kind nicht hustet und nicht über Schmerzen in der Brust
  klagt, sollte eventuell eine Brustdurchleuchtung erwogen werden.

- **Eine Nebenhöhlenentzündung?**
  Sie kann zu asymptomatischen Fiebererscheinungen führen, die sich hinziehen, wobei die Temperatur vor allem am Nachmittag ansteigt. Schnarcht
  das Kind? Ist die Nase verstopft? Klagt es über Bauchschmerzen? Hält das
  Fieber an, sollte (ab 3 Jahren) eine **Röntgenaufnahme** der Nebenhöhlen
  veranlasst werden.

- **Eine infektiöse Mononukleose (Pfeiffersches Drüsenfieber)?**
  Daran sollte man vor allem denken, wenn die Lymphknoten (Hals, Leiste)
  etwas angeschwollen sind. Es muss ein Blutbild gemacht und die BSG (Blut-
  senkungsgeschwindigkeit) bestimmt werden. Außerdem ist eine Serum-
  diagnose auf EBV (Epstein-Barr-Virus) und ASL (Antistreptolysin) vorzu-
  nehmen, um eine Streptokokkeninfektion oder ASNB (Antistreptodornase)
  auszuschließen.

- **Andere, seltenere Fälle**
  Andere, seltenere Fälle müssen ggf. von einem Arzt behandelt werden:
  - Zeckenbisse
  - Malaria (nach der Rückkehr aus einem Malariagebiet, beispielsweise
    Afrika)
  - Hämopathien

Kann Fieber Anlass zur Sorge sein?

Krämpfe

Ab 39 °C oder bei einem zu rapiden Anstieg kann Fieber zu Fieberkrämpfen führen: Die Augen verdrehen sich, der Körper wird von Spasmen geschüttelt. Meist
handelt es sich nur um kurze Episoden (weniger als eine Minute). Falls sich die
Krämpfe ausbreiten, kann es ernst werden. Ziehen Sie dann das Kind aus, bringen Sie es in die stabile Seitenlage, überwachen Sie die Atmung und geben Sie
eine Atemspende, falls es aufhört zu atmen. Rufen Sie Hilfe (Notarzt, Feuerwehr,
Tel. 112). Hilfe ist in der Regel schnell zur Stelle mit Sauerstoff und krampflösen-
den Mitteln (z. B. Valium®, intrarektal, eine halbe Ampulle von 10 mg).
Glücklicherweise sind solche Fälle extrem selten. Und nicht alle Kinder bekom-
men Fieberkrämpfe. Sie treten nur bei bestimmten Konstitutionen auf:
- **Cicuta virosa** – *die Welt ist verrückt*
- **Cina** – *Würmer*
- **Curare** – *„Ich will nichts alleine tun."*
- **Hyoscyamus** – *der eifersüchtige Exhibitionist*

- **Nux vomica** – *überarbeitet, unter der Wirkung von Stimulanzien stehend*
- **Opium** – *absolute Angst*
- **Stramonium** – *Angst gefressen zu werden*

Nach der Einnahme eines dieser Mittel (C12 - C30), das vom Homöopathen entsprechend den Umständen ausgewählt wurde, kommt es zu keinen Fieberkrämpfen mehr. Außerdem stellen sich Fieberkrämpfe meist vor dem sechsten Lebensjahr ein. Daher sollte man vor allem in den ersten sechs Jahren nicht zögern, bei fiebrigen Zuständen von über 38,5 °C ungefährliche allopathische Mittel wie Paracetamol (als Zäpfchen oder Sirup) zu geben.

(Siehe auch Kapitel „Neurologische Beschwerden")

Meningokokkenmeningitis

Diese Erkrankung führt zu besorgniserregenden Zuständen, vor allen Dingen bei hohem Fieber – mit eventuell beeinträchtigtem Bewusstsein, Erbrechen, Hautausschlägen – Petechien, kleinen punktförmigen, ins Violette gehenden Blutflecken.

Es muss festgestellt werden, ob ein Opisthotonus (Nackensteifigkeit) vorliegt: dazu eine Hand auf die Brust des Kindes legen, die andere in den Nacken und versuchen, den Kopf anzuheben. Das Kind muss in der Lage sein, sein Brustbein mit dem Kinn zu berühren. Bei einem Säugling tritt kein Opisthotonus auf, aber die Fontanelle wölbt sich vor. Ertasten Sie diese, wenn sich das Baby in sitzender Haltung befindet. Sie muss sich weich und eher hohl anfühlen.

Bei einer Meningitis ist grundsätzlich eine Notfalleinweisung ins nächstgelegene Krankenhaus angezeigt. Personen, die sich in engem Kontakt mit an bakterieller Meningitis Erkrankten befinden, müssen 48 Stunden lang ein Antibiotikum (z. B. Rifampicin®) einnehmen, für Personen mit weniger engem Kontakt kann zuvor ein Halsabstrich mit bakteriologischer Untersuchung wünschenswert bzw. ausreichend sein (allerdings muss das Resultat nach 24 oder 48 Stunden bis höchstens drei Tagen vorliegen).

Homöopathische Behandlung bei isoliertem Fieber

Um das geeignete Mittel zu finden, sollte man eine Antwort auf folgende Fragen suchen:
- Fröstelt das Kind oder möchte es abgedeckt werden?
- Hat es Durst oder Hunger?
- **Zu welcher Tageszeit fing das Fieber an?**

Das zuletzt genannte Symptom bildet das beste Anfangskriterium bei der Suche nach dem richtigen Mittel.

Mittel nach Uhrzeit des Fieberbeginns

Morgens

8 Uhr: **Belladonna C6 - C12**
- Folgen von feuchter Kälte auf dem Kopf, nassen Haaren
- rotes Gesicht und erweiterte Pupillen
- klopfende Kopfschmerzen
- ängstliches Aufschrecken aus dem Schlaf
- Kind, das beißt

Thematik: sadistisches, orales Stadium, „der weiße Hai", Angst gefressen zu werden

9 Uhr: **Rhus toxicodendron C6 - C12**
- Folgen salziger Feuchtigkeit: am Meer oder Schweiß
- Ruhelosigkeit
- Frösteln
- Muskelkater
- Bauchschmerzen

Thematik: „Bewegung ist Leben."

Chamomilla C6
- eine Wange rot, die andere blass
- möchte getragen werden
- Wutausbrüche
- Angst vor Wind
- Folgen von Sturm
- Zahnen

Thematik: „Das habe ich nicht verdient."

10 Uhr: **Natrium muriaticum C12**
- Niesen
- Folgen von Feuchtigkeit am Meer
- Verstopfung
- Verlangen nach Salz

Thematik: mangelnde (physische oder affektive) Präsenz des Vaters

11-12 Uhr: **Aconitum C6 - C12**
- Ruhelosigkeit
- kein Schweiß
- Angst vor dem Tod

Thematik: **Dringend** eine Antwort finden, sonst droht der Tod.

Nachmittags

13-15 Uhr: **Arsenicum album C12**
- Ruhelosigkeit
- extremes Frösteln
- Bauchschmerzen
- geistige Starrheit
- Sammler
- pingelig, Angst vor Mikroben

Thematik: angst vor dem Tod → „Es kommt nichts danach."

15 Uhr: **Rhus toxicodendron C6 - C12**
- Folgen salziger Feuchtigkeit: am Meer oder Schweiß
- Ruhelosigkeit
- Muskelkater
- Frösteln
- Bauchschmerzen

Thematik: „Bewegung ist Leben."

16-17 Uhr: **Pulsatilla C6 - C12**
- **Durstlosigkeit**
- Kind deckt sich ab (nicht kälteempfindlich)

Thematik: „Ich will nicht von Mama weg."

17 Uhr: **Lycopodium C12**
- Blähungen, Flatulenzen
- autoritärer, jähzorniger Charakter
- schlechter Atem
- die rechte Seite des Körpers ist betroffen

Thematik: verlangen nach Macht

Abends

18-20 Uhr: **Belladonna C6 - C12**
- Folgen von feuchter Kälte auf dem Kopf, nassen Haaren
- rotes Gesicht
- erweiterte Pupillen
- klopfende Kopfschmerzen
- ängstliches Aufschrecken aus dem Schlaf
- Kind, das beißt

Thematik: sadistisches, orales Stadium, „der weiße Hai", Angst gefressen zu werden

21 Uhr: **Rhus toxicodendron C6 - C12**
- Folgen salziger Feuchtigkeit: am Meer oder Schweiß
- Ruhelosigkeit
- Frösteln
- Muskelkater
- Bauchschmerzen

Thematik: „Bewegung ist Leben."

Chamomilla C6
- eine Wange rot, die andere blass
- möchte getragen werden
- Wutausbrüche
- Angst vor Wind, Folgen von Sturm
- Zahnen

Thematik: „Das habe ich nicht verdient."

Bryonia C6 - C12
- großer Durst
- Verstopfung
- Bewegungslosigkeit

Thematik: „Ich will nicht von zu Hause weg."

22 Uhr: **Natrium muriaticum C12**
- Niesen
- Folgen von Feuchtigkeit am Meer
- Verstopfung
- Verlangen nach Salz

Thematik: mangelnde (physische oder affektive) Präsenz des Vaters

23-24 Uhr: **Aconitum C6 - C12**
- Ruhelosigkeit
- kein Schweiß
- Angst vor dem Tod

Thematik: Ich muss dringend eine Antwort finden, sonst droht der Tod.

Nachts

1-3 Uhr: **Arsenicum album C12**
- Ruhelosigkeit
- extremes Frösteln
- Unbeweglichkeit
- Sammelleidenschaft
- pingelig, Angst vor Mikroben

Thematik: angst vor dem Tod – „Es kommt nichts danach."

Rhus toxicodendron C12
- Folgen salziger Feuchtigkeit: am Meer oder Schweiß
- Ruhelosigkeit
- Muskelkater
- Bauchschmerzen

Thematik: „Bewegung ist Leben."

5 Uhr: **Natrium sulfuricum C12**
- Folgen von Feuchtigkeit am Meer, von Schimmel
- Stimmungswechsel: fröhlich oder traurig

Thematik: zu viel Wasser, zu viele Launen

6 Uhr: **Pulsatilla C6 - C12**
- Durstlosigkeit
- Kind deckt sich ab (nicht kälteempfindlich)

Thematik: „Ich will nicht von Mama weg."

7 Uhr: **Lachesis C12**
- Gesprächigkeit bei Fieber
- Aufstoßen bei Fieber
- Beschwerden auf der **linken Seite**
- Verschlechterung beim Erwachen
- möchte sich abdecken
- erträgt keine enge Kleidung

Thematik: Eifersucht

Mittelunterscheidung nach Durst

Durstlosigkeit bei Fieber

Gelsemium C12
- Zittern
- möchte andauernd schlafen

Thematik: Lampenfieber, Examensangst

Pulsatilla C6 - C12
- Kind deckt sich ab, nicht kälteempfindlich

Thematik: „Ich will nicht von Mama weg."

Apis C6
- stechende, brennende Schmerzen
- Ödem

Thematik: verweigert das Leben in Gemeinschaft

Großer Durst

Phosphorus C12
- Verlangen nach kaltem Wasser
- Verlangen nach Gesellschaft
- hämorrhagische Neigung: Petechien, Purpura, Nasenbluten (Ferrum phosphoricum -> ebenso, aber mit geringerer Temperatur: 37,5 °C – 38 °C)
- **Hunger bei Fieber**

Thematik: Schwierigkeiten, sich zu inkarnieren, hochsensible Persönlichkeit

Bryonia C6 - C12
- großer Durst
- Verstopfung
- Bewegungslosigkeit

Thematik: „Ich will nicht von zu Hause weg."

GRIPPE

Eine Grippeerkrankung ist eine virale Erkrankung. Verantwortlich sind die Influenzaviren, die die Besonderheit besitzen, dass sie jedes Jahr in leicht veränderter Form auftreten. Sie führen zu winterlichen Epidemien mit starkem Fieber, Kopfschmerzen, Schnupfen, Husten, Erbrechen, Muskelschmerzen, die vier Tage lang anhalten, manchmal gefolgt von Komplikationen, wie etwa einer bakteriellen Sekundärinfektion der Lunge, der Nebenhöhlen oder von Herzbeschwerden (Myokarditis). Die Komplikationen treten vor allem bei älteren Menschen auf und bei solchen, die durch eine chronische Erkrankung geschwächt sind.

Symbolische Bedeutung

Alles „sitzt fest". Plötzlich ist man ans Bett gefesselt, und das entspricht in bestimmter Weise einem Bedürfnis, anzuhalten, eine Pause einzulegen, sich zurückzulehnen und das aktive Leben ruhen zu lassen.

Allopathische Behandlung

Prävention
Die Impfung hat den Nachteil, dass sie häufig nicht wirkt, denn es dauert sechs Monate, bis ein Impfstoff entwickelt werden kann. Und während dieser Zeit hat das Virus häufig mutiert.
Zudem muss die Impfung jedes Jahr wiederholt werden, was zu einem Ungleichgewicht in der Konstitution führen kann (Auftreten von Verschlechterungen, wie beispielsweise Rheuma).

Behandlung
Es gibt nur wenige Stoffe, die bei Viren tatsächlich wirken. Antibiotika sind nur im Fall infektiöser Komplikationen angezeigt. Im Normalfall lassen sich lediglich Medikamente zur symptomatischen Behandlung des Fiebers, wie beispielsweise Dolipran® (Paracetamol) rechtfertigen.

Homöopathische Behandlung

Prävention

Vor Beginn des Winters können Personen, die leicht Grippe bekommen, auf diese Mittel zurückgreifen:

Influenzinum C12 (isopathische Behandlung der Grippe), 3 Globuli jeden Sonntagmorgen im November, Dezember und Januar

Oscillococcinum (Anas barbariae cordis et hepatis) **C200** ist eine wirksame Hilfe, einzunehmen bei den ersten Kälteschauern (drei Tage lang eine Gabe täglich). Es ist ein gutes Mittel bei viralen Erkrankungen.
Symbolische Bedeutung
Das Geheimnis: „Ich kann nicht alles sagen." (wie Carcinosinum)

Yersinum C12
Dieses Mittel unterstützt wirkungsvoll Oscillococcinum gegen Grippe im Anfangsstadium.
Thematik: sich nicht außerhalb der Gesellschaft stellen

Ein Mittel für die Epidemie

Eine Epidemie trifft immer das **gemeinsame Unterbewusstsein**. Daher kann dasselbe homöopathische Mittel **allen Erkrankten helfen**. Ist der so genannte „Genius epidemicus" erkannt worden, kann man den Angehörigen des Kranken dieses Mittel zur Prävention anbieten (z. B. eine Einzelgabe Arsenicum album C12 bei einer Grippeepidemie, die gut auf dieses Mittel anspricht).

Behandlung

Eupatorium perfoliatum C6 - C12
Das beste Mittel, wenn **Erbrechen von Galle** vorherrscht, mit Schmerzen „hinter den Augen" und tief sitzenden Knochenschmerzen: Es schmerzt, auf andere zuzugehen.

Arnica C6 - C12
Hier dominieren Muskelschmerzen. Das Bett erscheint zu hart. Alles schmerzt, aber der Patient **verweigert Hilfe**, will keinen Arzt sehen.
Thematik: arbeitsam und autoritär → es lohnt sich

Gelsemium C12

Auf dieses Mittel weisen **Zittern und Durstlosigkeit trotz** Fieber bei einem Patienten hin, der durch das Fieber **benommen** ist und andauernd schläft.
Thematik: lähmende Angst

Rhus toxicodendron C12

Fieber mit Muskelschmerzen
- steifer Hals
- Ruhelosigkeit nachts von 1 bis 3 Uhr
- weiße Zunge mit roter Spitze
- ein gutes Mittel bei Feuchtigkeit am Meer
Thematik: „Bewegung ist Leben."

Arsenicum album C12

- explosionsartiges Niesen
- irritierendes Nasensekret
- Erbrechen
- Fieber und Ruhelosigkeit zwischen 1 und 3 Uhr morgens, wie bei Rhus toxicodendron – hier aber Angst vor einem unnatürlichen Tod
Thematik: der Tod – „Es kommt nichts danach."

Bryonia C12

- großer Durst
- **Verstopfung**
- **schmerzhafter Husten**
Thematik: „Ich will nicht von zu Hause weg."

Nux vomica C6 - C12

- rotes Gesicht
- häufig erfolgloser Stuhldrang
- Bauchschmerzen
- Übelkeit
- jähzornig und gewissenhaft
Thematik: **Überarbeitet**, weil er alles perfekt machen will.

Mittelwahl bei Komplikationen

Den Komplikationen einer Sekundärinfektion kann man mit 3 Globuli **Pyrogenium C6** dreimal täglich, zwei Tage lang, vorbeugen.
Mittel, die bei Komplikationen helfen, sind im Kapitel *Lungenerkrankungen* und vor allem im Kapitel *Nebenhöhlenentzündungen* zu finden.

Mittel der Konvaleszenz

Carbo vegetabilis C30

Das beste Mittel, wenn man sich von einer Krankheit nicht richtig erholt

- marmorierte Haut
- Gasbildung +++
- möchte Luft zugefächelt bekommen

Thematik: Es ist schwierig, die Schwelle zu überwinden.

Phosphoricum acidum C12

- Müdigkeit
- Abmagerung
- Haarausfall

Thematik: hat sich nicht geliebt gefühlt

China C6 - C12

- Anämie, Müdigkeit nach Verlust von Körperflüssigkeit (z. B. Folgen von starkem Erbrechen)
- Absinken des Eisenspiegels im Serum (Ferrum)

Thematik: eine Synthese herstellen, zum „inneren Schweinehund" Nein sagen

ERKRANKUNGEN DER ATEMWEGE

Einführung

Erkrankungen der Atemwege sind – vor allem bei Kindern – sehr häufig. Sie machen ungeachtet der Jahreszeit 30 % der Tätigkeit eines Kinderarztes aus, nehmen aber in der kalten Jahreszeit besonders zu.

Ursachen gibt es viele:
- Infektionen: viraler und bakterieller Art; individuell oder kollektiv (Epidemie)
- Allergien: Vor allem im Frühjahr und Herbst
- In der Folge einer Erkrankung des Verdauungstrakts, z. B. nach einem gastroösophagealen Reflux: Nachts, im Liegen, steigt saure Flüssigkeit über die Speiseröhre bis in den Oropharynx und bis in die Bronchien auf und löst Rhinitis, Otitis, Sinusitis, Laryngitis, Bronchitis, Asthma oder Pneumonie aus.

Symbolische Bedeutung

Die Atemorgane bilden nach der Geburt den ersten Kontakt mit der Außenwelt: Man muss atmen, sonst stirbt man. Übrigens haben Haut und Atemwege denselben embryologischen Ursprung.

Homöopathisch gesehen sind diese Erkrankungen häufig Ausdruck von **Psora bzw. Furcht vor Mangel**:
- Mangel an Liebe durch den Verlust der symbiotischen Liebe zwischen Mutter und Kind im Uterus, „der Verlust des Paradieses"
- Mangel an Wärme, Luft
- Der Speisebolus schlägt bei gastroösophagealem Reflux die entgegengesetzte Richtung ein. Das Baby wäre lieber weiter über die Nabelschnur ernährt worden. Dazu kommt es häufig bei einer nicht natürlichen Geburt, wie etwa bei Kaiserschnitt, eingeleiteter Geburt, Periduralanästhesie, Zangengeburt.

Die Psora ist durch Periodizität gekennzeichnet: Die Beschwerden kehren häufig in bestimmten Intervallen (z. B. alle drei Wochen) zurück. **Sie entspricht dem oralen Stadium in der Psychoanalyse.** Das Kind ist auf der Suche nach einer symbiotischen Mutter-Kind-Liebe und klammert sich an die entsprechenden Symbole, wie beispielsweise an Schnuller, Fläschchen (Brust der Mutter), das Schmusetuch, das Plüschtier – als Ersatz für die mütterliche Plazenta.

Hinter all dem steckt die Urangst vor dem Tod. „Solange der Mensch glaubt, er sei sterblich, kann er nicht locker sein." Woody Allen

Um sich zu entspannen, muss man sich also bewusst werden, dass man unsterblich ist. Aber das ist das Ergebnis einer ganzen Entwicklung … (*Homéopathie chemin de vie***).

DER AKUTE SCHNUPFEN ODER KATARRH

Definition

Bei Schnupfen handelt es sich um eine Entzündung der Nasenhöhlenschleimhaut. Der eher im süddeutschen Raum gebräuchliche Begriff „Katarrh" stammt aus dem Griechischen („katarrhein" – „herunterfließen").

Ursache

- **Infektion** (die Erreger sind meist Viren)
- **Allergie**
- **Trauma** – Fremdkörper in der Nase → **einseitige, eitrige** Nasenabsonderung. Das Kind hat sich möglicherweise ein Stück Papier oder eine Bohne in die Nase gesteckt – eine für das phallische Stadium typische Situation. Dies symbolisiert die Penetration, das Korn wird in das Loch gelegt. Das große Mittel in diesem Fall ist Hyoscyamus C12 - C30, jeweils eine Gabe im Abstand von vierzehn Tagen.
- **Gastroösophagealer Reflux**

Folgen

Verstopfte Nase – Atembehinderung während der Nacht, der Patient muss mit offenem Mund schlafen. Das Baby schläft schlecht, wacht auf, hat Durst.

Herabgesetzten Geruchs – und auch häufig **Geschmacksvermögen**. Achtung! Zieht sich ein solcher Zustand hin, kann er **deprimierend** wirken.

** Siehe Literaturliste

Störender Nasenfluss
- anterior (Reizung der Nasenlöcher) – Es muss mehr oder weniger häufig geschnäuzt werden.
- posterior – Es wird alles geschluckt, und danach kann es zu Magen- oder Bauchschmerzen oder gar zu Durchfall kommen.

Niesen, manchmal so heftig, dass dadurch der Ischiasnerv eingeklemmt wird (Sepia).

Akuter Verlauf

Besserung:
- austrocknen, Heilung

Verschlechterung:
- Ausbreitung auf die Kiefer-, Stirn-, und Siebbeinzellen beim Baby; in ganz seltenen Fällen Meningitiszeichen
- Obstruktion der Tränendrüsen, Konjunktivitis
- Obstruktion der Eustachischen Röhren: Ausstrahlung in die Ohren (Otitis)
- Ausstrahlung nach unten: Rachen, Kehlkopf, Luftröhre, Bronchien, Lunge

Symbolische Bedeutung

Die Nase

Der Geruchssinn gehört zu den essenziellen Sinnen des Menschen. Er entstammt dem Reptilienhirn. Eine gute Nase für etwas haben, bedeutet, etwas erfühlen, vorhersehen zu können, umsichtig zu sein und über Urteilsvermögen zu verfügen. Die intuitive Seite setzt sich gegenüber der Vernunft durch. Man steckt seine Nase in die Angelegenheiten anderer …
Manche Völker glauben, die Seele sitze in der Nase (*DDS: Dictionnaire des symboles***).

Soll man Schnupfen behandeln?

Es handelt sich um eine Absonderung, die manchmal nötig sein kann, um etwas aus dem Körper zu transportieren (Aufgabe der Ausleitung).
Wenn die Absonderung aufhört, bedeutet dies oft, dass eine Heilung beginnt. Manchmal treten aber im Gegenzug an anderen Stellen des Körpers Symptome auf. In diesem Fall ist Misstrauen angebracht. Es handelt sich um eine Unterdrückung, die zu einer Verschlechterung führen kann. Diese oder die verordneten Mittel müssen antidotiert werden.

*** Siehe Literaturliste

Mittel für alle Fälle

Nux vomica C6 - C12: überlastet, nimmt Stimulanzien
- Mittel für das durch die Verdauung überlastete Baby oder den vom Berufsleben überlasteten Erwachsenen, der Stimulanzien oder andere Mittel nimmt, um durchzuhalten (Alkohol, Kaffee oder andere Giftstoffe)
- starkes Gefühl für Gut und Böse, Gerechtigkeit und Ungerechtigkeit; gewissenhaft, liebt Musik (Carcinosinum)
- fröstelt beim Abdecken; **Angst vor Luftzug**
- verstopfte Nase hindert am Schlafen; marmorierte Haut; belegte, an der Basis gelbe Zunge; Übelkeit; Blähungen
- muss dauernd zur Toilette, es kommt aber jedes Mal nur wenig Stuhl

Ergänzungsmittel: Sulfur, Sepia

Rumex crispus C6
(Krauser Ampfer)
- Verschlechterung durch Einatmen kalter Luft, der Patient wickelt sich einen Schal um Nase und Mund
- Husten durch Kitzelgefühl in der Drosselgrube

Sticta pulmonaria C6
- trockener Schnupfen, wenig Absonderungen – außer im hinteren Rachen; entzündete Halsschleimhaut
- **andauerndes Bedürfnis sich zu schnäuzen, aber ohne Erfolg**
- **Kopfschmerzen** an der Nasenwurzel
- kann nicht gut mit anderen zusammenleben, ist zu wenig aufnahmebereit, zu unbeholfen

Akuter Schnupfen nach Wetterlage und Umgebung

Regen, Seen, Sümpfe

Dulcamara C6
(Bittersüß)
- feuchte Kälte; Folgen von Baden im Fluss im Sommer, Folgen von Nebel
- verstopfte Nase, Ohrenschmerzen mit Übelkeit und Erbrechen, Durchfall, gelegentlich Blasenentzündung
- rheumatische Schmerzen
- Dornwarzen
- der „durchdringende Blick", möchte nur über den Blick kommunizieren

Salzige Feuchtigkeit am Meer – Seewind – Folgen von körperlicher Anstrengung, wenn von Schweiß durchnässt

Rhus toxicodendron C6 - C12: „Bewegung ist Leben."
- Ruhelosigkeit, vor allem nachts (3 Uhr)
- Muskel- und Gelenkschmerzen; frösteln; weiße Zunge mit roter Spitze

Arsenicum album C12
- ätzender Schnupfen (Allium cepa)
- höchste Ruhelosigkeit von 12 bis 15 Uhr oder von 0 bis 3 Uhr
- häufig Durst auf kleine Mengen eher warmer Flüssigkeiten
- niesen ++, frösteln +++
- häufig schwarz gekleidet; Angst vor dem Tod („Es kommt nichts danach.")

Arsenicum jodatum C6
Wie Arsenicum, aber weniger frösteln und farbenfroh gekleidet
- Katarrh der Eustachischen Röhre (reduziertes Hörvermögen)

Jodum C6
- warm und ruhelos
- abgemagert, obwohl er gut isst
- überall kleine Lymphknoten
- Katarrh der Eustachischen Röhre
- lässt alles wiederholen
Thematik: zu viel Aktion, keine Kontemplation, findet keinen Zugang zur Spiritualität

Bromum C6
- Schnupfen mit reichlicher Absonderung
- heiserer Husten
- ruhelos, „**Hansdampf** in allen Gassen"
- Verschlechterung durch **Staub** und Hitze
- Spinnwebengefühl im Gesicht
- besser am Meer, auf einer Insel im Boot
Thematik: muss dem Alltag entfliehen, der erstickenden Überwachung; Auf dem Meer (während des Lebens in der Gebärmutter) gibt es weniger Gefahren.

Natrium muriaticum C12
- Schnupfen, der mit Niesen beginnt
- Verschlechterung durch Spülen mit Kochsalzlösung (Meerwasser)
- zurückgezogen, verschlossen; sagt nie etwas
Thematik: Der Vater ist zu wenig präsent. Suche nach dem ewigen Vater, Gottvater; Zugang zur Spiritualität

Kaltes, trockenes Wetter

Camphora C6: Absolute Kälte
- kalt bis ins Innerste (Aranea diadema)
- Kälteschauer, Blässe, Ohnmacht
- autoritär, allein gegen alle
- fehlende Lebenswärme
- antidotiert die anderen Mittel

Aconitum C6 - C12: Plötzliche Erkältung (durch Ostwind oder Mistral) einhergehend mit Angst
- Ruhelosigkeit etwa von 11 bis 12 Uhr oder von 23 bis 24 Uhr
- massiver Energieverlust
- heiserer Husten

Thematik: Sphinx; die Fragen müssen sofort beantwortet werden oder es droht der Tod.

Ferrum phosphoricum C6 - C12: Subakuter Schnupfen bei kaltem, trockenem Wetter
- erhöhte Temperatur (38 °C - 38,5 °C)
- Epistaxis (Nasenbluten); beim Schnäuzen kommt hellrotes Blut
- abwechselnd blass und rot im Gesicht

Thematik: Es ist eine bessere Inkarnation nötig.

Hepar sulfuris C12
- frösteln
- heiserer Husten
- Verlangen nach Saurem
- **Eiterung**
- Wut ++
- angezogen vom Feuer; möchte Dinge anzünden; spielt mit Feuerzeugen und Streichhölzern

Schnupfenmittel nach dem Aussehen des Patienten

Allium cepa C6
(die Zwiebel)
- **Oberlippe und Nase irritiert, rot + mildes Augensekret**
- besser durch Kühle, frische Luft; schlechter durch Wärme
- von links nach rechts
- Heiserkeit
- Herbstschnupfen

Thematik: die äußeren Schichten entfernen, bis ins Zentrum sehen (wie bei einer Zwiebel, die man schält)

Euphrasia C6
Das Gegenteil von Allium cepa:
- mildes Nasensekret, irritierendes Augensekret
- **Bindehautentzündung +++**
- besser an der frischen Luft
- Partie der Wangenknochen gerötet
- schwitzen auf der Brust

Nitricum acidum C12
- eitrige Bindehautentzündung + eitriger Schnupfen + eitrige Otitis, vor allem bei Säuglingen (Calcium silicatum)
- Verlangen nach Fett, Salz, unverdaulichen Dingen
- unflexible Haltung: Gesetz ist Gesetz

Calcium silicatum C6 - C12
- Eiterabsonderungen aus der Nase und den Augen ++, vor allem beim Säugling
- Kopf- und Fußschweiß
- Sinusitis (Nasennebenhöhlen-Entzündung) möglich: Aufmerksam überwachen

Thematik: in Kontakt mit lange verstorbenen Vorfahren bleiben; trägt den Vornamen von verstorbenen Angehörigen (Erwachsener spricht mit den Toten)

Schnupfen rechts

Lycopodium C6 - C12
- übellaunig, autoritär, eigensinnig
- Blähungen

Thematik: Die Macht trotz mangelnden Selbstvertrauens übernehmen.

Schnupfen links

Lachesis C12
- eifersüchtig
- **redselig**
- erhitzt
- erträgt keine enge Kleidung
- Petechien nach Husten (Phosphorus)
- Mittel bei Ödipuskomplex

Schnupfen mit Durchfall

Sanguinaria C6
- blutrotes Gesicht
- Stirnkopfschmerz
- Durchfall nach Schnupfen

Thematik: Der Lebensimpuls wendet sich gegen ihn.

Schnupfen mit starkem Niesen

Sabadilla C6
- **krampfartiges Niesen**
- Stirnkopfschmerz

Thematik: falsche Selbsteinschätzung; sieht seinen eigenen Körper nicht im richtigen Maßstab

Natrium muriaticum C12
- Schnupfen, der mit Niesen beginnt
- Verschlechterung durch Spülen mit Kochsalzlösung (Meerwasser)
- zurückgezogen, verschlossen; sagt nie etwas

Thematik: der Vater ist zu wenig präsent; Suche nach dem ewigen Vater, Gottvater; Zugang zur Spiritualität

Arsenicum album C12
- ätzender Schnupfen (Allium cepa)
- größte Ruhelosigkeit von 12 bis 15 Uhr oder von 24 bis 3 Uhr
- häufig Durst auf kleine Mengen eher warmer Flüssigkeiten
- niesen ++, frösteln +++
- häufig schwarz gekleidet; Angst vor dem Tod („Es kommt nichts danach.")

Anhaltender Schnupfen mit Eiterbildung

Kalium bichromicum C12
- dicke, gelbgrüne, fadenziehende Absonderungen, die elastische Pfropfen bilden
- Verlust des Geruchssinns
- heftiges niesen
- kein Fieber
- frösteln

Thematik: sein Terrain abstecken, seine Grenzen suchen, nicht der Sündenbock sein

Kalium sulfuricum C12

Kalium bichromicum sehr ähnlich, aber warm
- Absonderungen stärker gelb gefärbt
- Husten nach Grippe
- Ekzem in der Ohrmuschel
- Katarrh der Eustachischen Röhre
- vermindertes Hörvermögen
- Träumt, dass er einen Autounfall hat und beinahe getötet wird; in Eile, kann sich aber nicht zum Handeln entscheiden

Thematik: Möchte, dass alleine die Seele handelt. (AFADH****)

Hydrastis C12

- verschnupft und verstopft
- Absonderung im hinteren Rachen
- Tubenkatarrh; vermindertes Hörvermögen
- Stirnhöhlenentzündung
- **Analfissur**

Thematik: „Das Leben ist zu beschwerlich, lieber sterben."

Kalium jodatum C6 - C12

- reichlicher, wässriger Schnupfen, der grün wird
- Schmerzen in den Stirnhöhlen
- rote Nasenspitze
- wandert unermüdlich in frischer Luft
- will nicht von seinen fixen Ideen ablassen, verweigert jegliche Diskussion und Logik

Mercurius C12

- grüne Absonderungen
- reichliches Schwitzen
- Speichelbildung
- schlechter Atem
- früh entwickeltes, lebhaftes Kind, „Hansdampf in allen Gassen"

Pulsatilla C12

- grünliche, milde Absonderungen
- Verschlechterung gegen 16 Uhr
- durstlos
- morgens schlechter Atem
- hängt zu sehr an der Mutter: Wie ein kleiner Koalabär

**** *AFADH:AssociationFrançaisepourl'ApprofondissementdelaDoctrineHahnemannienne*

Thuja C12
- milde, grüne Absonderungen, wie bei Pulsatilla
- Stirnkopfschmerz
- **stark riechender Schweiß**
- **Warzen**
- Impffolgen, Folgen von Feuchtigkeit
- möchte alles im Detail kontrollieren

Sulfur C6
- gerötete Körperöffnungen
- schmutziges, erhitztes Kind
- locker, alles ist egal
- Impffolgen

Sulfur jodatum C6
- „ordentliches" Sulfur
- vermindertes Hörvermögen
- große Polypen

Schnupfen durch Reflux
Asa foetida C12 - C30
- künstlich eingeleitete Geburt
- hysterische Persönlichkeit
- Kloßgefühl im Hals (Ignatia)

Lobelia C12 - C30
- Raucher oder Mitraucher

Cadmium sulfuricum C6 - C12
- Luftverschmutzung

Schnupfen, der nicht mehr aufhört
Capsicum C12
- „entwurzeltes" Kind (Umzug, Krippe)
- mangelnde Reaktion auf Mittel
Thematik: sich an einen neuen Ort anpassen

Carbo vegetabilis C12 - C30
- Raucherumgebung
- mangelnde Reaktion auf Mittel

- möchte Luft zugefächelt bekommen
- marmorierte Haut
- Blähungen
- raue Stimme
- Folgen (selbst warmer) Feuchtigkeit

Thematik: die Schwelle überwinden

Teucrium marum verum C6

- chronischer Katarrh
- Nasenpolypen
- **Schluckauf**
- Würmer
- mangelnde Reaktion auf alle Mittel

Agraphis nutans C6

- Folgen von kaltem Wind
- *große Polypen* und große Mandeln
- Taubheit
- lernt spät sprechen

Tuberculinum C12

- Verschlechterung durch Tuberkulintest und die BCG-Impfung, die nicht anschlägt
- Verschlechterung am Meer
- Besserung im Gebirge (1000 m)
- Nägel haben weiße Flecke
- Ader ist an der Nasenwurzel sichtbar
- redselig bei Fieber (Lachesis, Teucrium)

Medorrhinum C12

- Feuchtigkeit verschlechtert
- Windeldermatitis
- schläft auf dem Bauch
- Nägelkauen
- Aufregung **(Lampenfieber)**

Ferrum metallicum C12

- chronischer Eisenmangel, Anämie
- blasse, manchmal sehr rote Wangen
- **anhaltend leicht erhöhte Temperatur** (37,5 °C)
- zu rationell
- eiserner Wille

China C6
- Nasenbluten (Ferr-p.)
- Anämie, Müdigkeit
- Furcht vor Tieren
- schafft es nicht, eine Synthese herzustellen
- verliert alles (vor allem Schlüssel)

Barium carbonicum C12
- große Mandeln, große Polypen
- verzögerte geistige Entwicklung
- schüchtern

Calcium carbonicum C12
- ängstlich +++
- Zahnungsschwierigkeiten

Thematik: Will seine (Austern-)Schale nicht verlassen.

Calcium fluoratum C12
- lockere Zähne
- Karies
- **chronische Fluorvergiftung** (jegliche Fluorzufuhr stoppen!)

Calcium jodatum C12
- große Polypen
- viele **Krypten** an den Mandeln (käseartige, weißliche, übel riechende Ablagerungen an den Mandeln)

Calcium phosphoricum C12
- Hunger um 17 Uhr
- erschöpft durch Wachstum und Zahnen
- Phosphor- und Calcium-Problematik bei älteren Menschen

Calcium sulfuricum C12
- eifersüchtig
- empfindlich gegen Feuchtigkeit
- heiserer Husten

Mezereum C12
- anhaltender Schnupfen, der in eine Kieferhöhlenentzündung übergeht
- Verlust der physischen Anhaltspunkte (Ortswechsel / Umzug)
  zwei Gaben C12 im Abstand von 48 Stunden

Carcinosinum 10 M
- anhaltender Schupfen infolge einer Allergie
- nach einer Desensibilisierung
- Café au Lait-Flecke
- Krebs in der Vorgeschichte der Familie
- sehr zurückhaltend (Nat-m.) und gewissenhaft

Psorinum C30
Zentrales Psoramittel
- allergischer Schnupfen mit Frösteln +++
- Der Patient ist in eine beeindruckende Menge von Kleidungsstücken gehüllt.

REPERTORISIERUNG

AUSGEWÄHLTE RUBRIKEN

Wo?
- beginnender Schnupfen rechts, der sich nach links erstreckt: Brom., *Carb-v.*, Chel., Euphr., Lyc. (Kent)

Wann?
- morgens beim Aufwachen: Ars., Aster., Dulc. (Kent)
- im Frühjahr: Gels., Lach., Naja (Kent)

Warum?
- Folgen von Luftzug: *Dulc., Elaps, Merc., Nat-c.*, Nit-ac. (Kent)
- Schnee: *Puls., Rhus-t.* (Kent)
- nach dem Haare schneiden: *Bell.*, **Nux-v.**, Puls., *Sep.*, Sil. (Murphy)

Wie?
- mit Absonderung, die die Seiten wechselt: **Lac-c.** (Kent)
- mit Absonderung morgens + Husten mit Auswurf: **Euphr.** (Kent)
- mit Absonderung im warmen Raum: **All-c.**, Cycl., *Merc., Nux-v.*, **Puls.**

Begleitsymptome
- mit Hunger: All-c., Hep., *Sul-ac.* (Kent)
- mit Schlaflosigkeit: Ars., *Calc-ar.* (Kent)
- mit Schweiß: Eup-p., Jab., *Merc.*
- mit Krupp-Husten: *Acon., Ars.*, Cub., *Hep., Nit-a., Spongia* (Kent)

Ausstrahlend
- in die Stirnhöhlen: *Ars.*, Calc-p., *Cimx.*, *Kali-i.*, *Stict.* (Kent)
- in die Brust: All-c., Am-c., Ant-c., Ars., Carb-v., Euphr., Iod., Ip., Mang., Merc., Lap-a., Naja, Nux-v., Phos., Sang. (Boericke)

Periodisches Auftreten (siehe „Allgemeines")
- jährlich: Ars., Cench., Tarent., Thuj., Urt-u., Lach. (Kent)
- alle vierzehn Tage: Am-m., *Ars.*, *Calc.*, *Chin.*, Chin-s., *Con.*, *Lach.*, Plan., Psor., *Puls.* (Kent)

Chronisch
- *Apis*, **Brom.**, *Calc.*, *Canth.*, *Colch.*, *Cycl.*, *Lyc.*, *Sang.*, *Sil.*, *Sulf.*, *Tub.*, *Teucr.* (Kent, 40 Mittel)
- links: *Berb.*

Weitere interessante Rubriken
- **Muss sich andauernd schnäuzen: Stict., Teucr.** (Kent, 19 Mittel)
- **Katarrh**
  - trocken und chronisch: *Carb-v.*, *Dulc.*, *Nat-m.*, **Sil.**, *Spong.*, **Stict.**, *Sulf.*
  - bei alten Menschen: *Alum.*, Am-c., Bar-c., Eup-per., Kali-s., *Kreos.*, Merc-i-f., Poth.
- **Rissige Nase** (*chapped)*: Arum-t., Carb-an. (Kent)
- **Aufgesprungenes Nasenloch:** Aur.

- **Absonderung** (*discharge)*, (Kent)
  - mild: *Calc.*, **Euph.**, Plan., **Puls.**, *Sep.*, *Sil.*, Staph.
  - reichlich, im hinteren Rachen: Carb-v., **Cor-r.**, Euph., *Spig.*
  - mit verschnupftem Kopf: *Acon.*, Agar., *Arum-t.*, Calc., **Kali-i.**, Nux-v., *Nit-ac.*
  - mit Krusten:
    elastische Pfropfen: *Kali-bi.*, Lyc.
    Sekret trocknet schnell und bildet Krusten: Psor., *Stict.*
  - irritierend, mit mildem Augensekret: **All-c.** (Kent)
  - grünlich mit blutigen Streifen: **Phos.** (einziges Mittel)
  - dunkelgrün: **Kali-i.** (einziges Mittel)
  - unzureichend: Kali-i., Kaol., Mag-c., Sin-n.
  - in einem Raum: Hydr.
  - im hinteren Rachen: dreiwertig: **Caps., Cor-r., Kali-bi., Nat-c., Nat-m.** (Kent)

- **Farbe der Nase**
  - gerötet: dreiwertig: **Alum., Chin., Phos., Sulf.** (Kent) nach Erfrieren: *Zinc.*
  - Schwangerschaftsmaske (*yellow saddle*): Carb-an., Sanic., **Sep.** + *Carc.*

- **Trockenheit** (Kent)
  - muss sich schnäuzen, Nase läuft aber nicht: Agar., Cimic., **Kali-bi.,** Lac-c., *Lach.*, Mag-c., Naja, *Psor.*, **Stict., Teucr.** (Kent)
  - schnäuzt sich bei Gefühl der Trockenheit: Bar-c.
  - chronische Trockenheit: Ambr., Am-c., Caust., *Sil.*

- **Nasenbluten**
  - beim Schnäuzen: dreiwertig: **Arn., Carb-s., Lach., Ph-ac., Phos., Sulf.**
  - mit Husten: dreiwertig: **Dros.**
  - mit Niesen: Bapt., *Bov., Con., Indg.*, Rumx.
  - nach wässriger Absonderung: Agar.

- **Gefühl einer vollen Nase:** dreiwertig: **Bapt., Kali-i.** (Kent)
  - in den Stirnhöhlen durch Entzündung: *Kali-bi.*
  - an der Nasenwurzel: **Stict.**, *Gels., Kali-bi., Par.*

- **Hitzegefühl in der Nase:** dreiwertig: **Chin.** (Kent)
  - die ausgeatmete Luft erscheint heiß: **Kali-bi.**
  - Wärmegefühl an der Nasenwurzel: **Kali-bi.**
  - Nase fühlt sich kalt an: Arn.

- **Entzündete Nase:** dreiwertig: **Lach., Phos., Sulf.,** über 36 Mittel (Kent)
  - der Knochen: Anan., Asaf., **Aur.,** *Aur-m.,* **Hep.**, Stil.

- **Juckreiz** (Kent)
  - reibt sich andauernd die Nase: Arg-n., **Cina**, Sil.

- **Verstopfte Nase** (Kent, 150 Mittel)
  - beim Kind: Am-c., Ambr., Apoc., **Ars.,** Asc-t., Aur., Kali-bi., *Lyc.*, Med., *Nux-v.*, Osm., Phos., Sabad., *Samb., Syph.* (Murphy)
    - hartnäckig (obstinate): Med.
  - bei einem gestillten Kind: *Aur., Kali-bi.,* **Lyc., Nux-v.,** *Samb.,* Teucr. + Cham., Dulc., Carb-v.
  - chronische Verstopfung der Nase (Murphy): Bry., **Calc.,** *Con.,* Fl-ac., Lem-m., Sars., *Sel., Sil.,* Sulf., Teucr., *Thuj.*
    - hartnäckig *(obstinate):* Med., Sars., Thuj.
  - eitrig: *Calc.,* Chin-a., Lach., Led., *Lyc.,* Nat-c., Puls., Sep., **Sil.**
    - nachts: Lyc.
  - im Schlaf: *Am-c.,* Ars., **Lyc.,** *Stict.*

- **Geruch** (Kent)
  - faulig (Achtung: Fremdkörper): dreiwertig: **Bell., Kali-bi., Par., Phos., Sulf.**
  - nach altem Schnupfen: Ars., *Graph.*, Merc., *Puls.*, **Sulf.**

- **Offenes Gefühl im hinteren Rachen beim Gehen in der frischen Luft:** Fl-ac. (einziges Mittel) Kent

- **Nasenschmerzen** (Kent)
  - beim Einatmen: zweiwertig: *Aesc., Ant-c., Hep., Psor.*
  - beim Schnäuzen: **Graph.** und zweiwertig: *Hep., Led., Nat-m., Sil.*
  - beim Husten: Nit-ac.
  - wegen Trockenheit: Calc., **Graph.,** *Kali-bi., Phos., Sep.,* Sil., *Stict.,* Sulf.
  - beim Niesen: *Nit-ac.*
  - am Knorpelübergang: **Kali-bi.**
  - brennende Schmerzen bei Schnupfen: *Aesc., All-c.,* Aloé, *Am-c.,* **Ars.,** Calad., *Caust., Gels.,* Mez., *Senec., Seneg., Sulf.*

- **Schweiß auf der Nase:** Bell., Cimx., Cina, Laur., Nat-m., Rheum, Ruta, Tub. (Kent)
  - kalt um die Nase: **Chin.**

- **Bohrt in der Nase** (*pickingnose*): dreiwertig: **Arum-t., Cina, Teucr.** (Kent)

- **Polypen:** dreiwertig: **Calc., Sang., Teucr.,** über 33 Mittel
  - die leicht bluten: Calc., Calc-p., *Phos.,* Thuj.
  - im hinteren Rachen: Teucr.

- **Räuspern im hinteren Rachen:** *Kali-bi., Kali-chl., kali-p.,* **Nat-m.,** Nat-s.

- **Geruchssinn** (Kent)
  - empfindlich: dreiwertig: **Acon., Aur., Bell., Chin., Coff., Graph., Ign., Lyc., Nux-v., Op., Phos., Sep.**
  - überempfindlich gegenüber unangenehmen Gerüchen: *Acon.,* All-c., Pall., **Sulf.**
  - verringert: dreiwertig: **Anac., Bell., Calc., Hyos., Nat-m., Sep., Sil.**
  - unempfindlich: dreiwertig: **Bell., Calc., Calc-s., Hep., Merc., Nat-m., Phos., Plb., Puls., Sep., Sil.**

- **Niesen** (*sneezing*) – zahlreiche Mittel (Kent)
  - anhaltend: All-c., Anac., Ars., *Dulc.,* Gamb., *Indg.,* Iris, Merc., Nat-c., Squil.

- nach Husten: **Agar.**, *Arg-n.*, Bad., *Bell.*, Bry., Caps., *Carb-v.*, Hep., Lyc., Psor., Seneg., *Squil.*
- mit Erwachen aus dem Schlaf: **Am-m.** (Kent)
- beim Abdecken: **Hep.**, *Merc.*, *Rhus-t.*
- im warmen Zimmer: *All-c.*, **Puls.**
- bei Heuschnupfen: *Ars.*, *Carb-v.*, *Dulc.*, *Euphr.*, Lach., *Naja*, *Nat-s.*, *Nux-v.*, Sin-n., Stict.

- **Schniefen** (*snuffles*): Am-c., *Asc-t.*, *Aur.*, *Aur-m.*, Elaps, **Lyc.**, **Nux-v.**, Puls., **Samb.** (Kent)
  - beim Neugeborenen: *Dulc.*, **Lyc.**, Merc., Nat-s., **Nux-v.**, *Puls.*, **Samb.** (Imhauser)
  - andauernd, aber die Nase läuft nicht: Iodof.

- **Schwellung der Nase** (Kent)
  - des hinteren Rachens: Bry., Hydr., Ph-ac.

- **Hypertrophie der adenoiden Vegetationen** (Boericke): *Agraph.*, Bar-c., Calc., *Calc-f.*, *Calc-i.*, *Calc-p.*, Carc., Chrom-ac., Iod., Kali-s., Lob., Lues., Mez., Merc., Psor., *Sang-n.*, Sulf., Sulf-i., Thuj., Tub., Teucr.

- **Schläft mit offenem Mund** (Kent): Brom., Caust., Cham., Chim., Dulc., Elaps, Ign., *Lyc.*, Merc., *Nux-v.*, **Op.**, Plan., *Rhus-t.*, Samb., Sul-i., Vario.

- **Schnarchen** (*snoring*) dreiwertig: **Lac-c.**, **Op.** + etwa 50 Mittel (Kent)
  - bei einem Kind (Murphy): Chin., Mez., Op.

HEUSCHNUPFEN

Definition

Es handelt sich um eine **Allergie der oberen Atemwege**, die Nase, Hals, Bindehaut und Nebenhöhlen betrifft. Manchmal kann sie sich allerdings auch weiter nach unten ausbreiten, mit einer asthmatischen Bronchitis.

Diese Beschwerden sind jahreszeitenbedingt und meist auf den Frühling beschränkt, je nachdem, welche Pollen gerade an einem bestimmten Ort auftauchen.

Die häufigsten Symptome sind eine verstopfte Nase, Niesen, klare Absonderungen, Juckreiz der Augen und des Gaumens, manchmal mit pfeifendem Husten.

Ursachen für Heuschnupfen

Heuschnupfen wird von Pflanzen- bzw. Baumpollen, wie etwa von Zypressen, Platanen, Gräsern, Urticaceen, Mimosen, usw., ausgelöst. Die „Verantwortlichen" lassen sich präzise durch eine Blutuntersuchung bestimmen (pneumallergen-spezifische IgE-Titerbestimmung). Diese sind den Epikutantests vorzuziehen (die das Risiko einer dramatischen allergischen Reaktion bergen).

Verlauf

Meist handelt es sich um einen Zustand chronischer Allergie mit einer saisonalen (jährlichen) Periodizität. Entwickelt sich die Erkrankung weiter, tauchen nach dem Heringschen Gesetz tiefere Symptome, wie beispielsweise Asthma, auf. Die Besserung dagegen erfolgt über Hautallergien (Ekzem, Urtikaria) bis hin zur Heilung.

Symbolische Bedeutung

Der Allergiker erträgt die Außenwelt nicht. Für Homöopathen handelt es sich um die PSORA, eine chronische Erkrankung, die typisch für das orale Stadium bei Freud ist. Der Patient sehnt sich nach dem Leben in der Gebärmutter, in unendlicher, aber egoistischer Liebe des Kindes, das mehr empfängt und nimmt, als es gibt. Er weigert sich, auf andere zuzugehen, in eine Außenwelt, die er als aggressiv auffasst.

Der Frühling ist ein Verweis auf den „Frühling des Lebens", die Kindheit.

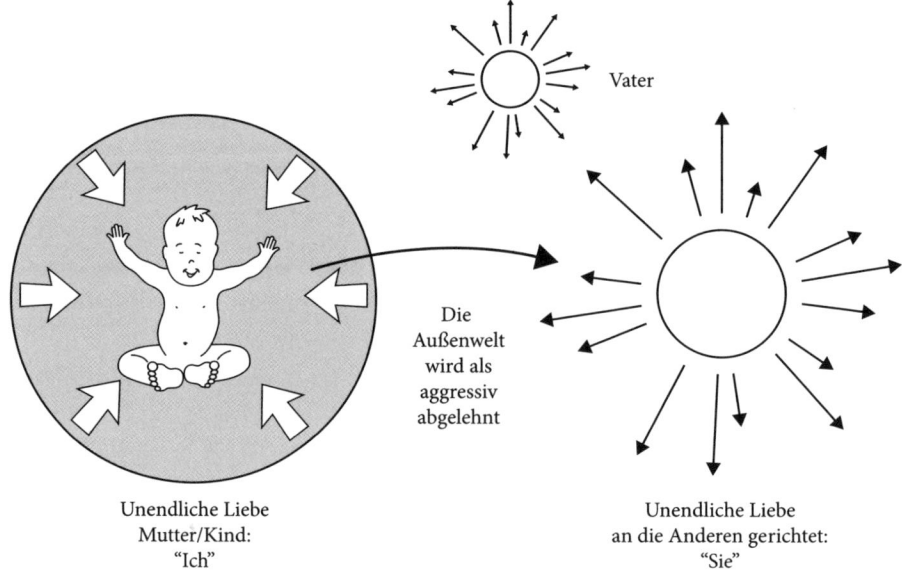

Vater

Die
Außenwelt
wird als
aggressiv
abgelehnt

Unendliche Liebe
Mutter/Kind:
"Ich"

Unendliche Liebe
an die Anderen gerichtet:
"Sie"

Allopathische Behandlung

Mittel für den Akutfall:

Antihistaminika [z. B. Polaramine®, Zyrtec® (Dexchlorpheniramin)] – sie haben den Nachteil, dass sie die Aufmerksamkeit beeinträchtigen können (Vorsicht beim Steuern von Fahrzeugen und bei Prüfungen).

Wirkungsvoller, aber gefährlicher aufgrund der zahlreichen Nebenwirkungen, sind Kortikoide (mit Verlangsamung des Wachstums, Gewichtszunahme, Kaliumverlust …).

Andere Medikamente, wie Chromone, verhindern die Degranulation der Mastzellen und damit die Freisetzung von Histamin (lokal als Spray).

Die Grundbehandlung besteht aus einer Desensibilisierung, aber diese Technik ist langwierig, wenig effizient bei einer Sensibilisierung gegen mehrere Allergene und nicht ganz gefahrlos (akutes Risiko eines allergischen Schocks bei der Injektion).

Eines der ersten homöopathischen Mittel, das man Menschen geben sollte, die desensibilisiert wurden, ist eine Einzelgabe **Carcinosinum 10 M.**

Die wichtigsten Mittel bei Heuschnupfen

Präventivbehandlung vor der Saison
(nach Dr. Broussalian aus Grenoble):

- **Tuberculinum C12** und **Psorinum C12:** jeweils eine Einzelgabe pro Monat im Abstand von 14 Tagen, während der drei Monate vor der Pollensaison. Bei Heuschnupfen handelt es sich um ein psorisches Terrain (Psorinum – Angst vor dem Verlassenwerden), häufig erschwert durch Tuberculinum (zahlreiche BCG-Impfungen, die nicht anschlagen, zahlreiche Tuberkulintests).

- **Carcinosinum, eine Einzelgabe 10 M**: falls es in der Familie eine Vorgeschichte von Krebserkrankungen gibt, wenn Café au Lait-Flecke vorhanden sind, die Bindehaut bläulich aussieht, wenn eine Desensibilisierung vorgenommen wurde und wenn es schwer fällt, „Familiengeheimnisse" preiszugeben.

- **Homöopathische Zubereitung des auslösenden Pollens**, falls es sich um eine Monosensibilisierung handelt. Beispiel: **Mimosa C6 - C9 - C12 - C30**, eine Gabe wöchentlich vor der Blütezeit; **Cupressus** für Zypresse. **Pollens** ist eine Mischung verschiedener Pollen und kann sogar im Akutfall nützlich sein (C12 - C30).

Alle diese Mittel sind kein Ersatz für das Konstitutionsmittel, das nach einer gründlichen Anamnese beim Homöopathen speziell für den Patienten ermittelt wird.

Linderung während der allergischen Erscheinungen

- Potenzierte Pollen (z. B. **Pollens C6**, 3 Globuli viermal täglich)
- **Histaminum C6 - C12**, 3 Globuli, drei- bis viermal täglich
- Histaminlunge C6 - C12, 3 Globuli, drei- bis viermal täglich (in Frankreich unter dem Namen „Poumon histamine" erhältlich)
- Örtliche Behandlung: **Calendulacreme** für die entzündete Nase, **Calendulatropfen** für die Augen

Spezifischere Mittel zur Behandlung

Argentum nitricum C12 - C30

- Der Patient ist ängstlich, gestresst, er hat es eilig, ist **ungeduldig**, immer am Laufen.
- Heuschnupfen mit **starker Bindehautentzündung**, **Pterygium** (rosafarbene Membran der Bindehaut, die die Hornhaut überdeckt: Will die Dinge nicht sehen)
- häufig heiser
- Verlangen nach Zucker
- Blähungen am späten Nachmittag

Thematik: es ist schwer „inkarniert" zu sein; **begrenzt** in Zeit und Raum

Arsenicum album C12

- pingelig, geizig, sammelt gern
- Angst vor dem Tod – „Es kommt nichts danach."
- kälteempfindlich
- Schlaflosigkeit (3 Uhr morgens)
- heftiges Niesen, irritierende Nasenabsonderung (rote Nasenlöcher, wie bei Allium cepa)
- möglicherweise Asthma

Arsenicum jodatum C12 - C30

„Warmes Arsenicum", mit Hautausschlägen vom Typ Pityriasis versicolor

Carbo vegetabilis C30

- Blähungen +++
- marmorierte Haut
- braucht frische Luft

- Vorgeschichte einer schwierigen Geburt
- Raucher (eine Einzelgabe C30)
- häufig Asthma

Allium cepa C6 - C12
- irritierende Nasenabsonderung, aber ohne die Angst von Arsenicum album
- etwas heisere Stimme, wie bei Argentum nitricum, aber keine Bindehautentzündung

Euphrasia C6 - C12
- starke Bindehautentzündung, häufig mit Eiterung
- ohne die Angst von Argentum nitricum
- Partie der Wangenknochen gerötet

Jodum C6 - C30
- abgemagert, warm, **hyperaktiv**
- Verlangen nach Fleisch
- häufig Schilddrüsenprobleme
- irritierende Absonderung

Thematik: in der Kontemplation zu Gott finden

Kalium jodatum C6
- Heuschnupfen bei einem warmen Patienten, wie bei Jodum
- fixe Ideen, stark diskursiver Gedankengang
- eingeklemmt zwischen Materialismus (Kalium: Beton) und Spiritualität (Jodum: Gott)

Lachesis C12
- warm, redselig, eifersüchtig
- starke Verstopfung der Nase, mit Angst zu ersticken

Natrium muriaticum C12
- heftiges Niesen, vor allem in der Sonne
- zurückhaltend, schweigsam
- Verlangen nach Salz
- Suche nach dem **Vater**

Nux vomica C6 - C30
- überlastet; Einnahme aller Arten von Stimulanzien (Pfeffer)
- belegte Zunge

- Blähungen
- verstopfte Nase, vor allem abends, die am Schlafen hindert

Silicea C12 - C30
- kälteempfindlich, will nicht aus seiner Schale heraus
- Angst vor Nadeln
- stinkender Fußschweiß

Kleine, nützliche Mittel, die man kennen sollte

Arundo mauritanica C6
- **starker Juckreiz**, vor allem am Gaumen
- Niesen
- Verlust des Geruchssinns
- Ekzem hinter den Ohren

Naja C12
- Asthma nach Schnupfen
- Angst vor dem Alleinsein, Angst vor Regen
- Dualität
- Heuschnupfen mit trockenem Kehlkopf

Sabadilla C6
- **krampfartiges Niesen**
- Stirnkopfschmerz

Thematik: Falsche Selbsteinschätzung, sieht seinen eigenen Körper nicht im richtigen Maßstab.

Sinapis nigra C6
- verstopfte Nase ++ (Lach., Nux-v.), abwechselnd rechts und links
- Mundgeruch, Zwiebelgeruch
- Schweiß auf der Oberlippe und auf der Stirn

Wyethia C6
- trockener und beschwerlicher Husten durch Kitzeln der Uvula, die verlängert scheint
- muss dauernd Speichel schlucken

REPERTORISIERUNG
Ausgewählte Rubriken

Hauptrubrik

Jährlich wiederkehrender Schnupfen, Heuschnupfen:
dreiwertig: **All-c., Arund., Nat-m., Psor., Sabad., Sin-n. + Carc., Tub.**
zweiwertig: *Ars., Ars-i., Arum-t., Brom., Carb-v., Dulc., Euphr., Gels., Kali-i., Kali-p., Naja, Puls., Ran-b., Sang., Sil., Stict., Wye.*
einwertig: Ail., Bad., Cycl., Iod., Kali-bi., Lach., Nux-v., Teucr. + Merc., Sulf.
- mit asthmatischer Atmung: *Ars., Ars-i., Bad., Carb-v., Dulc., Euphr.,* **Iod.,** Kali-i., Lach., *Naja,* Nat-s., Nux-v., *Sabad.,* Sang., *Sin-n.,* Sil., Stict.
- im August: All-c., Dulc., Gels., Naja
- im Frühjahr: All-c., Gels., Lach., Naja
- frisch geschnittenes Gras: Dulc. (Murphy)

Weitere interessante Rubriken

Schnupfen durch Blumen: **All-c.,** Phos., Sabad., Sang. (Kent - Murphy)
Rosenschnupfen: All-c., Sabad., Phos., Sang., Tub., Wye. (Kent - Murphy)

Nase

Niesen bei allergischem Asthma: *Ars., Carb-v., Dulc., Euphr.,* Lach., *Naja,* Nat-s., *Nux-v.,* Sin-n., Stict.

Kopfschmerzen bei Schnupfen (Kent- 78 Mittel)
- trockener Schnupfen: Croc., Sep.
- Folgen von unterdrücktem Schnupfen: Acon., Calc., Nux-v. + 15 Mittel

Augen
Tränenfluss bei Schnupfen: **All-c., Carb-v., Euphr., Nux-v., Tell.** + 26 Mittel (Kent)
- in der frischen Luft: Calc., Phos., Sil., Sulf., Thuj., über 40 Mittel (Kent)
- bei Wind: **Euphr.,** Lyc., *Nat-m.,* Phos., **Puls.,** Rhus-t., Sanic., *Sil.,* Sulf., *Thuj.*
Tränen
- mild: **All-c.** (Kent, einziges Mittel)
- irritierend: Ars., Euphr., Merc-c., Sulf., über 35 Mittel (Kent)
- brennend: Apis, Chin., Euphr., Rhus-t., Sulf., über 28 Mittel (Kent)
Juckreiz bei Schnupfen: Caps., Euphr. (Kent - Murphy)
Schwellung der Augen: Kent, zahlreiche Mittel

EPISTAXIS
Nasenbluten

Nasenbluten kommt bei Kindern häufig vor, vor allem in der Wachstumsphase, wenn sie möglicherweise geschwächt sind. Es kann spontan oder infolge eines leichten Schlags auftreten.

Ein unfehlbares „Rezept" zum Stoppen von Nasenbluten: Ein winziges Stück Papier, z. B. ein Stückchen Küchentuch unter die Zunge legen.

Falls das Nasenbluten wiederholt auftritt, sollte man ein wenig **Vitamin K1** verabreichen (3 Tropfen täglich über einen Zeitraum von 10 Tagen). Eine Verödung durch einen HNO-Arzt ist nicht zu empfehlen, denn sie bedeutet eine Unterdrückung von Symptomen, und die Erkrankung wird in die Tiefe gedrängt.

Homöopathische Behandlung

Im Akutfall bieten sich folgende Mittel an:

Ferrum phosphoricum C12: 3 Globuli viermal täglich, 48 Stunden lang
Passend für durch rasches Wachstum oder eine Erkrankung **geschwächte**, „deinkarnierte" Kinder.

Arnica C12
Nasenbluten **nach einem Schlag**
Thematik: Lohnt es sich?

Crocus sativus C12
Nasenbluten bei **warmem Wetter**
Thematik: das richtige Maß finden

Arsenicum album C12
Nasenbluten nach **Wutausbruch**
Thematik: angst vor dem Tod

Aconitum C12
Nasenbluten mit Kopfschmerzen (Agaricus) und bei plethorischen Patienten, fängt gegen 11 Uhr morgens oder abends an
Thematik: **es ist Eile geboten**; muss richtig antworten

Agaricus C12

Nasenbluten mit Kopfschmerzen bei einem sehr **kraftvollen**, aber **unge-schickten** Kind

Thematik: Ein starker Wille in einem Körper, der nicht standhält.

Secale cornutum C12

Nasenbluten bei jungen Frauen und alten Menschen

Thematik: Die nachfolgenden Generationen sind Parasiten.

Lachesis C12

Nasenbluten auf der linken Seite

Nasenbluten während der Menopause

Thematik: Eifersucht

RHINOPHARYNGITIS
Schnupfen und Halsweh

Definition

Eine in der kalten Jahreszeit häufig auftretende „Erkältung", von der besonders Kinder innerhalb der ersten sieben Lebensjahre betroffen sind. Es kommt zu einer Entzündung der Nasen- und Rachenschleimhaut, die meist mit Fieber einhergeht. Zu beobachten sind also:

- Fieber
- Klare Absonderung aus der Nase, die zu Anfang klar, dann eitrig und schließlich krustig wird
- Halsschmerzen
- Husten mit Ursprung in den oberen Luftwegen (Kehlkopf und Luftröhre)
- Niesen – die einzige Möglichkeit des Schnäuzens bei Babys
- Anschwellen der Unterkiefer- und Halslymphknoten

Ursachen

Meist bringt eine Erkältung die örtliche mikrobielle Flora aus dem Gleichgewicht. In 70 % der Fälle ist ein Virus beteiligt. Dies sind oft sehr ansteckende, epidemische Bedingungen. Meist ist das Nasensekret klar. Manchmal handelt es sich um die Vorboten einer Kinderkrankheit:

Masern

In diesem Fall sind eine starke Bindehautentzündung und im Mund Koplik-Flecke (kleine weißliche, kalkspritzerartige Eruptionen an den Wangeninnenseiten) zu beobachten. (Siehe Kapitel „Kinderkrankheiten")

Röteln

Hier vermehren sich typischerweise die Lymphknoten im Nacken, im Hinterkopfbereich, aber auch an anderen Stellen.
Auch die Milz ist häufig tastbar.
Meist ist **Pulsatilla** angezeigt, manchmal **Sulfur** (Pulsatilla: Das Kind klammert sich an die Mutter + Durstlosigkeit; Sulfur: Das Kind bleibt locker.)

Dreitagefieber

Das Dreitagefieber beginnt ohne weitere Symptome mit sehr hohem Fieber ohne Durstgefühl, das drei Tage lang anhält. Dann setzt der Ausschlag ein, der sich, angefangen vom Kopf, bis hin zu den Füßen ausbreitet. Dabei fällt die Temperatur unter 37 °C (35,5 °C - 36 °C). Das spezifische Mittel ist **Apis**, das das Fieber sofort senkt, der Ausschlag erfolgt dann, wie üblich, drei Tage später.

Keuchhusten

Sehr schnell beginnt ein salvenartiger Husten (**Drosera C30** und **Carbo vegetabilis C30**). (Siehe Kapitel „Kinderkrankheiten")

Manchmal ist der Ursprung der Rhinopharyngitis rein bakterieller Art.

In diesem Fall ist das Nasensekret häufig eitrig. Bei folgenden Keimen treten Komplikationen häufiger auf: Haemophilus, Pneumokokken, Streptokokken, Staphylokokken, Meningokokken.

Die Ursache kann auch allergischer Art sein

Das Niesen wiegt vor, z. B. bei Katzenhaarallergie **(Cyclamen)**, Allergie gegen Federn **(Asa foetida),** Schimmelpilzallergie (feuchter Wohnraum: **Natrium sulfuricum**).
Schließlich löst manchmal ein **okkulter gastroösophagealer Reflux** eine Rhinopharyngitis aus.

Symbolische Bedeutung

Es handelt sich um einen Rückzug auf sich selbst, auf das „Ego": Man möchte bemuttert werden, nichts mehr spüren, weniger gut hören. Man wünscht sich eine Art Auszeit von der Gemeinschaft. Es ist schwierig, auf die anderen zuzugehen, vom „Ich" zum „Wir" zu gelangen.

Manchmal handelt es sich um „initiatorische" Krankheiten bei der Bewältigung der verschiedenen Etappen der psychomotorischen Entwicklung (z. B. wenn die Schneidezähne durchbrechen, Angst vor dem Biss: **Belladonna** oder **Stramonium**).

Prädisponierende Faktoren

Frühzeitige Unterbringung in einer Krippe

Sie sollte nicht vor dem 18. Lebensmonat erfolgen, in dem Stadium, in dem das Kind noch nach einer symbiotischen Beziehung, wie der dualen Mutter-Kind-Beziehung, sucht. Es ist besser, wenn das Kind im ersten Lebensjahr bei der Mutter bleiben kann, im zweiten Jahr bei Mutter oder Vater oder wenigstens bei einer Tagesmutter, die nur wenige Kinder betreut. In großen Gruppen fühlt sich das Baby „verloren" **(Capsicum, Mezereum, Ignatia)**.

Zahnen

Beim Durchstoßen der Zähne öffnet sich die Zahnfleischschleimhaut und lokale Infektionen werden begünstigt. Die Zahnung erfolgt häufig verspätet und gestaltet sich schwierig, wenn Fluor eingenommen wurde **(Calcium fluoratum)** (siehe Kapitel zum Thema „Säugling").

Umweltverschmutzung

Dazu zählen unter anderem auch das Passivrauchen zu Hause, eine ungesunde Wohnumgebung (Feuchtigkeit), die Luftverschmutzung in den Städten (Schwefel, Kohlenmonoxid). Hier sollte man an Mittel wie **Sulfur und Carbo vegetabilis** denken.

Mehrfachimpfungen

Eine Unmenge verschiedener Impfungen in kurzen Abständen schon während des ersten Lebensjahres trägt zur Destabilisierung des Immunsystems bei (Silicea, Sulfur, Thuja).

Ablauf

Die meisten Rhinopharyngitiden heilen spontan innerhalb von drei bis fünf Tagen aus, manchmal bleibt noch ein Husten zurück (Carbo vegetabilis). Es kann jedoch auch vorkommen, dass sich die Infektion ausbreitet und Komplikationen verursacht, wie Ohren- und Nebenhöhlenentzündung, Tracheobronchitis, Lungenentzündung, Meningitis, ...

Klinische Untersuchung und Diagnoseverfahren

Klinische Untersuchung

Für die Untersuchung eines entkleideten Kindes von den Füßen bis zum Kopf sind alle Sinne nötig:

Sehen

Bei der Inspektion ist auf Eruptionen oder Petechien zu achten. Trommelfell und Hals müssen untersucht werden.

Fühlen

Die Palpation gibt Aufschluss über warme und kalte Körperbereiche, Schweißbildung, Lymphknoten, den Zustand der Milz, der Fontanelle, des Nackens.

Riechen

Schweiß, Atem, übel riechende Absonderungen
Achtung: Bei einseitigen, stinkenden Absonderungen aus der Nase auf Fremdkörper in einem Nasenloch prüfen!

Hören

Auskultation des Herzens und der Bronchien

Suche nach Komplikationen

Diagnoseverfahren

Im Fall eines beunruhigenden Erscheinungsbildes kann man ein Blutbild machen lassen, um festzustellen, ob die Infektion bakterieller oder viraler Art ist, eine Streptokokkenserologie und eine Prüfung auf EBV-Antikörper (infektiöse Mononukleose).
Außerdem ist ein Rachenabstrich zur Erstellung eines Antibiogramms angeraten.

Allopathische Behandlung

➢ Desinfektion des Nasen-/Rachenraums mit Kochsalzlösung, die in die Nase geträufelt wird und manchmal lokaler Einsatz von Antibiotika (sollte unserer Ansicht nach vermieden werden)

➢ Medikamente gegen Fieber, wie z. B. Aspirin (Vorsicht vor Nasenbluten bei Magendarmgrippe), Paracetamol – weniger riskant – bei Fieber über 38,5 °C, das schlecht ertragen wird oder bei Kindern unter sechs Monaten

➢ Entzündungshemmer: Auf sie kann man meines Erachtens gut verzichten

➢ Systemische Antibiotikatherapie: in der Mehrheit der Fälle zu vermeiden

➢ Sirup zur Schleimlösung (Schwefelverbindung) und zur Linderung des Hustens – wenig effizient, aber bei den Kindern sehr beliebt

➢ Zur Verhinderung von Rezidiven bietet die Schulmedizin Immunstimulanzien – eine Art orale Impfung. Sie sind meiner Ansicht nach zu vermeiden, da nicht ganz risikofrei (Entwicklung von Autoimmunerkrankungen, wie Diabetes)

Meine treffendsten homöopathischen Mittel bei Rhinopharyngitis

Zu welchem Zeitpunkt hat das Fieber eingesetzt?

Morgens

6 Uhr: Pulsatilla C6 - C12
Das Kind will seine Mutter nicht verlassen. Es wird bei jeder Trennung krank. (Krippe, Kindergarten, …)
- Fieber mit Durstlosigkeit; das Kind deckt sich ab
- grünes Nasensekret
- trockener Husten nachts, lockerer Husten untertags

8 Uhr: Belladonna C6 - C12
- starkes Fieber
- Das Kind ist rot.
- klopfende Kopfschmerzen, erweiterte Pupillen
- Wahnvorstellungen, das Kind sieht Gesichter von Monstern, Angst gebissen zu werden: sadistisches, orales Stadium

9 Uhr: Rhus toxicodendron C6 - C12
- nach einer unruhigen Nacht
- kälteempfindliches Kind, starke Muskelschmerzen
- Verschlechterung durch Feuchtigkeit, Zahnen
Thematik: Muss sich bewegen, um zu überleben.

10 Uhr: Natrium muriaticum C12
- zurückgezogenes, verstopftes Kind
- Verlangen nach Salz
- **Schnupfen beginnt mit niesen**
- stark vom Meer beeinflusst

Thematik: zu viel Mutter, nicht genügend Vater (Papa ist abwesend oder schweigt)

11 Uhr: Aconitum C6 - C12
- Angst vor dem Tod, Ruhelosigkeit
- plötzliches Fieber, ohne Schweiß
- Donnerschlag aus heiterem Himmel

Thematik: Sphinx – muss dringend eine Antwort auf eine Frage finden, sonst droht der Tod; in Ägypten kann man nicht in den Tempel (zur Spiritualität) gelangen, ohne die Sphinx zu passieren.

Nachmittags

12-13 Uhr: Arsenicum album C12
- kälteempfindliches, ruheloses Kind
- Angst vor dem Tod
- häufig Durst auf kleine Mengen
- Erbrechen und Durchfall können gemeinsam auftreten
- ängstliche Eltern, die auf Risiken wie Ohrenentzündung oder Meningitis hinweisen … Gab es in der Familie einen Trauerfall?

13-15 Uhr: Rhus toxicodendron C12
- nach einer unruhigen Nacht
- kälteempfindliches Kind mit starken Muskelschmerzen
- Verschlechterung durch Feuchtigkeit, Zahnen

Thematik: Muss sich bewegen, um zu überleben. (Angst vor Bewegungslosigkeit)

16-17 Uhr: Pulsatilla C6 - C12
- Das Kind will die Mutter nicht verlassen und wird bei jeder Trennung krank.
- Fieber mit Durstlosigkeit; das Kind deckt sich ab
- grünes Nasensekret
- trockener Husten nachts, lockerer Husten untertags

17-18 Uhr: Lycopodium C6 - C12

- rechts oder von rechts nach links
- Beben der Nasenflügel
- Blähungen, Flatulenz ++
- schwieriger Charakter: dickköpfig, autoritär, erbricht bei Widerspruch

18-19 Uhr: Belladonna C6

- hohes Fieber
- Das Kind ist rot.
- klopfende Kopfschmerzen, erweiterte Pupillen
- Wahnvorstellungen, das Kind sieht Gesichter von Monstern, Angst gebissen zu werden: sadistisches, orales Stadium

Abends

21 Uhr: Bryonia C6

- ruhiges Kind, das sich kaum bewegt
- großer Durst
- Verstopfung
- „Ich will nicht von zu Hause weg." (wenn die Rede von Verreisen oder Umzug ist)
- häufige Komplikation: Pleuropneumonie

21-22 Uhr: Chamomilla C6

- eine Wange rot, die andere blass
- Kind will getragen werden
- Zahnen
- heftige Wutausbrüche
- Angst vor Wind
- Epidemien, die nach Sturm auftreten

22 Uhr: Natrium muriaticum C12

- zurückhaltend
- verstopft
- Verlangen nach Salz
- Schnupfen beginnt mit niesen
- stark vom Meer beeinflusst

Thematik: zu viel Mutter, nicht genügend Vater (Papa ist abwesend oder schweigt.)

23-24 Uhr: Aconitum C6 - C12
- Angst vor dem Tod, Ruhelosigkeit
- plötzliches Fieber, ohne Schweiß
- Donnerschlag aus heiterem Himmel

Thematik: Sphinx: muss dringend eine Antwort auf eine Frage finden, sonst droht der Tod; in Ägypten kann man nicht in den Tempel (zur Spiritualität) gelangen, ohne die Sphinx zu passieren.

Nachts

24-1 Uhr: Arsenicum album C12
- kälteempfindliches, ruheloses Kind
- Angst vor dem Tod
- häufig Durst auf kleine Mengen
- Erbrechen und Durchfall können gemeinsam auftreten
- ängstliche Eltern, die auf Risiken wie Ohrenentzündung oder Meningitis hinweisen … Gab es in der Familie einen Trauerfall?

1-3 Uhr: Rhus toxicodendron C6
- nach einer unruhigen Nacht
- kälteempfindliches Kind mit starken Muskelschmerzen
- Verschlechterung durch Feuchtigkeit, Zahnen

Thematik: Um zu leben, muss man sich bewegen.

5 Uhr: Natrium sulfuricum C12
- tief klingender, pfeifender Husten
- Feuchtigkeit am Meer, Schimmel
- Folgen von Kopftrauma
- wechselnde Stimmung: erregt/niedergeschlagen

Homöopathische Mittel bei Rhinopharyngitis, je nach vermuteter Ursache

Akut nach einer Impfung

Aconitum C12
- Angst vor dem Tod, Ruhelosigkeit
- plötzliches Fieber, ohne Schweiß
- Donnerschlag aus heiterem Himmel

Thematik: Sphinx - muss dringend eine Antwort auf eine Frage finden, sonst droht der Tod; in Ägypten kann man nicht in den Tempel (zur Spiritualität) gelangen, ohne die Sphinx zu passieren.

Apis C6

- Durstlosigkeit
- Insektenstiche auf dem Körper sichtbar, mit starken Reaktionen

Thematik: Verweigert das Leben in Gemeinschaft, die einem lärmenden, geschäftigen Bienenstock ähnelt; häufig muss das Kind dafür zahlreiche Impfungen über sich ergehen lassen!

Arsenicum album C12

- lässt sich gegen alles impfen, um dem Tod zu entrinnen, wird aber nach der Impfung krank
- kälteempfindliches, ruheloses Kind
- Angst vor dem Tod
- häufig Durst auf kleine Mengen
- Erbrechen und Durchfall können gemeinsam auftreten
- ängstliche Eltern, die auf Risiken wie Ohrenentzündung oder Meningitis hinweisen … Gab es in der Familie einen Trauerfall?

Hepar sulfuris C12

- heiserer Husten im Kehlkopf nach Diphtherie- oder Tuberkulose-Impfung
- Eiterung
- kälteempfindlich
- Wutausbrüche, will alles anzünden
- Verschlechterung bei Mistral bzw. bei kaltem und trockenem Nordwind

Mezereum C12

- „entwurzeltes" Kind, das seine Fixpunkte verloren hat
- Fieber mit Verschlechterung am Ende des Nachmittags
- Hautkomplikationen (Impetigo, Ekzem)
- beidseitige Kieferhöhlenentzündung

Schwierige Zahnung

Chamomilla C6 - C12

- eine Wange rot, die andere blass
- Kind will getragen werden
- heftige Wutausbrüche
- Angst vor Wind (Epidemien, die nach Sturm auftreten)

Hepar sulfuris C12

- heiserer Husten im Kehlkopf
- Eiterung

- kälteempfindlich
- Wutausbrüche, will alles anzünden
- Verschlechterung bei Mistral bzw. bei kaltem und trockenem Nordwind

Ignatia C12
- Folgen einer Trennung oder eines Trauerfalls
- Appetitverlust
- Seufzen
- Weinen wechselt mit nervösem Lachen

Kreosotum C6
- Windeldermatitis bei jedem Zahnen
- Husten, manchmal asthmatisch
- träumt von Vergewaltigung

Thematik: Verweigert die Aggressivität, die zum Durchbrechen der Zähne erforderlich ist und wendet sie gegen sich selbst.

Phytolacca C6
- möchte auf etwas Hartes beißen
- häufig Komplikationen durch Angina mit Ohrenschmerzen
- Verlangen nach kalten Getränken

Thematik: Aller Anfang ist schwer.

Ferrum phosphoricum C6
- mäßiges Fieber (38,5 °C)
- hämorrhagische Neigung: Nasenbluten oder blutiger Auswurf
- Gesicht abwechselnd rot und blass
- leichter, halb trockener, halb heiserer Husten

Trennung, Krippe, Kindergarten

Ignatia C12
- Folgen einer Trennung oder eines Trauerfalls
- Appetitverlust
- Seufzen
- Weinen wechselt mit nervösem Lachen

Pulsatilla C12
Das Kind will seine Mutter nicht verlassen: Es wird bei jeder Trennung krank (Krippe, Kindergarten…).
- Fieber mit Durstlosigkeit; das Kind deckt sich ab
- grünes Nasensekret
- trockener Husten nachts, lockerer Husten untertags

Apis C6
- Durstlosigkeit
- Insektenstiche auf dem Körper sichtbar mit starken Reaktionen

Thematik: Verweigert das Leben in Gemeinschaft, die einem lärmenden, geschäftigen Bienenstock ähnelt.

Capsicum C12
- dickes, rotes Kind
- verwegen, waghalsig
- häufig Komplikationen durch Ohrenentzündung

Thematik: Trauert um das verlorene Paradies.

Umzug, Ortswechsel

Capsicum C12
- dickes, rotes Kind
- verwegen, waghalsig
- häufig Komplikationen durch Ohrenentzündung

Thematik: Trauert um das verlorene Paradies.

Mezereum C12
„Entwurzeltes" Kind, das seine Fixpunkte verloren hat
- Fieber mit Verschlechterung am späten Nachmittag
- Hautkomplikationen (Impetigo, Ekzem)
- beidseitige Kieferhöhlenentzündung

REPERTORISIERUNG

Ausgewählte Rubriken

Nase (Kent)
- Schnupfen mit Fieber (*fever, with*): Acon., All-c., Anac., *Ars.*, Bar-m., *Bell.*, **Bry.**, Chlor., Gels., Graph., *Hep.*, Iod., Jab., Lach., **Merc.**, Nat-c., Nit-ac., *Seneg.*, Spig., Tarent.
- Schnupfen mit Halsschmerzen (*sore throat, with*): Carb-an., Calc-p., Cimic., *Lach.*, **Merc.**, **Nit-ac.**, **Nux-v.**, **Phos.**, *Phyt.*

Hals (Kent)
- hängender Schleim (*hanging down*): Carb-an., Lach., *Merc-c.*, Phos., Thuj.
- der leicht ausgeworfen werden kann (*easily discharged*): *Arg-m.*, Carb-v.

Mund (Kent)
- Aphthen, aphthöse Stomatitis (Herpes?): zahlreiche Mittel, dreiwertig: **Ars., Bapt., Bor., Kali-chl., Merc., Merc-c., Mur-ac., Nux-v., Sulf., Sul-ac.**
- Membranen: **Arum-t.,** Bry., Hippoz., *Iod.,* Lac-c., *Merc-cy., Mur-ac.,* **Nit-ac.,** *Sul-ac.* (Kent)
- Mukus: dreiwertig: **Chel., Nat-m., Nux-m.** (Kent)
- Zahneindrücke auf der Zunge (*indented tongue*): **Ars., Chel., Merc., Rhus-t.** über 18 Mittel (Kent)
- Landkartenzunge (*mapped tongue*): **Tarax.** über 15 Mittel (Kent)

Rachen und Luftröhre (Kent)
Beispiel:
- Heiserkeit bei Schnupfen (*hoarseness, coryza during*): **Carb-v., Caust., Mang., Phos.** über 40 Mittel

Husten (Kent)

Fieber (Kent)
Beispiel:
- Husten verstärkt das Fieber: *Arn., Ars.* + 21 Mittel (Kent)
- Besserung durch Abdecken: *Ars., Bov., Cham., Led., Puls., Staph.* + 11 Mittel (Kent)

Magen (Kent)
- durstlos bei Fieber: Apis., Cina, Gels., Sabad., Sep. + 42 Mittel
- Appetit bei Fieber: *Chin., Cina, Cur., Eup-pur., Hell.,* **Phos.** (Kent)

Zähne (Kent)
- Zahnung schwierig: **Calc., Calc-p., Cham.,** Cie., Cupr., Hep., Hyos., *Ign., Kreos., Phyt., Podo., Rheum.,* Sec., Sep., **Sil.,** Stann. + Zinc.
- langsam: **Calc., Calc-p.,** *Fl-ac.,* Mag-c., Mag-m., **Sil.** + Ast., *Calc-f.,* Merc., Phos., **Sulf.,** Thuj., Tub., Tarent., Zinc.

Allgemein
- Verschlechterung nach Impfung: *Acon., Ant-t.,* Apis, *Ars.,* Bell., *Calc., Carc., Kali-m.,* **Maland.,** *Merc.,* Mez., *Ped., Per., Psor.,* **Sars., Sil., Sulf., Thuj., Tub., Vac.,** *Vario.* + 17 Mittel (Murphy)

NEBENHÖHLENENTZÜNDUNGEN

Definition

Entzündung der Nebenhöhlen des Gesichts
Es gibt drei Gruppen:
- Siebbeinzellen: Sie sind bereits von Geburt an vorhanden.
- Kieferhöhlen: Sie entwickeln sich zwischen dem zweiten und dem vierten Lebensjahr.
- Stirnhöhlen: Sie sind ab dem siebten Lebensjahr vorhanden.

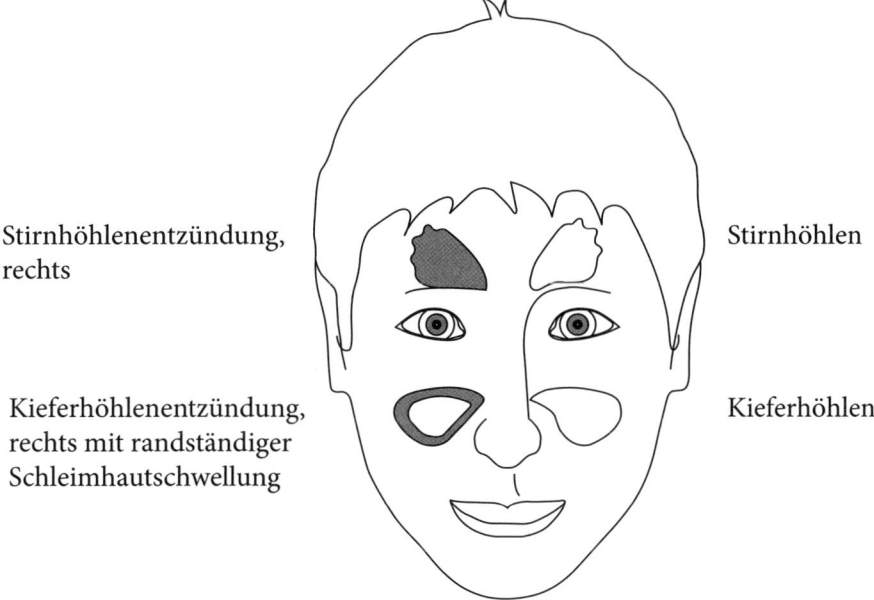

Stirnhöhlenentzündung, rechts

Stirnhöhlen

Kieferhöhlenentzündung, rechts mit randständiger Schleimhautschwellung

Kieferhöhlen

Ursachen

Die Nebenhöhlen können eingedrückt oder traumatisiert sein:
➢ durch eine schwere Geburt mit Trauma im Bereich der Gesichtsknochen
➢ durch Daumenlutschen, das den Gaumen deformiert
➢ in der Folge eines Zahnproblems, bei dem die Nebenhöhle durch einen Wurzelabszess kontaminiert wird oder durch eine Perforation der Nebenhöhle bei einem zahnärztlichen Eingriff
➢ Beeinträchtigung der Nebenhöhle durch einen Fremdkörper (Zahnamalgam) oder Polypen
➢ Infektion viralen oder bakteriellen Ursprungs, die sich vom Nasenrachenraum oder den Zähnen her ausbreitet

Es kann sich auch um eine Allergie handeln, mit Verdickung der Schleimhäute und Polypenbildung.

Weitere Ursachen
Saurer gastroösophagealer Reflux, Luftverschmutzung, Tabak, Mukoviszidose, Störung des Immunsystems

Klinische Zeichen und Diagnoseverfahren

Entzündung der Siebbeinzellen
Erkrankung mit hochakutem Verlauf, die als **absoluter Notfall** zu behandeln ist. Am besten den „Stier bei den Hörnern packen" – In den allermeisten Fällen ist eine Krankenhauseinweisung erforderlich +++.
Meist handelt es sich um ein Neugeborenes oder einen Säugling, der ein hohes Fieber entwickelt.
Beeinträchtigter Allgemeinzustand, graue Hautfarbe, Traurigkeit, Schwellung eines Lides, das etwas blau unterlaufen ist (wie bei einem blauen Auge, aber ohne Schlageinwirkung oder Insektenstich)
Ggf. zeigt in der Notaufnahme eine Blutuntersuchung innerhalb einer Stunde eine starke Erhöhung der Leukozytenzahl mit Linksverschiebung (z. B. 25.000 Leukozyten, davon 90 % neutrophile Granulozyten).
Die Senkungsgeschwindigkeit ist stark erhöht (> 100 mm innerhalb einer Stunde).
Ein CT kann dann den Nachweis einer Siebbeinzellenentzündung bringen.

Die Behandlung umfasst eine geeignete intravenöse Antibiotikatherapie und manchmal einen chirurgischen Eingriff.

Hier kann die Homöopathie zusätzlich mit zwei Mitteln wertvolle Hilfe leisten: **Pyrogenium und Calcium silicatum** (einige Gaben C12, dann eine Einzelgabe C30).

Kieferhöhlenentzündung
Weniger akute, häufig chronische Erkrankung
Meist Fieber, das sich hinzieht und jeden Nachmittag wiederkehrt, bei einem ermüdeten Kind, das schnieft und über **Bauchschmerzen** klagt. (Auch daran sollte man denken, wenn ein Kind Bauchschmerzen angibt: Es schnieft und schluckt den Schleim hinunter, was Magen und Darm belastet.)

Bei einem Kind, das über Bauchschmerzen klagt, muss man an folgende Differenzialdiagnosen denken:

a) Blinddarmentzündung
b) Eingeweidewürmer (Bandwurm)
c) Harnwegsinfektion
d) Nebenhöhleninfekt
e) Darminvagination
f) andere Ursachen (z. B. psychologischer Art)

Beim Erwachsenen: Schmerzen der Kieferhöhlen – oberhalb des Oberkiefers – spontan oder bei Druck (unter den Augen)

Stirnhöhlenentzündung
Tritt mit Vorliebe bei zwei verschiedenen Altersstufen auf: bei Kindern von sechs bis sieben Jahren, bei Erwachsenen zwischen dreißig und vierzig Jahren. Der Patient klagt über Stirnkopfschmerz, schnarcht nachts, hat eine verstopfte Nase; manchmal besteht Fieber.

Symbolische Bedeutung

Akute Entzündung der Siebbeinhöhlen
Ohne rasche, wirkungsvolle Hilfe würden Säuglinge von dieser Erkrankung in den Tod gerissen werden. In Afrika würde man sagen: „Sie gingen – zu früh – wieder weg, **um zu ihren Vorfahren zurückzukehren**, die sie nicht verlassen wollten."
Das ist der Fall bei **Calcium silicatum**, das sich nicht von seinen Toten trennen kann und später mit den Toten spricht.
Diese Art der Krankheit zeugt von intensivem familiärem Leiden. Es handelt sich um eine große Initiationsprüfung. Manche Knoten müssen schnellstens entwirrt werden.

Kieferhöhlenentzündungen
Die Kieferhöhlen stellen Orientierungspunkte im Raum dar und sind verantwortlich für unsere magnetische Empfindlichkeit für die vier Himmelsrichtungen. Hier haben wir es mit Patienten zu tun, die Ihre Orientierungspunkte verloren haben, die zu spät kommen, weil sie sich verirrt haben oder die einen Ortswechsel vollzogen haben.

Stirnhöhlen

Sie stehen für die Orientierung im Zeitverlauf, im Unendlichen. Es handelt sich um die Öffnung des „dritten Auges" der Hindu.

Das Unendliche wird abgelehnt, das Transzendente, das Spirituelle – häufig aus einer zu **stark vernunftbetonten (kartesischen) Geisteshaltung** heraus. Die wichtigsten Altersstufen für einen Zugang zur Spiritualität sind sieben Jahre (Ende des Ödipuskomplexes) und dreiunddreißig Jahre, die Krise der 33er.

Allopathische Behandlung

Im Akutfall beruht die Behandlung auf einer Antibiotikatherapie unter Berücksichtigung des Antibiogramms (Halsabstrich, bakteriologische Untersuchung), unterstützt durch nicht-steroidale Entzündungshemmer (Nebenwirkungen vor allem im Verdauungstrakt) oder Kortikiode (Nachteile: Schwächung der Immunität, Gewichtszunahme, vorübergehender Wachstumsstopp, Müdigkeit). Des Weiteren kommen infrage:
- Schwefelinhalationen
- Nasenspülungen mit Thermalwasser oder mit Kochsalzlösung, bisweilen auch mit gefäßverengenden Substanzen und Schwefelverbindungen
- fiebersenkende Mittel: Aspirin, Paracetamol, usw.

Bei einem chronischen Verlauf:
- Thermalkur in Schwefelbädern (in Allevard, Mont d'Or) oder arsenhaltigen Quellen (in La Bourboule)
- Desensibilisierung
- chirurgischer Eingriff zur Entfernung von Polypen, Fremdkörpern, einer Nasenscheidewandverkrümmung oder zur Nebenhöhlendrainage (meiner Ansicht nach zu vermeiden)

Die allopathische Behandlung einer Nebenhöhlenentzündung ist häufig langwierig, ermüdend und enttäuschend. Dagegen liefert die Homöopathie in diesem Bereich häufig rasch gute Ergebnisse.

Homöopathische Behandlung von Nebenhöhlenentzündungen

Stirnhöhlenentzündung

Kälteempfindlicher Patient

Arsenicum album C12 - C30
- ängstlich, pingelig, ruhelos, unflexibel
- großer Egoismus, möchte alles für sich behalten
- Verschlechterung gegen 1-3 Uhr morgens oder am Nachmittag
- Besserung durch warme Anwendungen

Thematik: verweigert jegliche Spiritualität, Angst vor dem Tod – „Es kommt nichts danach."

Kalium bichromicum C12 - C30
- kein oder wenig Fieber
- Verschlechterung rechts
- dicke, gelblich grüne Nasenabsonderung, elastische Pfropfen

Thematik: Kämpft, um sein Territorium zu verteidigen und sieht sich als von den anderen verfolgter Sündenbock.

Silicea C12 - C30
- Flecke auf den Nägeln, feuchte Hände und Füße, stinkender Fußgeruch
- Angst vor Nadeln +++
- schüchtern in der Öffentlichkeit

Thematik: Hypersensibel, hat Angst aus seiner Schale herauszukommen – die Nadel könnte das Ei durchstechen. Möglicherweise gab es während der Schwangerschaft einen Abbruchversuch oder eine schlecht vertragene Amniozentese.

Warmer Patient

Sanguinaria canadensis C6 - C12
- rote Wangen
- Nasenpolypen
- Schnupfen, gefolgt von Durchfall
- Folgen von Keuchhusten
- vasomotorische Störungen; Hitzewallungen während des Klimakteriums
- Kardiopathie mit Rechtsherzbelastung
- träumt von einer Autopsie

Thematik: möchte den anderen kennen lernen, aber in materieller Hinsicht; der Lebensimpuls wendet sich gegen ihn

Thuja C12 - C30
- stinkender Schweiß
- Warzen
- Impffolgen
- religiöser Fanatismus
- Schuldgefühle wegen Nichtigkeiten

Thematik: möchte das Zentrum sein, um das sich alles bewegt; möchte alles kontrollieren

Kieferhöhlenentzündung

Beidseitige Kieferhöhlenentzündung

Mezereum C12 (zwei Gaben im Abstand von 48 Stunden) +++
- Fieber ab 17 Uhr
- Bauchschmerzen
- Zahnstein
- unterdrückter Ausschlag (Ekzem, Windpocken, **Impetigo**)

Einseitige Kieferhöhlenentzündung

Rechts (Seite des Vaters)

Lycopodium C12
- autoritär, dickköpfig
- erweiterte Nasenlöcher
- Blähungen
- Verschlechterung von 17-20 Uhr

Thematik: Verlangen nach Macht, aber mangelndes Selbstvertrauen und Angst, von den anderen „aufgefressen" zu werden.

Sulfur C12
- zufrieden, mit dem, was er weiß
- schmutzig, vernachlässigt, extrem cool
- warm
- rote Wangen
- Ekzem

Thematik: folgt nur seinen eigenen Gesetzen, weiß schon alles

Aurum metallicum C12
- **verwegen**, waghalsig, aber großzügig („Herz aus Gold")

Thematik: will dem Gesetz des Vaters **trotzen** und Gottvater werden

Mercurius jodatus flavus C6 - C12
- profuser Schweiß
- schlechter Atem
- Verlangen nach Butter
- „Hansdampf in allen Gassen"
- früh entwickelt, warm

Cinnabaris C6 - C12
- Mischung aus Schwefel und Quecksilber
- Eiterung der Vorhaut oder der Vagina

Links

Lachesis C12
- Gesprächigkeit +++
- Purpura des Gaumensegels
- Hämatome
- Insektenstiche
- Verlangen nach Alkohol
- extrovertiert, warm, aufdringlich, erträgt keine enge Kleidung (am Hals, an der Taille)

Thematik: Eifersucht, Ödipuskomplex

Thuja C12
- Warzen
- Schweiß
- Gewissenhaftigkeit
- religiöser Fanatismus
- Impffolgen

Thematik: will alles kontrollieren

Mercurius bi-jodatus C12
- profuser Schweiß
- schlechter Atem
- Verlangen nach Butter

Weitere Mittel bei Nebenhöhlenentzündung

Mercurius solubilis C12
- belegte Zunge
- profuser Schweiß
- schlechter Atem

- früh entwickelt – „Hansdampf in allen Gassen"
- Verlangen nach Butter

Thematik: Eingeweihter, der gerne die anderen „aufs Kreuz legen" möchte.

Mercurius sulphuricus C12

starkes Niesen in der Sonne (Agaricus)

Verbascum thapsus C6 - C30

- Nasenkatarrh mit Fazialisneuralgie, vor allem am Übergang zwischen Kiefergelenk und Jochbein zum linken Ohr hin
- Gefühl einer Quetschung durch Zangen
- blitzartige Schmerzen, ausgelöst durch die kleinste Bewegung, täglich zur selben Zeit morgens oder nachmittags
- Heiserkeit, **trompetenartiger Husten**

Thematik: Pädophilie (sucht sexuellen Kontakt zu vorpubertären Kindern)

Hydrastis C6

- drückender **Stirnkopfschmerz** mit **Verstopfung**
- Ekzem an der Stirn entlang des Haaransatzes
- Kind erwacht plötzlich durch anhaltende Absonderungen im hinteren Rachenraum

Thematik: Das Leben ist beschwerlich, lieber gleich sterben.

Sticta pulmonaria C6

- Schmerzen an der Nasenwurzel und schwerer, geisttötender Stirnkopfschmerz
- rheumatische Genickstarre
- schnäuzt sich andauernd, aber es kommt nichts runter
- niesen

Thematik: Man muss zu zweit sein, um bestimmte Situationen bewältigen zu können, Sticta pulmonaria verweigert jedoch eine Partnerschaft.

REPERTORISIERUNG

Ausgewählte Rubriken

Stirnhöhlenentzündung

- **Nase (Kent)**
  - Katarrh, der sich bis in die Stirnhöhlen fortsetzt: **Lyc., Merc., Sil.** + 16 Mittel
  - Schnupfen, der sich bis in die Stirnhöhlen fortsetzt: *Ars., Calc-p., Cimix., Kali-i., Stict.*

- **Kopf (Kent)**
  - Schmerzen, Stirn, Mitte, der Stirnhöhlen, durch chronischen Schnupfen: *Ars., Kali-bi., Sang.,* **Sil.,** *Thuj.* (hinzugefügt: Alumn., Cinn., Hydr., Sabad.)

Kieferhöhlenentzündung
- **Gesicht, Schmerzen (Kent)**
  - bei Husten: *Kali-bi.*
  - Verschlechterung bei feuchtem Wetter: *Calc., Calc-p., Merc., Nat-s., Sep., Sil.*
  - nach unterdrücktem Ausschlag: *Dulc., Kalm., Mez.,* Thuj.
  - Verschlechterung durch Schnäuzen: **Merc.**
  - entzündlich: **Bell., Merc.** + 12 Mittel
  - beim Niesen: Chin., *Verb.*

  - der Knochen: + 19 Mittel (Kent)
  - der Wangen: + 30 Mittel
  - unter den Augen: 18 Mittel
  - am Jochbein: 9 Mittel

- **Zähne, rau durch Ablagerungen:** *Mez.,* Thuj. (Bei einer Nebenhöhlenentzündung atmet der Patient nachts durch den Mund. Dies führt zu vermehrtem Speichelfluss, und das Kalzium lagert sich an den Zähnen ab.)

Entzündung der Siebbeinhöhlen
- **Schwellung der Augen (Kent)**
  - **das Konstitutionsmittel suchen +++ (Familienanamnese)**

OHRENENTZÜNDUNG
Otitis

Definition – Ursachen

Es handelt sich meist um eine akute Entzündung des Ohrs. Man unterscheidet:

Entzündung des äußeren Ohrs (Otitis externa)

Hautentzündung des äußeren Gehörgangs, Furunkel im Gehörgang
Der Ursprung ist häufig bakterieller Art: Im **Sommer** durch das **Wasser in Schwimmbädern** (Pseudomonas aeruginosa: Grünlicher Eiter; Staphylokokken: Goldgelber Eiter) oder durch einen Pilz (Candida albicans). Die Ursache kann auch ein infiziertes **Ekzem des Gehörgangs** sein (Acidum nitricum oder Psorinum). Schließlich kann die Entzündung auch durch ein Trauma durch das Entfernen eines Zerumenpfropfens hervorgerufen werden (Arnica, Conium maculatum).

Akute und chronische Mittelohrentzündung (Otitis media)

Virale oder bakterielle Ursachen, z. B. winterliche Epidemien
Die Infektion geht vom Nasen-Rachenbereich aus und breitet sich auf die Eustachische Röhre aus (siehe Schema). Sitz der Infektion ist das Trommelfell. Manchmal kann auch ein gastroösophagealer Reflux ein wiederholtes Auftreten von Mittelohrentzündungen fördern.

Innenohrentzündung – Entzündung des Labyrinths

Betroffen ist das Innenohr, Sitz der für das Hören zuständigen neurologischen Organe.

Der Auslöser kann viraler, bakterieller oder toxischer Art sein, z. B. nach dem Einsatz von Antibiotika (Es sind häufig bedeutende Schäden zu beobachten, manchmal mit irreversibler Taubheit und Schwindel). Die Otoskopie (Untersuchung des äußeren Gehörgangs und des Trommelfells) ermöglicht eine Zuordnung der Otitis je nach Zustand des Trommelfells.

In gesundem Zustand sieht das Trommelfell weiß, perlmuttschimmernd aus. Die Form der Knöchelchen sowie ein helles Dreieck sind erkennbar.

Anatomisches Schema

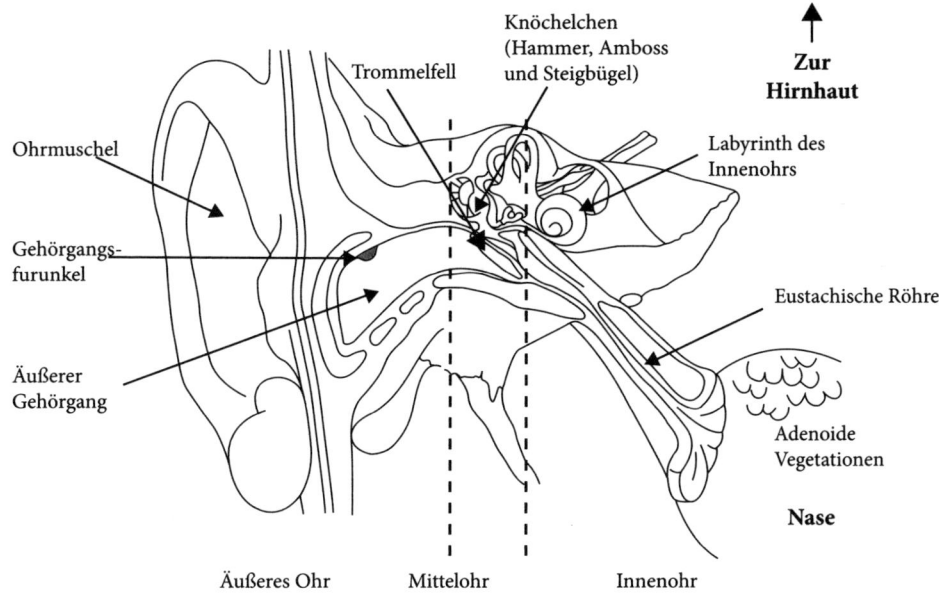

Otitis externa = Gehörgangfurunkel
Otitis media = Mittelohrentzündung, Eiterung
Seromuköse Otitis = Verstopfung der Eustachischen Röhre (muköser Katarrh)

Es werden vier Erkrankungsstadien unterschieden:

Virale Ohrenentzündung mit Rötung

- Das Trommelfell zeigt vereinzelte hämorrhagische Rötungen.
  Ferr-p.
- Das Trommelfell zeigt eine diffuse Röte.
  Bell., Caps.

Akute Mittelohrentzündung vor Eiterung

- Das Trommelfell sieht blasig aus.
  Dulc., Rhus-t., ARS.
- Das Trommelfell sieht schollig aus.
  Lach.

Eitrige Ohrenentzündung

- Das Trommelfell kann vorgewölbt sein, die Knöchelchen sind nicht mehr
  zu sehen.
- Das Trommelfell ist offen, es besteht ein eitriger Ausfluss.

Seromuköse Otitis
- Das Trommelfell ist eingezogen, die Knöchelchen bilden ein übermäßig starkes Relief, das helle Dreieck ist verschwunden.
  IOD., Iris., Thios., Graph.
- Das Trommelfell ist retrahiert (Vorstadium des Cholesteatoms).
  Calc., Nit-ac.

Spätfolgen
- Das Trommelfell sieht durch die Verkalkung opak aus.
  Calc-f., Lues.
- Das Trommelfell ist zerstört: Es ist ein Implantat erforderlich, bei Fehlschlag: Calc-f.

Folgen

➤ **Akute bis extreme Schmerzen**, das Kind schreit, fasst sich ans Ohr; manchmal Schluckstörung, Schmerzen beim Berühren der Ohrmuschel (vor allem bei Otitis externa)
➤ Ein- oder beidseitige **Taubheit**
➤ **Fieber**, vor allem bei Mittel- oder Innenohrentzündung

Verlauf

Spontanheilung in vielen Fällen innerhalb von einem bis drei Tagen – daher gibt man häufig Antibiotika nur bei Ohrenentzündungen, die nicht in dieser Zeit abgeheilt sind.
- **Otitis externa** (Entzündung des äußeren Gehörgangs): Wenn sich der Abszess öffnet, läuft der Eiter über den Gehörgang ab.
- **Otitis media** (Mittelohrentzündung): Wenn sich Eiter bildet, läuft er über die Eustachische Röhre oder die Nase ab, oder das Trommelfell reißt, es bildet sich spontan eine Öffnung, sozusagen eine natürliche Parazentese, und der Eiter läuft über den externen Gehörgang ab.

Symbolische Bedeutung

➤ Das Ohr ist das Werkzeug für eine aktiv und passiv empfangene Kommunikation. Mithilfe des Stapediusmuskels können wir besser „hinhören", besser Gehör schenken. Auf spiritueller Ebene erhalten wir über das Ohr die Offenbarung, das Wort: „Und wer Ohren hat zu hören, der höre." Das Eindringen des Wortes durch das Ohr lässt auch an die geschlechtliche Penetration denken, an den Ursprung der Befruchtung.

> Kinder beginnen bereits im Uterus durch das Wasser zu hören. Die seromuköse Otitis führt zurück zu einem Hören „durch Wasser hindurch", wie früher im Bauch der Mutter.

> Es lässt sich eine Zuordnung herstellen:
>   - Füße: der Keim, das „Ego"
>   - Nieren: Tief ins Innere gerichtete Aufmerksamkeit
>   - Ohren: Hören nach außen

> Das Hören steht vor dem Sprechen.
> „Wenn du sprechen willst, solltest du mit dem Schweigen beginnen."
> Falls ein Kind lange nicht sprechen lernt, muss das Gehör geprüft werden.

Akute Ohrenentzündung: Das Ohr schmerzt; es schmerzt, etwas zu hören. Es sind die Themen, über die man nicht sprechen konnte.
Beispiel: Ein achtjähriges Mädchen litt immer um 13 Uhr an einer akuten Ohrenentzündung. Arsenicum album war das Mittel, das hier half. Es gab einen Trauerfall, über den nicht gesprochen werden konnte.

Bei chronischer Ohrenentzündung und Taubheit stand am Anfang die Weigerung, das Wort aus dem Mund des anderen zu empfangen. **Conium maculatum** findet beispielsweise keinen Zugang zur Kenntnis, denn es weigert sich, den anderen anzuhören und bildet andauernd Zerumenpfropfen.

Klinische Untersuchung

Es ist immer mit einer allgemeinen Untersuchung des Kranken zu beginnen. Man schließt mit dem betroffenen Organ, in diesem Fall mit der Ohrmuschel. Liegt eine Rötung vor, ein Ausfluss? Wie sieht das Mastoid dahinter aus? Ist es angeschwollen? Schmerzt es? Sind Lymphknoten tastbar?
Dann erfolgt die Ohrspiegelung.
- Bei einer Otitis externa ist diese Untersuchung unmöglich. Das Furunkel schmerzt stark, und die kleinste Bewegung der Ohrmuschel ruft Schreie hervor.
- Falls Zerumenpfropfen bestehen, ist die Untersuchung des Trommelfells unter Umständen unmöglich. Glücklicherweise löst Fieber häufig solche Verstopfungen. Andernfalls muss man spezielle Produkte anwenden oder eine vorsichtige Säuberung des Gehörgangs mit einem Wattestäbchen versuchen. In spezialisierten Geschäften findet man auch die so genannten „Hopikerzen", eine indianische Methode zum Entfernen von Ohrwachspfropfen.

Diagnoseverfahren

- Im Akutfall:
  - Blutbild und Bestimmung der BSG, zum Ausschluss einer bakteriellen Otitis (Ergebnis liegt innerhalb einer Stunde vor)
  - Falls eine Absonderung vorliegt, **grundsätzlich eine bakteriologische Untersuchung** mit Antibiogramm von einem guten Labor vornehmen lassen.
  - Gibt es keine Absonderung, kann man einen **Rachenabstrich** anbieten.

- Falls es zu Spätfolgen kommt:
  - Tympanogramm und
  - audiometrische Untersuchung, um das Ausmaß des Schadens feststellen und die weitere Entwicklung beurteilen zu können.

Allopathische Behandlung

Otitis externa und Mittelohrentzündung
- **Schmerzmittel** (Aspirin, Paracetamol, ...)
- **Entzündungshemmer**
- **Antibiotika**
  - ungezieltes Breitbandantibiotikum
  - nach Bakterienbestimmung: besser gezieltes Antibiotikum; dabei können lokale (Tropfen) oder systemische Antibiotika zum Einsatz kommen
- **Parazentese:** Das Trommelfell wird mithilfe einer Lanzette eröffnet. Das ist schmerzhaft und erfordert häufig eine Vollnarkose. Danach läuft der Eiter ab und man kann ihn absaugen. Problematisch ist hier das Risiko der Narkose. Im Fall einer Mastoiditis ist manchmal ein neurochirurgischer Eingriff am Abszess erforderlich.

Seromuköse Otitis
Wenn Schwefel- und Thermalkuren in Verbindung mit einer Belüftung des Mittelohrs mit dem Otovent®-System versagen, kann man das Einsetzen einer Trommelfell-Drainage (Paukenröhrchen) anbieten, die nach einigen Monaten spontan abgestoßen wird. *Nachteile:* Falls das Röhrchen nicht abgestoßen wird, muss es in einem Eingriff entfernt werden. Es kann bisweilen zu einer Infektion kommen (Pseudomonas aeruginosa), und manchmal bleiben Schäden zurück (bleibende Trommelfellperforation, die später ein Implantat erfordert). Bei einer Trommelfell-Drainage ist das Baden, besonders im Meer, gefährlich. In diesem Fall müssen die Ohren mit dem Gehörgang angepassten Silikonpfropfen verschlossen werden, und es ist eine Badekappe erforderlich.

Das Entfernen der Polypen kann die Belüftung der Eustachischen Röhren verbessern, aber es stellt auch eine Unterdrückung dar, auf die vor allem bei Allergikern eine Verschlechterung (rezidivierende Angina, Asthma) folgen kann.

Homöopathische Behandlung

Meine treffendsten homöopathischen Mittel bei akuter Ohrenentzündung (Otitis) – In 90 % der Fälle ist es möglich, mit ihrer Hilfe, auf eine schulmedizinische Behandlung zu verzichten.

Otitis externa

Picricum acidum C6 - C12 - C30
Schmerzhaftes Furunkel im Gehörgang, Kopfschmerzen, Ohrensausen, chronische Taubheit; einer der stärksten, bekannten „Sprengstoffe" für einen der stärksten Schmerzen …
Thematik: Der Patient schiebt alle anstehenden Aufgaben von sich und erreicht so nie sein Ziel. Eine Patientin beispielsweise träumt davon, schwanger zu werden, aber der Gedanke an Geschlechtsverkehr ist ihr unerträglich.

Örtlich kann man die Wirkung des Mittels durch die Gabe von Tropfen in den Gehörgang unterstützen:
- 1/3 Calendula Ø
- 2/3 Wasserstoffperoxid
ein Tropfen viermal täglich

Falls der Erfolg ausbleibt, einen Abstrich der Absonderung machen, mit bakteriologischer Untersuchung und Antibiogramm, damit bei einer ungünstigen Entwicklung eine Antibiotikumbehandlung veranlasst werden kann: Mit einer lokalen Antibiotikumgabe in Form von Tropfen, z. B. Otofa® (Rifamycin), wenn Staphylokokken als Auslöser vermutet werden (gelber Eiter) oder Oflocet® (Ofloxacin), wenn man von Pseudomonas aeruginosa als Erreger ausgeht (grüner Eiter). Nur in wenigen Fällen muss auf eine systemische Antibiotikatherapie zurückgegriffen werden.

Akute Mittelohrentzündung

Apis C6 oder C12
- kongestive Otitis, hohes Fieber ohne Durst
- Verschlechterung durch Wärme
- Urticaria und Insektenstiche gemeinsam
Thematik: will Individualist bleiben, verweigert die Gemeinschaft

Aconitum C6 oder C12
- typische Uhrzeit: 11-12 Uhr, 23-24 Uhr
- plötzlicher Beginn
- trockene Kälte
- kongestive Otitis
- Ruhelosigkeit, Angst

Thematik: muss dringend die richtige Antwort auf die gestellte Frage finden, sonst droht der Tod; Folgen von Angst

Arsenicum album C12
- typische Uhrzeit: 13-15 Uhr, 0-3 Uhr
- **Otitis mit Eiterung**
- am Meer
- nach Impfung
- Angst vor dem Tod, Ruhelosigkeit
- Besserung durch Wärme
- häufig Durst auf kleine Mengen Wasser

Thematik: alles ist schwarz; es gibt keine Hoffnung; es kommt nichts nach dem Tod; absoluter Materialismus

Belladonna C6 oder C12
- Kind, das beißt
- typische Uhrzeit: 8 Uhr, 20 Uhr
- nasses Haar, Schweiß
- hohes Fieber, rotes Gesicht – Durst
- **pulsierende Kopfschmerzen**
- erweiterte Pupillen
- Wahnvorstellung: Sieht Gesichter mit Grimassen

Thematik: sadistisches orales Stadium; der „sichere Tod"; der „weiße Hai"

Chamomilla C6 oder C12
- typische Uhrzeit: 9 Uhr, 21 Uhr
- **Wutausbruch**: Sturm
- Zahnen
- Angst vor Wind
- Angst vor dem Tod
- Besserung durch Herumtragen auf dem Arm oder Fahren im Auto
- eine Wange rot, die andere blass

Thematik: „Das habe ich nicht verdient!"

Capsicum C6 oder C12
- drohende **Mastoiditis**
- Schwellung, Schmerzen, Entzündung **hinter dem Ohr**
- brennender oder stechender Schmerz
- Kälteschauer am Rücken
- Verlangen nach örtlicher Wärme
- eher dickes Kind, rot und verwegen

Thematik: Folgen eines Ortswechsels, eines Umzugs, Krippenbetreuung →
trauert um das verlorene Paradies, Heimweh

Dulcamara C6 oder C12
- feuchte Kälte
- Bad in kaltem Wasser (Schwimmbad)
- Herbst, Regen
- Übelkeit mit Ohrenschmerzen
- verstopfte Nase, Bindehautentzündung
- Verschlechterung nachts

Thematik: man muss über den Blick kommunizieren; der durchdringende
Blick; wir haben uns angesehen und verstanden

Ferrum phosphoricum C6 oder C12
- kongestive, hämorrhagische Otitis
- trockene Kälte
- Zahnen
- heftige Schmerzen während einer Krise **untertags**
- **Nasenbluten**
- abwechselnd blasses und rotes Gesicht
- Anämie, Schwäche

Thematik: Zu wenig „inkarniert", um Zugang zu dem zu finden, was er
machen will.

Hepar sulfuris C12 - C30
- trockene Kälte – Nordwind, Mistral
- hypersensibel, jähzornig, gewalttätig (bei Schmerzen: Aur., Cham., Hep.),
  lässt sich nicht anfassen
- **eitrige Otitis, eitrige Absonderungen**

Thematik: „Feuerteufel", fasziniert von Feuer; möchte alles verbrennen, um es
neu aufzubauen.
Gabe in C12 oder höher, nicht zu oft wiederholen

Lachesis C6 oder C12
- linksseitige Otitis oder Verlauf von links nach rechts
- eifersüchtig, redselig, warm
- erträgt keine enge Kleidung
- Läuseanfälligkeit; Insektenstiche
- **Spucken** bei Fieber
- Gesprächigkeit bei Fieber (Coff., Lach., Podo., Stram., Teucr., Tub.)

Thematik: Eifersucht, Ödipus (Mama erwartet das zweite Kind.)

Lycopodium C12
- rechtsseitige Otitis oder Verlauf von rechts nach links
- Uhrzeit: 16 - 17 Uhr
- übellaunig, eigensinnig, jähzornig, autoritär
- erweiterte Nasenlöcher, verschränkt die Arme vor der Brust
- hepatischer Ikterus, Aceton

Thematik: möchte Macht, will seine verlorene Würde wiederherstellen

Pulsatilla C12
- „Mama!": ein echter Klammeraffe bei Mutti. Trennt sich niemals von seinem Plüschtier
- Uhrzeit: 6 - 16 Uhr
- vor allem links
- Durstlosigkeit
- deckt sich ab
- Otitis mit Eiterung: Eiterung grünlich gelb und mild
- Folgen von Masern, Röteln und MMR-Impfung
- Krippenbetreuung, Schule, usw.

Thematik: **weist den Vater zurück**, möchte die Mutter nicht verlassen

Rhus toxicodendron C12
- Seewind, Feuchtigkeit
- Folgen von körperlichem Einsatz
- Uhrzeit: 3 Uhr; 15 Uhr
- Herpes labialis
- Bläschen auf dem Trommelfell
- ruhelos, kälteempfindlich, **Muskelschmerzen**

Thematik: „Bewegung ist Leben."

Sulfur C6 oder C12
- **Otitis sofort mit Eiterbildung, ohne Schmerzen und Fieber**
- Überraschung am Morgen bei einem fröhlichen, schmutzigen und nachlässigen Kind nach einer Impfung

- Verschlechterung durch Wärme
- Durst

Thematik: gefällt sich in seinem Ego; besitzt die innere Wahrheit; „Wir sind hier, um Spaß zu haben."

Weitere Möglichkeiten

Tuberculinum aviaire (Einzelgaben C12 - C30)
- Tuberkulinisches Terrain: BCG-Impfung schlägt nicht an; weiße Flecke auf den Nägeln; hervortretende Ader an der Nasenwurzel
- Verschlechterung am Meer, besser im Gebirge

Isopathische Zubereitung aus Absonderungen
Aus dem eitrigen Ausfluss aus dem Ohr wird ein „Eigenimpfstoff" in C6, C9, C12 und C30 zubereitet, um die Absonderung zu stoppen.

Oscillococcinum C200 (Anas barbariae cordis et hepatis) stoppt häufig grippale Ohrenentzündungen im Winter. Falls dieses Mittel gut wirkt, sollte man später an **Carcinosinum 10 M** denken (zurückhaltend, Café au Lait-Flecke, ernsthaft, früh entwickelt, Krebs in der Vorgeschichte).

Seromuköse Otitis
Dem Kind sagen, dass es schon groß ist, mit **Schnullern und Fläschchen aufhören** und unter folgenden Mitteln wählen:

Jodum C6 - C12 - C30
Das am häufigsten wirkende Mittel
- warmes Kind
- mageres Kind, obwohl es ausreichend isst
- Vorgeschichte von Schilddrüsenproblemen in der Familie

Argentum nitricum C6 - C12
- gestresstes Kind vor Prüfungen (Durchfall aus Lampenfieber, dringender Harndrang)
- Angst zu spät zu kommen (hektische Familie)
- Saugbewegung nachts im Schlaf
- Folgen eines schwierigen Abstillens

Kalium muriaticum C12 - C30
- Verschlechterung am Meer
- chronischer Schnupfen im hinteren Rachenraum
- Das Kind kann keine Grenzen zur Mutter ziehen.

Barium carbonicum C12 - C30
- dicke Mandeln und Polypen
- verzögerte geistige Entwicklung
- nachts schwierige Atmung

Pulsatilla C12 - C30
- Das Kind klammert sich an seine Plüschtiere.
- Wärme
- Durstlosigkeit

Thematik: Zurückweisung des Vaters, fusionelle Beziehung zur Mutter

Cholesteatom

Tumor epithelialen Ursprungs, der sich in der Folge wiederholter Ohrentzündungen in der Paukenhöhle entwickelt.

Calcium carbonicum C12 - C30
- **ängstlich** +++
- Verlangen nach Zucker, Eiern, Milch
- Kopfschweiß

Thematik: in der Schale bleiben

Nitricum acidum C12 - C30
- Verlangen nach Salz und Fett
- profuser Hand- und Fußschweiß

Thematik: Gesetz ist Gesetz; zu unflexibel; verzeiht nie

REPERTORISIERUNG

Ausgewählte Rubriken

Otitis externa

Kapitel „Ohr" (Kent - Murphy)

- Abszess im Gehörgang: **Calc-s.**, Crot-h., **Hep.**, *Mag-c.*, *Puls.*, **Sil.** (Kent)
- Ausschlag, Gehörgang (Kent)
    - Furunkel: Bov., Crot-h., **Merc.**, **Pic-ac.**, Puls., Rhus-t., **Sulph**.
    - **Ekzem**: Nit-ac., *Psor.*
- Zerumenpfropfen
    - erhöhtes Zerumenvolumen: **Caust.** + 24 Mittel (Kent)
    - vermindertes Hörvermögen (Besserung nach Entfernen des Zerumens): *Con.* (Kent)

Akute Mittelohrentzündung

- Schmerzen (Kent), verschiedene Modalitäten, Beispiele:
  - mit Übelkeit: *Dulc.*
  - **traumatischer** Ursprung: Arn.
- Absonderung (Kent)
  - des rechten Ohrs: Aeth., Elaps, *Lyc.*, *Nit-ac.*, *Sil.*, *Thuj.*
  - des linken Ohrs: *Ferr.*, *Graph.*, *Psor.*, *Lach.*
  - grün (Pseudomonas): *Elaps*, *Hep.*, *Kali-i.*, **Lac-c.**, Lyc., *Merc.* geruchlos: Lac-c.
  - gelb: *Cinnb.*, *Elaps*, *Kali-chl.*, *Kali-s.*, *Merc.*, **Puls.**
  - nach Masern: **Puls.** + 9 Mittel
  - eitrig mit Ekzem: *Calc.*, *Hep.*, *Lyc.*, *Merc.*, *Sulf.*; siehe Bläschenausschlag am Ohrläppchen, durch Absonderung: **Tell.** (Kent)
  - schmerzhaft: *Calc-s.*, *Ferr-p.*, **Merc.**
  - nach unterdrücktem Ausschlag: Cist., Sulf.
- Entzündung (Kent)
  - mit Eiterung: Arn., Caps.
  - am Felsenbein: Caps.
- Eiterung (Kent)
  - des Mittelohrs: *Calc.*, **Calc-s.**, *Caps.*, *Carb-v.*, *Caust.*, **Hep.**, **Kali-bi.**, *Kali-p.*, **Merc.**, *Puls.*, *Spong.* + 9 Mittel
- Schwellung (Kent)
  - der Drüsen unter dem Ohr: Am-c., **Bar-c.**, *Cist.*, Dig., *Graph.*, *Nit-ac.*, Ptel., Sars.
- Verfärbung (Kent), z. B.
  - rot, auf einer Seite: Alum., Carb-v., Ign., Ind., Kali-c., Nat-p., Tab.

Seromuköse Otitis

- Adhäsionen im Mittelohr (Kent - Murphy): Iod., Iris, Thio., Graph.
- Katarrh der Eustachischen Röhre (Kent – Murphy) 40 Mittel darunter **Asar.**, **Calc.**, **Kali-s.**, **Petr.**, **Puls.**, **Sil.**
- vermindertes Hörvermögen durch
  - Katarrh der Eustachischen Röhre (Kent)
  - vergrößerte Mandeln: *Bar-c.*, *Hep.*, *Kali-bi.*, *Merc.*, *Nit-ac.*, *Staph.* + 7 Mittel
  - Hypertrophie von Mandeln und Polypen: *Agra.*, Aur., Bar-c., Calc-p., Merc., Nit-ac., Staph.
- Geräusche (Kent), z. B.
  - jeder Ton hallt, mit schwierigem Hören: *Caust.*, *Lyc.*
- Gefühl verstopfter Ohren (Kent)
  - wie durch ein Ventil: *Bar-c.*, Bor., Graph., *Iod.*, *Nat-s.*
- Gefühl von Wasser in den Ohren (Kent): Ant-c., Graph., Meny., *Sulph.*

Komplikationen

Mastoiditis

- Karies, Entwicklung zu einer Mastoiditis: **Aur., Caps.,** *Carb-an., Fl-ac., Hep., Lach., Nit-ac.,* **Sil.** (Kent) + Calc-f., Syph. (Murphy)
  - an der Schläfe: Calc-f., Caps.
- Zerstörung des Trommelfells
  - Ulzeration im Bereich des Trommelfells: *Calc., Iod., Kali-bi., Kali-p.,* **Merc.,** *Psor., Sil., Tub.* + Calc-f.
  - vermindertes Hörvermögen, Taubheit (Kent)

Cholesteatom

- Steatom: Calc., Nit-ac. (Kent)

Polypen

Calc. + 16 Mittel (Kent)

Kalkablagerungen auf dem Trommelfell

Calc-f., Syph. (Kent)

Meningitis

- zerebrospinales Fieber: **Apis, Bell., Gels., Nat-s., Op., Verat-v.** + 34 Mittel (Kent)

ANGINA
Mandelentzündung

Definition

Infektion der Mandeln, der Lymphorgane, die für die Verteidigung des Organismus zuständig sind und die an einer sehr zentralen Stelle, der Kreuzung von Luft- und Nahrungsweg, im Rachen liegen. Hier treffen Nasen- und Mundöffnung zusammen und Luft und Nahrungsmittel, die auch Bakterien und Viren mit sich bringen, kommen hier vorbei. **Die Ursache einer Angina** kann bakterieller oder viraler Art sein.

Bakterielle Angina

Es kommen mehrere Bakterien infrage, von denen die am meisten gefürchteten die Streptokokken der Gruppe „A" sind, denn sie können zu Komplikationen am Herzen (Endokarditis, rheumatische Karditis infolge eines akuten rheumatischen Fiebers) oder an den Nieren (Nephritis) führen. Um das Vorhandensein von Streptokokken nachzuweisen, nimmt man einen Rachenabstrich vor.

- Dies kann in einer Praxis erfolgen, mit dem „Strep-Test" (z. B. Cleartest Strep A-Test), der innerhalb von wenigen Minuten eine Antwort mit 98 %iger Sicherheit liefert (positiv = Nachweis von Streptokokken).
- oder im Labor: Hier wird ein Antibiogramm erstellt, um die Empfindlichkeit der Keime gegenüber verschiedenen Antibiotika zu prüfen. Antibiotika sind beim Vorliegen von Streptokokken gerechtfertigt und sogar Vorschrift, wenn sich der Patient in einer Gemeinschaft aufhält. Man kann auch die Angehörigen mitbehandeln. Auf jeden Fall sollte man **Streptococcinum C12** geben.

Bei der **einseitigen Vincent-Plaut-Angina** sind die Erreger Spirochäten, die nur lokale Beschwerden verursachen (siehe Kalium bichromicum).

Durch Bakterien verursachte Anginen können zudem weitere Komplikationen auslösen:

- **Phlegmone der Tonsillen:** Dabei handelt es sich um einen Abszess der Mandeln mit Vergrößerung des Volumens und Trismus (der Patient kann den Mund nicht mehr öffnen) und Beeinträchtigung des Allgemeinzustands.
- **Abszess im hinteren Rachenraum:** Die Schmerzen sind sehr intensiv, es ist unmöglich, das Geringste zu schlucken, Beeinträchtigung des Allgemeinzustands (Müdigkeit, hohes Fieber) und eine ausgeprägte Leukozytose mit Linksverschiebung im Blutbild (z. B. 25.000 LK, davon 90 % neutrophile Granulozyten, Normwert liegt unter 10.000).
  In diesem Fall können eine radiologische Untersuchung und ein chirurgischer Eingriff angezeigt sein.

Virale Angina

Virale Angina-Erkrankungen treten sehr häufig auf, vor allem im Winter als Folge von Erkältungen. Am spektakulärsten ist dabei die Angina bei **infektiöser Mononukleose**, ausgelöst vom Epstein-Barr-Virus.

Es handelt sich um eine pseudomembranöse Tonsillitis mit Bildung eines weißlichen Belags, umfangreicher Schwellung der Halslymphknoten und einer Milzschwellung, bei intensiver Müdigkeit und anhaltendem Fieber. Sie tritt besonders bei Kleinkindern und Jugendlichen häufig auf, da sie über den

Speichel übertragen wird. Hier sind Antibiotika kontraindiziert, da sie das Bild verschlechtern. Daran ist also zu denken, wenn der Strep-Test negativ ist. Die Bestätigung erfolgt über das Blutbild, das eine Lymphozytose mit einkernigen, stark basophilen Elementen und einen erhöhten EBV-Antikörpertiter zeigt.

Ohne Behandlung kann sich die Erkrankung über sechs Monate hinziehen und ein ganzes Schuljahr „kosten". Mit homöopathischer Behandlung – meist einer Einzelgabe **Carcinosinum 10 M**, 5 Globuli und **Phytolacca C6** 3 Globuli viermal täglich über 48 Stunden lang – kommt alles meist innerhalb von einigen Tagen wieder in Ordnung.

Symbolische Bedeutung und homöopathische Mittel

Die drei wichtigsten Mittel

Es ist einem etwas im Hals stecken geblieben. Man kann etwas nicht „schlucken" … aber was? Das führt uns zunächst zu drei homöopathischen Mitteln:

Ignatia C12

Das Mittel für **verborgenen Kummer**, enttäuschte Liebe. Der Kranke seufzt, weint, ohne zu sagen warum oder wechselt unvermittelt zwischen Lachen und Weinen. Verschlechterung durch Ruhe, Besserung durch Ablenkung; **paradoxerweise** können harte Dinge geschluckt werden, jedoch keine Flüssigkeiten.

Barium carbonicum C12 - C30

Extrem schmerzhafte Angina. Der Kranke kann nicht schlucken und spuckt sogar den Speichel aus. Mit einer Gabe C12 lässt sich eine beginnende Angina stoppen (Rezept von Dr. Schmidt aus Genf). Barium carbonicum fehlt der Durchblick. In diesem Fall hat der Kranke nicht verstanden, was ihm im Hals stecken geblieben ist.

Lokal sind zahlreiche Halslymphknoten und enorme Tonsillen zu beobachten, die die **Atmung behindern** und von einem Venennetz durchzogen sind.

Carcinosinum 10 M

Das Mittel der Materia Medica mit der größten Zurückhaltung – sagt am liebsten gar nichts, um niemanden zu verärgern, möchte bei einer **symbiotischen Liebe** bleiben und erträgt keinerlei Bruch … und sagt daher niemals Nein. Die Gefahr besteht darin, dass er damit seine Persönlichkeit aufgibt und eines Tages von undifferenzierten Krebszellen überwältigt wird.

Dies ist das wichtigste Mittel bei einer viralen Angina, wie etwa bei **Mononukleose**.

Weitere hilfreiche Mittel bei Angina

Abgesehen von den oben genannten drei ersten Mitteln gibt es gut bekannte, wirkungsvolle Mittel bei Angina.

„Rote" Angina

Apis mellifica C6 (die Honigbiene)
- Gefühl eines Stichs, brennen
- Durstlosigkeit oder Verlangen nach kaltem Wasser
- Ödem der Uvula

Thematik: Verweigert das Leben in Gemeinschaft; die eigene Individualität wird gerühmt (Biene, die das Leben im Bienenstock verweigert)

Belladonna C6-C12
- Fieber um 20 Uhr
- Durst
- Schweiß am Kopf, der rot und heiß ist
- latente Kopfschmerzen, verschlechtert durch die Erschütterungen beim Gehen
- Wahnvorstellung: Sieht Gesichter mit Grimassen
- Kind, das beißt (Stramonium)

Thematik: sadistisches, orales Stadium: Angst vor Hunden, vor dem weißen Hai, vor dem Gefressenwerden

„Weiße" Angina

Mercurius solubilis C6
Es fallen der **stinkende Atem** auf, die belegte und zitternde Zunge und das starke Schwitzen des Kranken. Der Kranke ist ruhelos, ein „Hansdampf in allen Gassen", früh entwickelt, schwindelt eventuell gern, würde am liebsten „auf zwei Hochzeiten gleichzeitig tanzen", mag Butter.
Merkur ist der griechische Gott der Händler und der Diebe.
Thematik: Kann als früh Eingeweihter durchaus versucht sein, es zu seinem Nutzen zu übertreiben.

Phytolacca C6
Angina, die in **„elektrischer"** Atmosphäre auftritt (etwa bei Sturm). Der Hals ist dunkelblau mit grauen Membranen. Die Schmerzen **strahlen in die Ohren aus**. Das Kind möchte Kaltes trinken; es fallen zahlreiche Lymphknoten auf (Mononukleose)
Thematik: jeder Anfang, jeder Beginn ist schwer – späte, schwierige Zahnung

Rhus toxicodendron C12

- Feuchtigkeit, vor allem wenn salzig (Schweiß bei körperlicher Anstrengung mit darauf folgender Abkühlung; Bad im Meer)
- Fieber um 3 Uhr morgens mit Ruhelosigkeit, frösteln, generalisierte Muskelschmerzen
- Rheuma im Nackenbereich
- Angina, vor allem rechts

Thematik: „Bewegung ist Leben.", daher Angst vor Bewegungslosigkeit.

Weitere Mittel, die man kennen sollte

Baptisia tinctoria C12

Mittel für die **schmerzlose Angina**, die erst bei der Untersuchung eines fiebernden Kindes entdeckt wird, das über keinerlei Schmerzen klagt; dunkelrote Tonsille

Thematik: Leidet unter der verlorenen Einheit und träumt davon, die Einzelteile wieder zusammenzufügen. (Beispiel: Kind geschiedener Eltern, das die Einheit der Familie wieder herstellen möchte.)

Ailanthus C6 - C12

Bösartiger Scharlach:

- starkes Fieber, Adynamie
- ödematöse Mandeln (Apis)
- trockener Mund, Zunge braun belegt und rissig
- schmerzhafter Nacken
- Heiserkeit
- Schmerzen strahlen in die Ohren aus (Phytolacca)

Mercurius jodatus flavus C6

Angina vom Mercurius-Typ, aber hauptsächlich oder ausschließlich rechts (Lycopodium)

Mercurius bi-jodatus C6

wie „Mercurius jodatus flavus, aber hauptsächlich links (Lachesis)

Mercurius cyanatus C6

Nekrotische Zerstörung der Weichteile (Kalium bichromicum: ebenso, aber einseitig); Diphtherie, zu erwägen bei den Folgen einer Diphtherie-Impfung (auch an Diphterotoxinum C30 denken)

Carbolicum acidum C6

- Scharlach oder Mononukleose
- schwere Angina, bei der die **Fäulnis** überwiegt: „Fauliger" Atem

- schreckliche Schmerzen
- verbesserter Geruchssinn
- **starkes Erbrechen**

Thematik: Träumt davon, einbalsamiert zu werden, möchte Unsterblichkeit dank eines unzerstörbaren Körpers, wie die Pharaonen. Tatsächlich ist der Patient aber ein Opfer der Mikroben, die ihn zersetzen.

Gelsemium C12
Aufregung (Lampenfieber)

„Herr Doktor, ich brauche ein starkes Mittel. **In zwei Stunden** geht mein Zug nach Frankreich und ich liege mit 40 °C Fieber und einer Angina im Bett!" oder: „Ich heirate morgen und muss voll in Form sein, geben Sie mir Ihr bestes Mittel …"
- Durstlosigkeit
- möchte andauernd schlafen
- zittern

Kalium bichromicum C12

Vincent-Plaut-Angina: Nekrotische Ulzerationen an nur einer Tonsille; dem ganzen restlichen Körper geht es gut, kein Fieber.
Thematik: Sündenbockthematik, ein Organ „zahlt" für alle anderen; Problematik der Grenzen – Man dringt in mein Territorium ein …

Hepar sulfuris C12
- Kind, das gerne mit dem Feuer spielt, „Feuerteufel"
- Splittergefühl
- raue Stimme
- Eiterung, **Gefahr einer Phlegmone**
- Verschlechterung durch trockenen, kalten Wind (Nordwind, Mistral)

Thematik: Wir reinigen alles durch Feuer! Das Mittel in C12 geben!

Pyrogenium C6

Kann im Fall einer starken Infektion die Wirkung von Hepar sulfuris verstärken

Lac caninum C6 - C12
- Angina, die andauernd von rechts nach links und von links nach rechts wechselt; Wandern von einer Seite auf die andere
- Verschlechterung **während der Regel**

Thematik: „Ich bin nichts wert." Kastrationsangst (Traum von einer Schlange; sie windet sich von rechts nach links und stellt den Phallus dar, den man zu verlieren fürchtet.)

Lycopodium C12
Angina rechts (wie bei Mercurius jodatus flavus)
- autoritärer Mensch, dickköpfig, Neigung zu Tics
- **Ketose** (Anfälligkeit der Leber)
- Abneigung gegen Austern und Zwiebeln
Thematik: Verlangen nach Macht, aber es fehlt an Selbstvertrauen (Angst von den anderen verschlungen zu werden.)

Lachesis C12
Angina links (wie bei Mercurius bi-jodatum)
- Landkartenzunge
- Purpura des Gaumensegels
- sehr **gesprächig**
- Nasenbluten (vor allem links)
- anliegende Kleidung ist unerträglich
- Mittel für Eifersucht, vor allem in ödipalen Stadien: Das Kind will den Vater im Bett der Mutter ersetzen, rauft in der Schule, wird unerträglich, wenn der kleine Bruder zur Welt kommt.

Streptococcinum C12 - C30
Aus Streptokokken zubereitetes Mittel, hilft bei der Behandlung von Streptokokkenangina. **Wenn Kinder allerdings andauernd an Streptokokkenangina erkranken, ist an zwei große Konstitutionsmittel zu denken:**

Sulfur C12 - C30
- fröhliches, verspieltes, immer schmutziges Kind, Wirrkopf
- leidenschaftliches Verlangen nach Zucker und Fett
- neunmalklug meint, er braucht von anderen nichts zu lernen

Aurum metallicum C12 - C30
Draufgänger mit „goldenem Herzen"; möchte erfolgreich sein, reich und mächtig wie Gottvater werden, von dem alles abhängt …
Großes Mittel des **akuten Gelenkrheumatismus**, der sich aufs Herz schlägt

KEHLKOPFENTZÜNDUNG
Laryngitis

Definition

Entzündung des Kehlkopfs, des Organs der Stimmbildung zwischen Rachen und Luftröhre - Sie ist leicht an dem typischen **heiseren Husten** und an der **heiseren Stimme** zu erkennen. In schweren Fällen ist die Atmung behindert, der Kranke erstickt förmlich und fasst sich an den Hals.

Ursachen

Bakterielle Infektionen

Früher trat eine Kehlkopfentzündung häufig im Rahmen einer Diphtherie-Erkrankung auf (Krupp-Husten). Die Diphtherie ist inzwischen aus Europa so gut wie verschwunden, denn die Impfung ist sehr effizient. Derzeit kommen Keime wie Haemophilus influenzae, Streptokokken oder Staphylokokken infrage.

Virale Infektionen

Saisonale Epidemien: Herbst, Winter, Frühjahr (z. B. Bronchiolitis durch RSV (Respiratory Syncytial Virus), Adenovirus, Grippe)

Allergien

Beispielsweise nach Insektenstich (Biene, Wespe), wenn das Insekt verschluckt wurde oder bei einem Quincke-Ödem, einer generalisierten Nesselsucht mit aufgedunsenem Gesicht und Heiserkeit (*Carbolicum acidum*, *Lachesis*, *Ledum palustre*, K 393)

Weitere Ursachen

Gastroösophagealer Reflux

Saures Aufstoßen, häufig nachts, das besonders häufig auftritt, wenn die Geburt künstlich eingeleitet oder eine Periduralanästhesie vorgenommen wurde (an **Asa foetida** denken).

Raucher in der Familie → an **Carbo vegetabilis** und **Lobelia** denken

Fremdkörper im Kehlkopf

Diese Möglichkeit muss man unbedingt in Betracht ziehen. Man sollte vor allem daran denken, wenn die Krise plötzlich beim Essen auftritt oder beim Spielen mit kleinen Gegenständen, die das Kind verschluckt haben könnte, vor allem bei einem behinderten Kind mit Schluckstörungen. In diesem Fall das Kleinkind sofort mit einer Hand an den Füßen hochheben, mit dem anderen Arm um den Bauch fassen und mit einem festen Druck eine explosive Ausatmung erzwingen, die den Fremdkörper nach außen befördert.

Andernfalls muss im Krankenhaus notfallmäßig eine Kehlkopfspiegelung mit Entfernung des Fremdkörpers vorgenommen werden.

Falls diese Differenzialdiagnose vernachlässigt wird, kann die Situation schnell zum Drama ausarten!

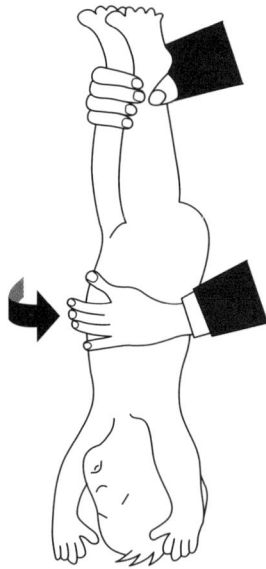

Das Kind mit einer Hand an den Füßen hochheben, mit dem anderen Arm um den Bauch fassen und mit einem festen Stoß eine starke Ausatmung erzwingen.

Traumatische Laryngitis

Überlastung der Stimme; Kinder, die ihren Kehlkopf durch Schreien **(Chamomilla)** oder Singen **(Argentum metallicum)** überlasten
Redner (Argentum nitricum, Arnica, Rhus toxicodendron)

Subglottisches Hämangiom

Es handelt sich dabei um ein Hämangiom, einen gutartigen Gefäßtumor, der sich an der Stimmritze bildet und die Öffnung verengt. Es tritt bei Säuglingen im ersten Lebensjahr auf und führt zu **chronischer Kehlkopfentzündung mit akuten Schüben**. Die Diagnose erfolgt anhand einer **Kehlkopfspiegelung**. Eine homöopathische Unterstützung kann mit **Kalium jodatum** (C12 - C30) erfolgen.

Laryngo- bzw. Tracheomalazie

Es ergibt sich das Bild eines Säuglings unter 12 Monaten mit vom **Kehlkopf ausgehender Atemnot seit der Geburt**. Die Knorpel sind zu weich und die Atemwege kollabieren beim Ausatmen. Hilfe ist mit **Cuprum metallicum** möglich, das häufig als Konstitutionsmittel infrage kommt.

Stimmbandpolypen

Chronisch heisere Stimme bei einem größeren Kind, das seine Stimme überfordert. Die Diagnose erfolgt mittels Kehlkopfspiegelung. Das erste homöopathische Mittel, an das man hier denken muss, ist Thuja. Bei Erwachsenen, vor allem bei Rauchern, handelt es sich leider häufiger um maligne Tumore.

Verlauf

Die Erkrankung verläuft meist akut und entwickelt sich schnell hin zu einer Verschlechterung oder Besserung. Manchmal kommt es zu einem chronischen Zustand (rezidivierende Kehlkopfentzündung).

Die Risiken

Bei einer Kehlkopfentzündung besteht die Gefahr eines massiven Ödems, das die Luftwege vollständig blockiert, es kommt zu schwerer Atemnot, wie im Fall der **Epiglottitis** (der Kehldeckelentzündung), einer hochakuten Kehlkopfentzündung, die einen absoluten Notfall darstellt, vor allem bei den Kleinen unter zwei Jahren.

Symbolische Bedeutung

Die Stimmbildung sorgt dafür, dass wir unsere Stimme, also die Sprache, finden.
➢ Die Sprache verhilft uns zum Ausdruck.
➢ „Den richtigen Ton finden" heißt auch, seinen Platz finden.

> Mit unserer Stimme sagen wir **Nein**, wir finden unsere **Persönlichkeit**. Wir sagen: „Ich bin." Wer nicht Nein sagen kann, wird von den anderen bedrängt, die ihm „die Luft zum Atmen nehmen". Egal, wer aus meinem Umfeld mich erstickt – Ich habe das Recht Nein zu sagen!

Über das Wort finden wir Zugang zum göttlichen Prinzip. „Im Chor", vereint mit anderen, zu singen, ist eine Erfahrung unendlicher altruistischer Liebe, der dritten Dimension der Liebe.

Der Körper ist in zwei Abschnitte unterteilt:

Das Wort wird vom Mund, vom Kehlkopf erzeugt, im oberen, ungeschlecht-lichen Teil des Körpers.
Das Ziel: Kommunizieren mit **allen** → universelle Liebe

Teil unterhalb des Diaphragmas: geschlechtlich, unvollständig
Das Ziel: Kommunizieren mit wenigen Partnern (sobald die Regel der treuen Partnerschaft missachtet wird, drohen Geschlechtskrankheiten) → Zugang finden zur fleischlichen Vermehrung

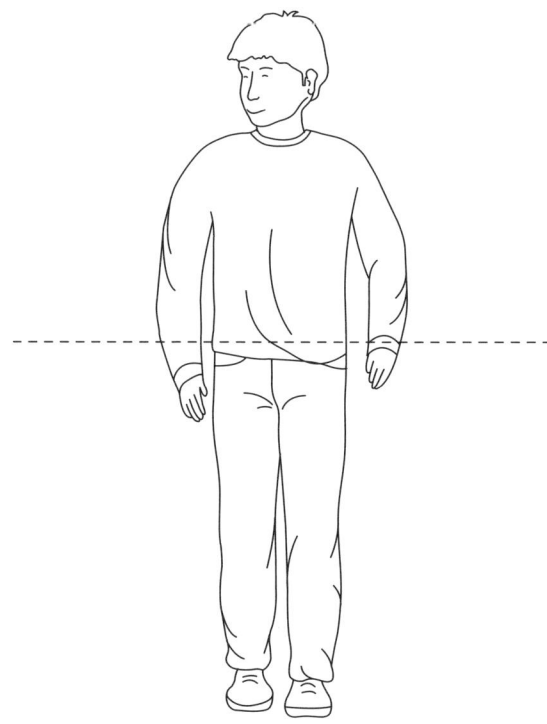

Der Körper ist in zwei Abschnitte unterteilt.

Klinische Untersuchung und Diagnoseverfahren

Die Symptome sind Heiserkeit, rauer Husten. Der Grad der Atemnot ist anhand der interkostalen Einziehungen, dem Beben der Nasenflügel und der peripheren Zyanose (blaue Nägel, kalte Extremitäten) abzuschätzen. Ein atemloses Kind, das nicht mehr spielen und sprechen kann, muss genauestens überwacht werden. Außerdem muss der Allgemeinzustand, ggf. mit Fieber, Ruhelosigkeit oder Dämmrigkeit beobachtet werden.

Bei schweren Fällen, in denen eine Krankenhauseinweisung erforderlich ist, werden eine Reihe von Untersuchungen durchgeführt, wie beispielsweise eine Kehlkopfspiegelung (um festzustellen, ob ein Fremdkörper, ein subglottisches Hämangiom oder Polypen vorhanden sind), eine Blutanalyse oder ein Rachenabstrich zur bakteriologischen Diagnose. Eine Blutgasanalyse gibt Auskunft über den Kohlendioxid- und Sauerstoffgehalt des Blutes.

Allopathische Behandlung

➢ An erster Stelle stehen **Entzündungshemmer**, vor allem Kortison.
➢ **Antibiotika** sind selten angezeigt, denn in den meisten Fällen ist der Auslöser ein Virus.
➢ **Luftbefeuchtung:** Bringen Sie das Kind ins Badezimmer und lassen Sie warmes Wasser in die Wanne laufen, vor allem wenn die Luft draußen zu trocken ist.
➢ **Die Haltung, die der Kranke spontan einnimmt, sollte respektiert werden**, das Kind sollte nicht unnötig weinen, sondern beruhigt werden.
➢ **Bei Bedarf Sauerstoff zuführen**

Hochakute Fälle: Intubation (schwierig); Tracheotomie, damit der Patient Luft bekommt; künstliche Beatmung unter Sedierung
Ein Tipp für Abenteurer: Wenn Sie sich weit entfernt von jeglicher Hilfe befinden und jemand aufgrund einer Laryngitis zu ersticken droht, versuchen Sie, ihm einen Suppenlöffel voll Salz in den Mund zu geben, um das Ödem damit zum Einziehen zu bringen.

Meine treffendsten homöopathischen Mittel bei akuter Laryngitis

Mit fünf Mitteln lassen sich an die 99 % der Fälle rasch lindern (innerhalb einiger Minuten bis Stunden).

Bei trockenem Wetter

Aconitum C6
Beginn meist 23-24 Uhr, manchmal 11-12 Uhr bei trockenem, kaltem Wind. Ruheloses Kind, große Angst; Thematik der Sphinx, die eine Frage stellt, auf die man schnell antworten muss, sonst droht der Tod; drei Globuli alle fünf Minuten; falls nach drei Gaben keine Besserung eintritt, muss das Mittel gewechselt werden.

Hepar sulfuris C12
Splittergefühl, Eiterung;
Zündelndes Kind, fasziniert von Feuer und von allem, mit dem man ein solches entzünden kann (spielt mit Zündhölzern, Feuerzeugen)

Bei feuchtem Wetter

Spongia tosta C6 (Meerschwamm)
Der Schwamm ist ein Meerestier, das wie eine Pflanze, an einem Felsen befestigt, **im** Meer lebt. Es ist das Mittel jener, die ihre **fusionelle Beziehung** zur Mutter nicht aufgeben wollen und daran zu ersticken drohen. Später folgen weitere fusionelle Beziehungen, und wenn sich solche Menschen von den anderen lösen, verlieren sie ihre Ausrichtung (und ihre Stimme).

Symptome
- Beben der Nasenflügel
- Beginn frühmorgens (6 Uhr)
- heiße Getränke lindern den Husten

Beispiel aus der Praxis
„Bitte Herr Doktor, kommen Sie schnell, ich habe einen Schwamm im Hals!" Es ist halb sechs Uhr morgens, die Stimme am anderen Ende der Leitung ist rau, fast unhörbar, draußen peitscht der Ostwind den Regen vom Meer auf das Land. „Nehmen Sie Spongia, ich komme sofort!" Zehn Minuten später, als ich beim Patienten ankomme, geht es dem Mann bereits besser, er bereitet uns einen Kaffee. Bei der Untersuchung zeigt sich ein hochroter Hals mit stark angeschwollener Uvula.

Bromum C6
Kehlkopfentzündung bei Seewind, falls Spongia bei einem warmen, ruhelosen, turbulenten „Hansdampf in allen Gassen" nicht hilft.
Thematik: Man muss dem gefährlichen Alltag entfliehen. Wenn man mit einem Schiff verreisen oder auf eine Insel fliehen könnte, das wäre perfekt. Das Bromum-Kind will getragen werden.

Calcium bromatum C12

Trifft besser als Bromum, wenn das Kind gerade **zahnt und unter Schlaf-losigkeit leidet;** ängstliches Kind: „Selbst meine Eltern können mich nicht schützen."
Thematik: Typisch für das sadistische, orale Stadium (Angst vom Wolf, vom Hai oder vom Monster gefressen zu werden).

Weitere Mittel

Apis C6

Bei **Glottisödem** nach Insektenstich (Ledum palustre, Carbolicum acidum, Lachesis)
Thematik: der Gemeinschaft entgehen, Individualist bleiben

Sambucus nigra C6

Neugeborenes, junger Säugling mit trockenem Schnupfen, der mit einem erstickenden Husten, mit verstopfter Nase und starkem Schweiß erwacht
Thematik: „Ich habe Angst, es könnte mir an etwas fehlen. Ich habe nicht genügend Reserven."

Allium cepa C6

Schnupfenepidemie im Herbst mit starkem Tränenfluss (an die Zwiebel den-ken) und rauer Stimme – Die Nase läuft und das Sekret ist wundmachend (rote Oberlippe).

Argentum metallicum C6 - C12

Plötzlicher Stimmverlust bei öffentlichen Personen oder Sängern
Thematik: Man möchte, dass das Leben ein langer, ruhiger Fluss ist, aber die kleinste Stromschnelle wirft einen aus der Bahn.

Mittel bei rezidivierender Kehlkopfentzündung

Calcium carbonicum C12 - C30

Säugling voller Milchschorf (starker Schweiß am behaarten Kopf), ängstlich +++ (wagt sich nicht aus seiner Schale); Verlangen nach Milch, Eiern; späte Zahnung und Laufen lernen

Calcium sulfuricum C12 - C30

Ein eifersüchtiges *Calcium*, das durch feuchtes Wetter aus dem Gleichgewicht gerät; später ein ruhmsüchtiger Erwachsener, der verehrt werden will (*Plati-num*)

Hepar sulfuris C12

„Feuerteufel": Die Gesellschaft ist verdorben, sie muss verbrannt werden, damit man sie danach wieder neu aufbauen kann.

Carbo vegetabilis C12 - C30

Schwere Tabakvergiftung; Menschen, die einen Sauerstoffmangel (beispielsweise bei einer schwierigen Geburt) erlebt haben und dies mit jedem Zug an der Zigarette erneut erleben. **Krankheit, von der man sich nie richtig erholt hat:** Das Schlüsselwort lautet: „Seitdem …"
Thematik: Es ist schwierig, die Schwelle zu überwinden, beispielsweise, sich von einer schweren Krankheit zu erholen: „Seit meinem Keuchhusten, seit den Masern, habe ich dies oder jenes Problem …

Asa foetida C12

Das zentrale Mittel bei gastroösophagealem Reflux. Vom Magen steigt Säure auf und gelangt in die Luftwege. Wäre lieber im Mutterleib geblieben, wurde aber „manu militari" (durch eingeleitete Geburt oder Kaiserschnitt) herausgeholt.

Sonderfälle

Laryngotracheomalazie

Wie wir bereits gesehen haben, ist hier das zentrale Mittel **Cuprum C12 - C30**, mit der Angst, nicht auf der Höhe zu sein, angesichts des Lebens, das sich wie ein unbezwingbarer Berg darstellt.

Kehlkopfangiom

Kalium jodatum C12 - C30

- fixe Ideen, von denen er nicht lassen kann
- Verschlechterung durch Wärme
- Konflikt zwischen zwei Haltungen: Sein Territorium behalten oder den anderen entgegenkommen

Subakute Laryngitis – Heiserkeit

Arum triphyllum C6

- unsichere, zweitönige Stimme, der „richtige Ton" kann nicht gefunden werden. Gefühl, die Wahrheit in sich zu tragen, kann diese aber nicht kommunizieren.

Argentum metallicum C6

- öffentliche Menschen, die ihre Stimme überfordern (Arnica)
- von den Schicksalsschlägen des Lebens aus der Bahn geworfen (starke Erregung, Trauerfall, usw.)

Argentum nitricum C6 - C12

- zu sehr mit der verrinnenden Zeit beschäftigt, Angst vor dem Tod, immer in Eile und minutengenau verplant

Manganum aceticum C12

- chronische Heiserkeit bei feuchtem Wetter, Husten schlechter abends, tuberkulinisches Terrain (BCG-Impfung schlägt nicht an – Vorgeschichte von Tuberkulose)
- Schleim schwer abzuhusten
- Federnallergie (*Asa foetida*, Cocculus, *Colocynthis*, Ledum, *Lycopodium*, **Manganum**, *Mercurius*, *Psorinum*, *Sulfur*)
- Wachstumsschmerzen, schwache Sprunggelenke

Thematik: möchte der einzige Akteur der **Versöhnung** sein, kann andere nicht hören (AFADH – siehe Seite 35)

Phosphorus C12

- „entflammbar", leidenschaftlich, dann erschöpft, verliert die Stimme
- großer Durst
- größtes Mitgefühl für andere
- steht neben sich

Stannum C12

- trockener, heftiger Husten abends bis Mitternacht
- Husten verschlechtert durch Singen, Sprechen, Lachen
- grüner, süßlicher Auswurf

Thematik: Wir durchqueren die Wüste. Wir müssen alle sparen (Sparkasse), um später das Paradies zu erreichen.

Thuja C12

- Kind mit übermäßiger Schweißentwicklung, Schweiß mit starkem Geruch
- Warzen
- Erkrankungen nach Impfung
- Stimmbandpolypen

Thematik: möchte alles kontrollieren, sich im Zentrum des Rades befinden

REPERTORISIERUNG
Ausgewählte Rubriken

Kehlkopf und Luftröhre

Krupp-Husten
Acon., Brom., Calc-s., Hep., Kali-bi., Phos., Spong. (Kent, 40 Mittel)
- durch kalte, trockene Luft: **Acon., Hep.,** Kali-bi.
- nach Erhitzung: **Brom.**
  - Verschlechterung im Liegen: *Hep.*
- rezidivierender Krupp-Husten: *Calc.,* **Calc-s., Hep**. + *Asaf., Brom., Carb-v., Dipht.*
- Verschlechterung durch Schlaf: **Lach.,** *Spong.*
- bei Keuchhusten: **Brom.**
- bei Masern: **Carb-v.**

Kehlkopfentzündung
Acon., Arg-n., Bell., Dros., Gels., Hep., Kali-bi., Phos., Rumx. (Kent, 59 Mittel)
- nach Erhitzung: **Brom., Puls.**
- nach Unterdrückung eines Ausschlags: *Ars.*
- bei einem Sänger: *Ant-c., Arg-m.,* **Arg-n.,** *Mang.*
- bei einem Redner: **Arum-t.,** *Carb-v., Still.*

Kehlkopfentzündung mit pfeifender Atmung
Bell., Gels., Ign., Mosch., (Kent, 47 Mittel)
- nachts: *Samb.*

Kehlkopfkatarrh
- bei feuchtem Wetter: *Calc.,* Dulc., *Kali-bi.* (Kent)
- bei älteren Menschen: *Ammc., Ant-t., Ars.,* **Bar-c.,** *Hydr.,* **Seneg.**
- plötzlich: **Ars.**

Kehlkopf-Kondylome
Arg-n., Calc., Hep., *Merc-c., Nit-ac., Thuj.* (Kent)

Gefühl eines Brotkrümels im Kehlkopf
Bry., Coc-c., **Lach.,** Pall., Plb. (Kent)

Speisen geraten in den Kehlkopf
Acon., Cann-s., Gels., Kali-bi., *Kali-c.*, *Lach.*, *Meph.*, *Nat-m.* (Kent)

Gefühl von Staub
Ars., Dros., Lyc., Puls., Sulf. (Kent, 31 Mittel)

Gefühl eines Haares in der Luftröhre
Naja, Sil. (Kent)

Flüssigkeiten geraten in den Kehlkopf
Acon., Anan., *Lach.*, *Meph.* (Kent)

Kloßgefühl im Kehlkopf
Coc-c., *Kali-c.*, *Lob.*, *Med.*, *Nat-m.* (Kent)

Ödem der Glottis
Apis, Kali-i. + 13 Mittel (Kent)
- der Stimmbänder: **Lach.**

Kehlkopfschmerzen
zum Beispiel:
- beim Sprechen: *Acon.*, Coc-c., **Phos.** (Kent)

Kehlkopflähmung
Caust., Lach. + 9 Mittel

Stimmbandpolypen
Berb., *Thuj.* + Mag-m., Nat-p.

Räuspern
- unaufhörlich: *Phos.*
- beim Sprechen: *Mang.*, *Stann.*

Hält den Kehlkopf beim Husten
Acon., **All-c.**, Ant-t., *Bell.*, *Dros.*, *Hep.*, Iod., Lach. (Kent)

Heiserkeit
- Heiserkeit bei Schnupfen: **Carb-v., Caust., Mang., Merc., Phos.** (Kent, 45 Mittel)

- Heiserkeit nach Krupp-Husten: *Carb-v., Lyc.*
- Schmerzen
    - mit Schmerzen: **Bell., Phos.** + 6 Mittel
    - ohne Schmerzen: **Calc., Carb-v.** + 6 Mittel
- hindert am Sprechen: *Caust.,* Cupr., *Mag-m.,* Par., **Phos.**
- Stimmverlust (Kent)
    - hysterisch: *Hyos., Ign., Nux-m.,* Plat., Sep.
    - bei einem Sänger: **Arg-n., Caust.**
    - bei feuchtem Wetter: Chlor.
    - durch Schleim im Kehlkopf: *Bar-c.*
    - Folgen von Angst: *Acon., Gels., Op.*

BRONCHOPULMONALE ERKRANKUNGEN

HUSTEN

Das Kind hustet. Um zu versuchen, ihm rasch Linderung zu verschaffen, muss man sich verschiedene Fragen stellen:

Wie ist der Husten?

- **Heiserer Husten = Kehlkopfhusten**

    - mit Atembeschwerden → akute Kehlkopfentzündung (siehe „akute Kehlkopfentzündung"): Aconitum, Hepar sulfuris, Spongia, Bromum, Calcium bromatum

    - ohne Atembeschwerden → subakute Kehlkopfentzündung:

    Drosera C12
    heiserer, pfeifender oder keuchhustenartiger Husten, Zahnen
    Thematik: Die Menschen sind böse.

    Arum triphyllum C12
    Unsichere, zweitönige Stimme; das Kind zupft an den Lippen
    Thematik: seinen Weg finden

    Argentum metallicum C12
    Heiserkeit bei Rednern und Sängern
    Thematik: seine Stimme trotz der Tiefschläge im Leben behalten, „das Leben ist ein langer, ruhiger Fluss …"

- **Trockener, pfeifender Husten**

    Es wird kein Schleim gebildet, aber es kommt zu einem leichten Spasmus.

    Ferrum phosphoricum C12
    - jahreszeitenbedingte virale Erkrankungen
    - kalter, trockener Wind

- erhöhte Temperatur (38,5 °C)
- Blässe abwechselnd mit rotem Gesicht
- **Nasenbluten**

Thematik: Schwierigkeiten, sich zu inkarnieren

Ipecacuanha C12
- stärkerer Spasmus
- Übelkeit
- Nasenbluten
- saubere Zunge

Thematik: weiß nicht, was er will

Ignatia C12
- Kloßgefühl im Hals
- nervöser Husten

Thematik: affektiver Bruch (Mama und Papa lassen sich scheiden; die kleine Katze ist gestorben ...)

Kalium carbonicum C12
- Verschlechterung nachts (2-3 Uhr)
- Gefühl von Stichen in der Brust
- wünscht sich Gesellschaft, geht aber verachtenswürdig mit anderen um

Thematik: Leiden aus Abhängigkeit

● **Lockerer Husten**

Es wird Schleim produziert, der abgehustet wird.

Kalium bichromicum C12
- kälteempfindliches Kind
- fadenziehende, elastische Absonderung
- kein Fieber

Thematik: markiert sein Territorium; nicht mehr der Sündenbock sein

Kalium sulfuricum C12
- wie Kalium bichromicum", aber nicht kälteempfindlich
- Ekzem an der Ohrmuschel

Dulcamara C12
- Bronchitis bei Regen, Nebel
- der „durchdringende Blick"

Thematik: über den Blick kommunizieren

Natrium sulfuricum C12
- Feuchtigkeit am Meer oder **Schimmel** im Haus
- Verschlechterung um 5 Uhr morgens

Pulsatilla C12
- Kind hängt an der Mutter
- Durstlosigkeit
- Verschlechterung durch Wärme
- lockerer Husten untertags; trocken nachts
- grünlicher Auswurf

Thematik: schafft es nicht, sich ganz abzunabeln

Thuja C12
- lockerer Husten bei feuchtem Wetter
- profuser Schweiß
- Folgen von Impfung

Coccus cacti C12
- schleimiger Husten +++
- Hustensalven
- zäher Schleim, der nur schwer abgehustet werden kann

● **Salvenartiger Husten**

Es stellt sich die Frage: **Könnte es Keuchhusten sein?**
Bei Keuchhusten kann nichts Schlimmes mehr passieren, wenn man diese Mittel gegeben hat:

1. **Drosera C30,** eine Einzelgabe: Hahnemanns Rezept
   - Der Husten verschlechtert sich in der zweiten Hälfte der Nacht.
   Thematik: Die Menschen sind böse.

2. **Carbo vegetabilis C30,** eine Einzelgabe 48 Stunden nach **Drosera:**
   - Atemnot, Blähungen, marmorierte Haut

3. **Weitere Mittel, falls die Hustensalven anhalten:**

   Corallium rubrum C6
   - heftige Hustensalven
   - dunkelrot-schwarzes Gesicht

   Natrium muriaticum C12
   - salvenartiger Husten und niesen
   - Verschlechterung am Meer
   - **Tränenfluss** beim Husten

Squilla maritima C6
- Urinabgang beim Husten

Cuprum C12
- Krämpfe bei Keuchhusten

Sanguinaria C6
- Husten, der auch nach der Keuchhustenerkrankung noch anhält
- rotes Gesicht
- Husten bei Herzkranken (Rechtsherzinsuffizienz, Hochdruck im Lungenkreislauf)
Thematik: Der Lebensimpuls wendet sich gegen das Individuum.

Pertussinum C30
Eine Einzelgabe des verdünnten Keuchhustentoxins bessert deutlich, wenn der Husten länger anhält. Es eignet sich auch als Präventivmaßnahme für die Angehörigen.

Wann tritt der Husten auf? Wann verschlechtert sich der Husten?

Aus meiner Erfahrung ergibt sich folgende Zeitzuordnung:

5 Uhr	: Nat-s.
6 Uhr	: Puls.
8 Uhr	: Bell.
9 Uhr	: Rhus-t., Cham., Bry.
10 Uhr	: Nat-m.
11 Uhr	: Acon.
12-13 Uhr	: Ars.
13-15 Uhr	: Rhus-t.
16 Uhr	: Puls.
17 Uhr	: Lyc.
18-20 Uhr	: Bell.
21 Uhr	: Rhus-t., Cham., Bry.
22 Uhr	: Nat-m.
23-24 Uhr	: Acon.
1-3 Uhr	: Ars., Kali-c., Cupr-ar.

Welche Ursache hat der Husten?

Man muss sich daran gewöhnen, zu hören, aus welchem Bereich der Atemwege der Husten kommt. Beachten Sie dazu die Einzelheiten in den entsprechenden Kapiteln.

➤ **Nebenhöhlen**

- Stirnhöhlen → *kälteempfindlich:* Ars., Kali-bi., Sil.
  → *nicht kälteempfindlich:* Kali-bi., Sang.

- Kieferhöhlen → *beidseitig:* Cinnb., Merc., **Mez.**
  → *rechts:* Aur., Aur-s., Merc-i-f., Sulf.
  → *links:* Lach., Merc-i-r., Thuj.

➤ **Nasenwurzel**
Stict.

➤ **Nase – Hals**
kälteempfindlich: Kali-bi., Puls., Rhus-t., Sep.
nicht kälteempfindlich: Kali-s., Puls.

➤ **Kehlkopf**
Acon., Arg-m., Arg-n., Arum-t., Brom., Calc-br., Dros., Hep., Spong.

➤ **Luftröhre**
Kitzeln in der Drosselgrube: Rumx.
Spasmodische Tracheitis
- kälteempfindlich, verstopft, niedergeschlagen: Sep.
- dünn, Blähungen, Übellaunigkeit: Lyc.

➤ **Bronchien**

Ipecacuanha C6
- Erkältung durch trockene Kälte
- Durstlosigkeit
- saubere Zunge
- weiß nicht, was er will
- Übelkeit

Ferrum phosphoricum C12
- erhöhte Temperatur (38 °C - 38,5 °C)
- Epistaxis
- trockenes Wetter

Dulcamara C12
- Bronchitis als Folge von Regen

Phosphorus C12
- hohes Fieber
- Durst +++
- Hunger ++
- Beben der Nasenflügel

Achtung vor Pneumonie, ggf. eine Röntgenaufnahme des Thorax machen lassen

Lycopodium C12
- Bronchitis vor allem rechts
- Beben der Nasenflügel
- Lungenentzündung
- Übellaunigkeit
- Streben nach Macht

Lachesis C12
- linksseitig
- Gesprächigkeit +++
- überbordendes Kind, eifersüchtig (Geburt eines neuen Geschwisters …)

➢ **Lunge**
Atelektase: unvollständige Ausdehnung eines Teils der Lunge durch Obstruktion der Bronchien

Hyoscyamus C12 - C30
- eifersüchtig, exhibitionistisch
- „spielt das Baby"
- läuft nackt davon

Antimonium tartaricum C6 - C12
- Beben der Nasenflügel
- belegte Zunge
- Durstlosigkeit
- träumt, dass er unter Wasser atmet: möchte zurück in die Gebärmutter

➢ **Pleura**

Bryonia C12 - C30
- Schwitzen
- Schmerzen
- Unbeweglichkeit
- extremer Durst

- Verstopfung

Thematik: Möchte zu Hause bleiben

Warum? Ätiologie

➢ **Erkältung durch trockene Kälte**

Cuprum; Cuprum arsenicosum C12
- Krämpfe

Arsenicum album C12
- ruhelos nachts
- kälteempfindlich

Magnesium muriaticum C12
- Stuhl sieht wie Schafsdung aus

Arsenicum jodatum C12
- Ruhelosigkeit, Angst
- nicht kälteempfindlich

Rhus toxicodendron C12
- Ruhelosigkeit, aber weniger Angst als bei Arsenicum jodatum

➢ **Kummer**

Ignatia C12 - C30
- enttäuschte Liebe, Trauer, Trennung

Phosphorus C12
- fühlt sich verlassen

Phosphoricum acidum C12
- weit weg von zu Hause
- abgemagert, erschöpft

Capsicum C12
- Heimweh, Folgen eines Ortswechsels (Umzug, Kinderkrippe)
- **Neigung zum Dickwerden**
- isst gerne stark gewürzt

Bryonia C6
- will nicht von zu Hause weg (z. B. ins Ferienlager)

- ➤ **Trauer**

  Ignatia C12 - C30 und, sollte das nicht ausreichen:

  Arsenicum album C12
  - Angst vor dem Tod – „Es kommt nichts danach."
  - unruhiger Schlaf

  Acidum muriaticum C12 - C30
  - Trauer um die Mutter

  Urtica urens C12 - C30
  - Trauer um den Vater

  Hura brasiliensis C12 - C30
  - Trauer um ein Kind
  - Abtreibung, Fehlgeburt

- ➤ **Eifersucht**

  Hyoscyamus C12
  - läuft nackt herum
  - spielt den Dummkopf
  - läuft weg

  Lachesis C12
  - diktatorisch
  - wird lästig
  - **redselig**

  Calcium sulfuricum C12
  - Kehlkopfhusten
  - Eifersucht
  - Feuchtigkeit

  Ambra grisea C12 - C30
  - Angst vor Menschenmengen (z. B. in einem Konzertsaal)
  - Die Leute nehmen mir die Luft zum Atmen. Ich kann nicht Nein sagen und nehme alles Negative auf.

- ➤ **Klimaanlage**

  Causticum C12
  - Die Kälte fällt auf ihn herunter, wie das Schwert des Damokles.

> **Gastroösophagealer Reflux**
Tritt häufig nach einer eingeleiteten Geburt, einer Periduralanästhesie, … auf

Asa foetida C12 (vgl. China, Merc., Puls.)
Falls dieses Mittel nicht wirkt: **Lobelia C12** (Raucher in der Familie; Schlag auf den Kopf)

> **Raucher**
Zunächst ist **Carbo vegetabilis C12 oder C30** unverzichtbar, dann nach Bedarf:

Lobelia C12 - C30 (Rauchen mit Reflux)
Cocculus C12 - C30 (Reisekrankheit; möchte alles kontrollieren)

Wenn die Eltern mit dem Rauchen aufhören wollen: **Carbo vegetabilis C12 und C30** sowie **Caladium C12** (Menschen, die sich hinter dem Rauch verstecken, um die „Schatten im Bild" nicht zu sehen, das Negative, das alles verdirbt).
Bei Bedarf **Nux vomica C6** drei Tage lang, bei extremer Nervosität und **Tabacum C6**, wenn die Abgewöhnung unmöglich erscheint.
Bei extremer Abhängigkeit jeden Tag ein neues Paket anfangen, eine Zigarette weniger rauchen und den Rest in den **Abfalleimer** werfen (lernen Nein zu sagen).
Eltern sollten ausschließlich draußen rauchen, auch im Winter, sonst ist bei Kindern nach einem Wochenende zu Hause die Bronchitis für den Montagmorgen vorprogrammiert **(rauchende Eltern = hustende Kinder)**.

Was fühlt der Kranke? – Empfindungen – Modalitäten (was bessert, was verschlechtert?)

> **Brennendes Gefühl**
Phosphorus C12
- Besserung durch Kälte, durch kalte Getränke

Arsenicum album C12
- möchte es warm haben

Causticum C12
- mit heiserem Husten

> **Gefühl eines Stichs**
Kalium carbonicum C12
- Verschlechterung um 3 Uhr morgens
Thematik: Leiden ist mit der Abhängigkeit verbunden.

➤ **Besserung durch Getränke**

  Cuprum C6, Spongia C6

➤ **Verschlechterung im warmen Raum**

  Pulsatilla C12

Begleitsymptome

➤ **Fieber**
  Siehe Zeitangaben im Kapitel „Rhinopharyngitiden"

➤ **Aussehen des Gesichts**
  Eine Wange rot → Zahnen?
  - **Chamomilla C6**

  Blasses Gesicht mit Röte
  - **Ferrum phosphoricum C12**

  Schwitzen im Gesicht
  - **Ipecacuanha C6**
  - **Antimonium tartaricum C6**

  Beben der Nasenflügel
  - **Antimonium tartaricum C6 - C12**
  - **Phosphorus C12**
  - **Spongia C12**
  - **Lycopodium C12**
  - **Sulfur C12**

➤ **Windeldermatitis**
  - **Kreosotum C12** (Zahnen, Bronchitis)
  - **Capsicum C12** (fern von zu Hause); beim Husten Schmerzen an vom Thorax weit entfernten Stellen

BRONCHITIS UND TRACHEITIS
Entzündung der Bronchien und der Luftröhre

Definition
Entzündung der Atemwege, der Luftwege und der Bronchien

Ursachen
Infektion
- sehr häufig viraler Art (70 % der Fälle)
- seltener bakterielle Ursache, durch Haemophilus, Streptokokken, Pneumokokken, Staphylokokken, Pseudomonas aeruginosa (Mukoviszidose)

Allergien
- Pneumallergene, Milben, Schimmelpilze, Pollen

Sonstige
- eingeatmeter Fremdkörper (z. B. Erdnuss)
- Tabakabhängigkeit
- Luftverschmutzung (Schwefel-, Ozongehalt der Luft)
- Berufskrankheiten: Staublunge (durch Silizium bei den Bergarbeitern → Silikose; Asbest → Asbestose)
- genetische Erkrankungen: Mukoviszidose → zu dicker Schleim, der die Bronchien verlegt

Verlauf
Akut
- Fieber, meist in Schüben
- trockener, dann lockerer Husten
- Auswurf klar, dann eitrig

Chronisch
Man spricht von einer chronischen Bronchitis, wenn sich akute Episoden in die Länge ziehen oder wiederholen und mehr als drei Monate pro Jahr andauern. Dann sind auch Komplikationen zu beobachten.

Komplikationen
　chronische Eiterung → Auswirkungen auf die Nieren (Amylose)
- Erweiterung der Bronchien (Bronchiektasen)

- Atemprobleme: Atelektase (unvollständige Ausdehnung eines Teils der Lunge)
- Emphysem: Verringerung der Lungenalveolen

Auf längere Sicht entwickelt sich der Zustand hin zu einer Ateminsuffizienz mit Auswirkungen auf das Herz: Rechtsherzinsuffizienz, Hochdruck im Lungenkreislauf.

Symbolische Bedeutung

Ausdruck der Hemmung, auf andere zuzugehen, mit einem Rückzug auf das eigene Ego.

Beispiele:

- Eintritt in das Leben in Gemeinschaft
- Schulanfang im Herbst (**Capsicum**: das verlorene Paradies; **Silicea**: Schüchternheit – ein Mittel, das häufig bei Nachkommen von Minenarbeitern mit Silikose passt)

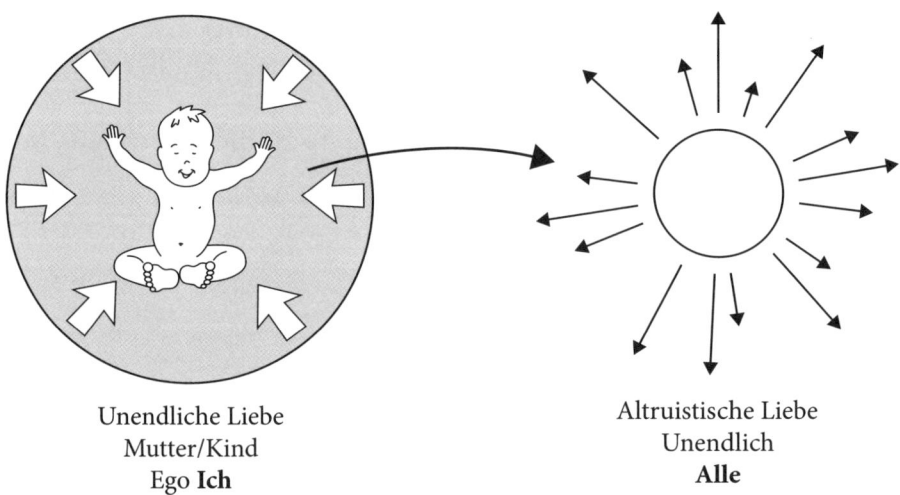

Unendliche Liebe
Mutter/Kind
Ego **Ich**

Altruistische Liebe
Unendlich
Alle

Klinische Untersuchung

Der Husten ist trocken, dann locker, manchmal paroxysmal (Keuchhusten?). Es kann zu Atemnot kommen. Fieber tritt normalerweise mäßig und schubartig auf. Der Allgemeinzustand verschlechtert sich meist nach mehreren Tagen.

Bei der Auskultation sind grobblasige Rasselgeräusche sowie diffuses Giemen und Brummen zu hören.

Diagnoseverfahren

- Blutbild mit Bestimmung der Senkungsgeschwindigkeit (BSG)
- Bakteriologische Untersuchung des Auswurfs
- Röntgenaufnahmen des Thorax und der Nebenhöhlen
- Bronchografie
- Tomografie der Lunge
- Lungen-CT
- im Fall einer Atelektase Endoskopie unter Vollnarkose zur Suche nach Fremdkörpern, nach einer Obstruktion der Bronchien, Bakterienbestimmung
- Allergietests
  - Hauttest
  - Bestimmung der spezifischen IgE-Werte
  - Pneumallergene
- Röntgenuntersuchung des ösophago-gastrointestinalen Transits; pH-Metrie (Analyse der Magensäure): gastroösophagealer Reflux
- Schweißtest: Mukoviszidose

Allopathische Behandlung

- Verschmutzungsquellen ausschalten, ggf. den Fremdkörper entfernen
- Schleimlösende Mittel
- Entzündungshemmer (Kortikoide oder nicht-steroidale Entzündungshemmer)
- Spezifisches oder Breitbandantibiotikum → Risiko der Selektion resistenter Stämme, wie beispielsweise Pseudomonas aeruginosa, der eine Zerstörung der Lunge (Mukoviszidose) bewirken kann
- Immunstimulierung, Impfung
- Drainage, Heilgymnastik
- Behandlung des gastroösophagealen Reflux (GERD)
- Desensibilisierung

Chronische Bronchitis

- Herzmittel
- Sauerstofftherapie – Aerosole

Eine Auswahl wirkungsvoller homöopathischer Mittel bei akuter Bronchitis und Tracheitis

Wetterverhältnisse beim Auftreten der Beschwerden, wenn dieser Sachverhalt sehr deutlich ist:

Feuchtes Wetter, Regen

Dulcamara C6 - C12
- trockener oder lockerer Husten
- muss lange Husten, bis der Schleim abgehustet werden kann
- Husten nach körperlicher Anstrengung

Thematik: durchdringender Blick → möchte über den Blick kommunizieren

Manganum aceticum C6 - C12
- Bronchitis bei jeder Erkältung
- Verschlechterung des Hustens abends, aber Besserung beim Zubettgehen
- Gefühl von Hitze in der Brust
- Der Schleim ist schwierig abzuhusten.
- **Federnallergie**
- Wachstumsschmerzen bei Kindern

Thematik: Versöhnung

Natrium sulfuricum C12 - C30
- Verschlechterung des Hustens um 5 Uhr morgens
- feuchte Wohnung
- **Schimmelpilzallergie**
- Vorgeschichte von Schädeltrauma, schwieriger Geburt
- wechselnde Stimmung, „Das Leben ist eine Lotterie."

Thematik: zu viel Wasser, zu viele Launen

Carbo vegetabilis C12 - C30
- Tabakabhängigkeit
- Geburt mit Sauerstoffmangel
- Krankheit, von der man sich nie richtig erholt hat (Keuchhusten, Masern, ...)
- Kohlenmonoxidvergiftung
- Husten mit brennendem Schmerz in der Brust
- Husten schlechter am Abend
- nach dem Essen
- beim Sprechen
- **möchte Luft zugefächelt bekommen**
- marmorierte Haut

Thematik: Es fällt schwer, die Schwelle zu überwinden.

Antimonium crudum C6 - C12
- Folgen von kaltem Baden
- schlägt sich voll – Essensexzesse
- belegte Zunge
- kitzelig
- romantisch bei Vollmond

Thematik: Liebeskrank, möchte in einer symbiotischen Beziehung verharren.

Kaltes, trockenes Wetter

Aconitum C6 - C12
- hochakuter Verlauf, 11 Uhr morgens oder nachts
- Ruhelosigkeit, Angst

Thematik: Sphinx → Es muss dringend die richtige Antwort gefunden werden, sonst droht der Tod.

Ferrum phosphoricum C12
- subakuter Verlauf
- heiserer, pfeifender Husten
- saubere Zunge
- Nasenbluten
- leicht erhöhte Temperatur (37,5 °C)
- Gesicht abwechselnd blass und rot

Thematik: körperlich zu schwach, um seinen Willen durchzusetzen

Hepar sulfuris C12 - C30
- erstickender Husten
- Verschlechterung beim Hinlegen
- wirft den Kopf zurück
- zündelt gern, **spielt mit dem Feuer**

Wenn keine besonders auffallenden Wetterbedingungen herrschen:

Antimonium tartaricum C6
- viel Schleim mit wenig Auswurf
- Übellaunigkeit
- Durstlosigkeit
- belegte Zunge
- Beben der Nasenflügel
- Es ist unbedingt eine Atemheilgymnastik erforderlich (eine Sitzung täglich über 3-5 Tage).

Thematik: Träumt, dass er unter Wasser atmet, hat nicht zur Kenntnis genommen, dass er geboren worden ist!

Bryonia C6 - C12
- **schmerzhafter** Husten
- extremer Durst
- **Verstopfung**
- Unbeweglichkeit

Thematik: will das Haus nicht verlassen

Coccus cacti C6 - C12
- salvenartiger Husten
- hustet zähen Schleim ab (Keuchhusten)
- kann nicht gegen den Wind gehen

Thematik: sich gegen die allgemeine Entwicklung stellen, den „Fremdkörper" austreiben (z. B den schlecht ertragenen Stiefvater)

Conium maculatum C12
- trockener, fast ununterbrochener Husten
- Husten, schlechter abends, **nachts, im Liegen, bei Feuchtigkeit**
- autoritär, gewissenhaft (Phosphorus), fühlt sich zu **Esoterik** hingezogen

Thematik: Zugang zur Kenntnis, zur Gnosis

Drosera C12
- heiserer, salvenartiger Husten
- Husten in der zweiten Nachthälfte
- Erbrechen von Schleim

Thematik: Die Menschen sind böse.

Pulsatilla C12
- trockener Husten nachts, lockerer Husten untertags
- gelb-grünlicher Auswurf, der leicht abgehustet werden kann
- besser an der frischen Luft

Thematik: hängt zu stark an der Mutter

Sepia C12 - C30
- hervorragendes Mittel bei **spasmodischer Tracheitis**
- trockener, ermüdender Husten
- schmutziger, profuser Auswurf
- Geschmack nach faulen Eiern
- überempfindlich gegenüber Gerüchen
- **immer eisig kalte** Extremitäten, schläft mit Socken
- **Verstopfung**

Thematik: Aschenputtel, das auf den Prinzen wartet

Rumex C6 - C12
- Starkes Kitzeln in der Luftröhre ruft einen **trockenen** Husten hervor.
- Verschlechterung nachts und in **kalter Luft** (trägt einen Schal über Mund und Nase)

Senega C6
- niest am Ende des Hustens
- Atemwege mit viel Schleim belastet (Antimonium tartaricum)

Sanguinaria C12
- rezidivierender, anhaltender Husten nach Keuchhusten (Carbo vegetabilis – Pertussinum)
- Husten bei Rechtsherzinsuffizienz und Hochdruck im Lungenkreislauf (z. B. bei angeborener Herzfehlbildung)
Thematik: Die Bewegung des Lebens wendet sich gegen den Patienten.

Lycopodium C6 - C30
- chronischer, trockener Husten bei einem abgemagerten Jugendlichen
- Übellaunigkeit, dickköpfig, diktatorisch
- mangelndes Selbstvertrauen
Thematik: an die Macht gelangen

Ignatia C12 - C30
- Husten nach Kummer (Scheidung, Trennung)
- **seufzen**
- lachen wechselt mit weinen
Thematik: Liebesleid → Suche nach der Liebe in allen drei Dimensionen

Stannum C12
- trockener, heftiger Husten abends bis Mitternacht
- grüner, süßlicher Auswurf
- sammelt Geld auf dem Sparbuch
Thematik: Reserven anlegen für die **Durchquerung der Wüste**

REPERTORISIERUNG
Ausgewählte Rubriken

Zur Vertiefung des Falls bei widerspenstigem Husten

Husten (Kent)

Uhrzeit
nur nachts: *Ambr., Caust.* (Kent)
von Sonnenaufgang bis Sonnenuntergang: *Aur.* (Kent)
abends beim Einschlafen: *Con., Hep.,* Ign., **Lyc.** (Kent)

Folgen von Ruhelosigkeit: *Cist.* (Kent)

Luft
Besserung durch kalte Luft: Calc-s., *Coc-c.,* Kali-s. (Kent)
beim Gehen in kalter Luft: *Ars.,* Cist., Ip., *Kali-n.,* **Phos.**, **Rumx.**, *Seneg.,* Spig., *Sul-ac.,* Verat. (Kent)

Bellender Husten
wie ein Hund: Bell., Lyss. (Kent)

Folgen von Wut: Ant-t., Arg-m., Arn., Cham., Coloc., Ign., Staph. + 10 Mittel (Kent)

Im Bett
beim Wechseln der Position: Ars., Con., **Kreos.** (Kent)

Nach Jahreszeiten
im Frühjahr: Ambr., *Cina, Gels.,* Kreos., Lac-ac., Verat. (Kent)
im Herbst: Caps., Cina, Jod., Kreos., Lac-ac., Verat. (Kent)
im Winter: Acon., Cham., *Coc-c.,* Dulc., Eupi., *Kreos., Nit-ac.,* Plan., *Psor., Rumx., Stann.,* Staph. (Kent)

Ernährung
Husten verschlechtert durch:

Trinken
Ars., *Bry., Chin., Cimx.,* **Dros.**, *Hep., Lach., Manc.,* Phos., **Psor**. + 33 Mittel (Kent)
-    Besserung: Brom., Bry., *Caust., Coc-c.,* Euphr., Iod., Kali-c., *Op.,* **Spong.**

Essen
Anac., Ant-t., Ars., Bry., Calc., Carb-v., Coc-c., Cupr., Cur., Ferr., Hep., Ip., **Kali-bi.**, Mez., **Nux-v.**, *Rumx., Sep., Thuj.* + 53 Mittel (Kent)
- bis zum Erbrechen: *Mez.*
- Besserung: Euphr., Spong. + 10 Mittel

Fasten
Kali-c., Mag-m. (Kent)

Speisen
alkoholische Getränke (*spirits, drinking*): *Spong.* + 8 Mittel (Kent)
Bier: Mez., Nux-v., Rhus-t., Spong. (Kent)
Eiscreme, die zuerst bessert und dann verschlechtert: Ars-h. (Kent)
Essig: Alum., Ant-c., Sep., Sulf. (Kent)
- Besserung: Sulf.
fettes Essen (*fat food*): Mag-m. (Kent)
Fisch: Lach.
Fleisch: *Staph.* (Kent)
gesalzene Nahrung (*salted food*): Alum., *Con.*, Lach. (Kent)
Kaffee: Caps., Caust., Cham., Cocc., Ign., Nux-v., Sul-ac. (Kent)
- Geruch: Sul-ac.
Süßigkeiten (*sweetmeat*): Med., Spong., Zinc. (Kent)
Kartoffeln: Alum. (Kent)
Milch: Ambr., Ant-c., Ant-t., Brom., Kali-c., Spong., Sul-ac., Zinc. (Kent) (Aeth.)
Obst: Arg-m., Mag-m. (Kent)
Pfeffer: Alum., Cina (Kent)
Säuren: *Con.* + 9 Mittel (Kent)
Tee: Ferr., Spong. (Kent)
- heiß: Spong.
Wein: Acon., Ant-c., Arn., Bor., Ferr., Ign., Lach., Led., *Stann.*, Stram., **Zinc.** (Kent)
Zucker: Zinc. (Kent)
- Besserung: Sulf.

Unregelmäßige Atmung
Rumx. (Kent)
Beim nach vorne Neigen des Kopfes
Caust., Dig. (Kent)
Beim Zähneputzen
Coc-c., Staph. (Kent)

Wie durch Kohledämpfe
Arn., *Puls.* (Kent)
Durch Kellerluft
Ant-t., Nux-m., *Sep.*, Stram. (Kent)
Kummer, Enttäuschung
Ign., Ph-ac. (Kent)
Schreck
Acon., Bell., Ign., Rhus-t., Samb., Stram. (Kent)
Kummer
Arn., Asara., *Cham.*, Ph-ac., Phos. (Kent) (Dros., Ign.)

Kinderkrankheiten
nach Masern: *Arn., Calc., Carb-v.,* **Dros.**, *Eup-per., Hyos., Kali-c., Nat-c.,* **Puls.**, *Sulf.* + 18 Mittel (Kent)
nach Scharlach: Ant-c., Con., Hyos. (Kent)
nach Windpocken: Ant-c. (Kent)

Hustenrhythmus
mit der Regelmäßigkeit eines Uhrwerks: Nicc. (Kent)
Husten wie Gewehrsalven: Cor-r. (Kent)
Hustenanfall:
- dreimal Husten: *Carb-v., Cupr.*, Phos., Stann. (Kent)
- zweimal Husten: Agar., Cocc., Grat., Laur., Merc., Phos., Plb., Puls., Sulph., Sul-ac., Thuj.

Nach Geschlechtsverkehr: Tarent. (Kent)

Kälte
beim Kaltwerden der Füße: *Bar-c., Buf.*, Sil., Sulf. (Kent)
Wenn man von der Wärme in die Kälte kommt: Acon., *Carb-v.*, Nat-c., *Nux-v., Phos.,* **Rumx.**, *Sang.*, Sep. (Kent)
kalter Wind auf der Brust: Phos., Rumx. (Kent)

In Gesellschaft
Ambr., Bar-c. (Kent)

Verschlechterung durch Trost
Ars. (Kent)

Unaufhörlicher Husten
Alum., Caust., Chin., Lyc., Rumx., Spong. + 80 Mittel
- nachts, im Liegen: **Sep.**, Zinc.

- schlechter im Liegen, besser beim Aufsetzen: **Hyos.**, *Laur.*, **Puls.**, Rhus-t., Sang., **Sep.** (Kent)
- besser nach Erbrechen: *Mez.*

Husten wird verschlechtert durch Husten

Bell., Cist., Cocc., *Hep.*, **Ign.**, Raph., Squil., Teucr. (Kent)

Kriechendes Gefühl

- Apis, Kreos., Mag-m., **Sang.** (Kent)
- in der Luftröhre: 7 Mittel
- in den Bronchien: Eupi., Kreos.

Klang und Art des Hustens

bellend: **Acon.**, **Bell.**, **Dros.**, **Hep.**, **Spong.**, **Stram.** + 28 Mittel (Kent)

krächzend: Spong. + 5 Mittel (Kent)

- untertags: Nit-ac.
- kruppartig: Acon., Hep., Jod., Kali-bi., Lach., Phos., Samb., Spong., Stram. + 31 Mittel (Kent)

tief: **Dros.**, **Stann.**, **Verat.** + 40 Mittel (Kent)

nicht tief genug, um den Schleim zu lockern: Ars., Bell., **Caust.**, Dros., Lach., Med., *Mez.*, Rumx. (Kent)

tief tönend: Aloe, *Kali-bi.*, Mang., **Stram.**, Verb. (Kent)

zum verrückt werden: Ant-t. (Kent)

beängstigend: **Caust.**, **Nux-v.** + 14 Mittel (Kent)

trocken (*dry*): (Kent)

- und chronisch bei einem schmachtenden Jungen: Lyc.
- und chronisch bei einem skrofulösen Kind: Bar-m.

fast andauernd: **Alum.**, *Arn.*, Euph., *Ign.*

erschöpfender Husten: **Ars.**, **Bell.**, **Caust.**, **Sep.**, **Stann.** + 70 Mittel (Kent)

- nachts, stört den Schlaf: Puls.

explosionsartiger Husten: *Caps.*, Rumx., Sil., Stry.

hat Angst zu husten und scheint es möglichst lange vermeiden zu wollen (Bronchialkatarrh bei Kindern): Phos.

Husten besser durch den Abgang von Flatulenzen: **Sang.** (Kent)

energischer Husten: Acon., Alum., Bry., Con., Hep., Lyc., *Phos.*, Ruta. (Kent)

irritierender Husten: Cina (Kent)

Husten, der das Kind ängstigt: Kali-br. (Kent)

hackender Husten: (Kent)

kratzender Husten: Eugenia jambosa

beschwerlicher Husten: **Bell.**, **Kali-c.**, **Stann.** + 36 Mittel (Kent)

zischender Husten: *Ant-t.*, *Caust.* (Kent)

heiserer Husten: **Acon., All-c., Bell., Brom., Carb-v., Caust., Dros., Hep., Kali-bi., Stann.** + 53 Mittel (Kent)

hohler Husten: **Bell., Caust., Spong., Verat.** + 42 Mittel (Kent)

unkontrollierbar und heftig: Alum. (Kent)

lockerer Husten: **Ars., Puls.** + ca. 100 Mittel (Kent)

- untertags locker, nachts trocken: *Calc.,* Euphr., Lyc., Puls.

metallischer Husten: Eupi., Iod., *Kali-bi.,* Lac-c., Rumx., Sang., Spong. (Kent)

nervöser Husten: Caps. + 16 Mittel (Kent)

- beim Liegen: **Hyos.**
- die ganze Nacht: *Hep.*
- wenn jemand das Zimmer betritt: Phos.

schmerzhafter Husten: **All-c., Bry.** + 24 Mittel (Kent)

paroxysmaler Husten: Kent → Keuchhusten (*whooping cough*): Kent

anhaltender Husten: **Bell., Cupr.** + 17 Mittel (Kent)

ratternder Husten (*rattling*): Kent

scheint ein Echo im Magen zu erzeugen: Cupr. (Kent)

hell klingender Husten: **Dros.** + 10 Mittel (Kent)

wundmachender Husten: **Stann.** + 30 Mittel (Kent)

Husten, der einen schneidenden Schmerz erzeugt (*sharp*): Arn., Calc-s., Staph. (Kent)

kurzer Husten: Kent

schriller Husten: Ant-t., Sol-t-ae., Stram. (Kent)

keuchender Husten: Kreos., Prun., *Spong.* (Kent)

- und trocken wie das Geräusch einer Säge in einem Fichtenbrett: *Spong.*
- dumpfer, erstickter Husten: Meli. (Kent)

krampfartiger Husten: Kent

- bei älteren Menschen: Ambr., Ip.
- nach Keuchhusten (*whooping cough*): **Sang.**
- nach dem Essen: Carb-v., Cocc., **Ferr.**, Hyos.
- typisch bei Frauen: Aur., *Cocc., Hyos., Ign.*

rasselnd: Cact. (Kent)

erschöpfend (*straining*): Chel., Cupr. + 14 Mittel (Kent)

plötzlich: **Squil.** + 13 Mittel (Kent)

erstickend: Kent

- Das Kind wird steif, sein Gesicht blau: *Cupr.,* **Ip.**
- im Schlaf: Aral., Carb-an., **Lach.**
- beim Schlucken: **Brom.**

aus Mitgefühl: Card-m., Dros., **Lach., Naja** (Kent)

„zerreißender" Husten: All-c., *Bell.,* Bor., Calc., Med., Phos., Senec. (Kent)

- während der Menses: Senec.

Kitzelgefühl: Kent
zurückgehaltener, gezügelter Husten (*tight*): **Phos.** + 17 Mittel (Kent)
mit Kribbelgefühl in der Brust (*tingling*): Sep., Squil. (Kent)
- in der Luftröhre: Stann.
kitzelnder Husten: Acet-ac., Asaf., Coloc., Dros. (Kent)
tonloser Husten: Cald., Cina, Card-b., Dros. (Kent)
quälender Husten: Ars., Bell., Caust., Dros., Ip. + 60 Mittel (Kent)
mit Trompetenton: Verb. (Kent)
heftiger Husten: Kent
- abends nach dem Hinlegen: *Kali-c.*, *Mez.*, **Sep.** (Kent)
- ununterbrochen bis zum Erbrechen: Mez.

Husten beim, Zahnen

Calc., Calc-p., *Cham.*, Cina, Hyos., Kreos., Podo., Rhus-t. (Kent)

Husten bei Alkoholikern

Ars., *Coc-c.*, Lach., *Stram.* (Kent)

Husten verbessert durch Aufstoßen

Sang. (Kent)
- durch Abgang von Blähungen: **Sang.**

Ausschlag (Kent)

Husten wechselt mit Ausschlag ab: Ars., *Crot-t.*, Mez., *Psor.*, *Sulph.*
Husten verbessert durch Unterdrückung von Ausschlägen: *Dulc.*

Körperliche Anstrengung (Kent)

Husten durch heftige körperliche Anstrengung: *Brom.*, Carb-v., *Ferr.*, Ox-ac.,
Puls., Verat.

Husten mit Fieber (Kent)

Nach Wetterbedingungen

Husten verschlechtert sich durch Nebel: Sep. (Kent)
bei Kindern bei Schneefall: Sep. (Kent)
wenn der Wind vom Meer her weht: Cupr., Mag-m. (Kent)
Verschlechterung durch Sonne: *Ant-t.*, Coca (Kent)
Gewitter und Donner (*storm*): Phos., Sil. (Kent)
durch Windeinwirkung: **Hep.** + weitere Mittel je nach Windrichtung (Kent)
Wetterwechsel: *Dulc.* + 9 Mittel (Kent)
- feuchtes Wetter: *Dulc.*, *Mang.* + 12 Mittel

- warm und feucht: Iod.
- sehr heiß: Lach.
- durch Feuchtwerden: Ant-c., Calc., *Calc-s.*, Dulc., Lach., Nit-ac., Psor., Rhus-t., Sep., Sulph.

Folgen einer unterdrückten Gonorrhö
Benz-ac., *Med.*, Sel., *Thuj.* (Kent)

Vor einem Gichtanfall
Led. (Kent)

Nach dem Auftreten von Hämorrhoiden
Berb., Euphr., Sulf. (Kent)

Muss die Brust mit den Händen halten
Arn., **Bry.**, **Dros.** + 9 Mittel (Kent)

Mit Sodbrennen (*heartburn*)
Carb-s. (Kent)

Mit Herzbeschwerden
Lach., *Laur.*, **Naja**, *Tab.* (Kent) (Sanguinaria -> Hochdruck im Lungenkreislauf)

Kann nicht husten
Ant-t., *Dros.*, Nat-s., Ox-ac., Sulf. (Kent)

Der Husten wird besser durch Hinknien mit dem Gesicht im Kopfkissen
Eup-per. (Kent)

Nach einer schwierigen Entbindung oder einer Abtreibung mit Schmerzen im Rücken und Schwitzen
Kali-c. (Kent)

Husten und Menses (Kent)
Husten verschlechtert sich durch Musik
Ambr., *Calc.*, Cham., Kali-c., Kreos., Ph-ac. (Kent)

Husten beim Klavierspielen
Ambr., **Calc.**, Cham., Kali-c., Kreos., Ph-ac. (Kent)

Husten verschlechtert sich durch Lärm
Arn., Ph-ac. (Kent)

Husten verschlechtert sich durch starke Gerüche
Phos., Sul-ac. (Kent)

Husten bei alten Menschen
Ambr., Ammc., Am-c., Ant-t., Bar-c., Psor., Senec. + 9 Mittel (Kent)

Husten während der Schwangerschaft
Caust., Con., Nux-m. + 8 Mittel (Kent)
- nachts: *Con.*

Husten verschlechtert sich durch Heben der Arme
Bry., Ferr., Lyc., Ol-j. (Kent)

Husten durch lautes Vorlesen
Phos. + 11 Mittel (Kent)

Husten verschlechtert sich durch Ausspülen des Mundes
Coc-c. (Kent)

Husten und Schlaf **(gestörter Schlaf, Aufwachen, usw.) (Kent)**
Husten endet mit Niesen
Agar. + 11 Mittel (Kent)

Husten wird begleitet durch Schnarchen (Kent)
Das Kind hustet, wenn es Fremde sieht.
Ambr., *Ars.,* Bar-c., Phos. (Kent)

Husten bei Studenten
Nux-v. (Kent)

Folgen von Impfung
Thuj. (Kent)

Abwechselnd Husten und Gähnen
Ant-t., *Nat-m.* (Kent)

Auswurf (Kent)

Uhrzeit, Farbe, Konsistenz
Beispiele:
ziegelrot: Bry., *Phos.*, Rhus-t. (Kent)
reichlich, nach jedem Hustenanfall: *Agar., Alum., Anan., Arg-n.,* **Coc-c.,** Kali-bi., Sulf. (Kent)
- im warmen Zimmer: *Kali-c.*
Geschmack nach Milch: Phos. (Kent)

Brust (Kent)

Atelektase: **Ant-t.,** *Hyos.* (Kent)
Katarrh (Kent)
- abwechselnd mit Durchfall: Seneg.
- bei älteren Menschen: *Ammc., Ant-t.,* **Bar-c.,** *Chin., Nat-s.,* Phel., **Seneg.,** *Tub.*
Ausdehnung: Bell., Benz-ac., Cadm., **Lach.,** Lil-t., Petr., Rhus-t., Vip. (Kent)
Emphysem: Am-c., Ant-a., Ant-t., Hep., Lach., Lob. + 24 Mittel (Kent)
Entzündung der Bronchien: + 78 Mittel (Kent)
- bei älteren Menschen: *Am-c., Camph., Carb-v., Dros.,* **Hippoz.,** *Hydr., Lyc., Nux-v.*
- bei Kindern: *Dulc.,* **Ip.,** **Kali-c.**
Beklemmung (Kent)
Schmerzen (Kent)
Schwäche (Kent)
- durch Husten: Graph., *Nit-ac., Ph-ac., Psor.,* Ruta, Sep., **Stann.**
- hindert am Husten: *Stann.*

Atmung (Kent)

erschwert:
- durch Husten: ca. 80 Mittel (Kent)
- durch Emphysem: Am-c.
- Verbesserung durch Auswurf: Ail., **Ant-t.,** *Grin.,* Guaj., Ip., Manc., Nit-ac., *Sep., Zinc.* (Kent)
- möchte Luft zugefächelt bekommen: Ant-t., Apis, **Carb-v.,** Chin., *Ferr., Med.,* Sulf.
- durch Schleim in der Luftröhre: **Ant-t., Ars.,** *Cact.,* **Hippoz.,** *Ip.* + 7 Mittel (Kent)
- durch Unterdrückung eines Ausschlags: **Apis** (Kent)
rasselndes Geräusch (*rattling*) (Kent)
heiser (*rough*): Am-c., *Ant-t.,* **Bry.,** Hep., *Kali-bi.,* Nit-ac., Plb. (Kent)
- sägendes Geräusch: **Brom., Jod., Spong.** + 6 Mittel
schnarchend (*snoring*) (Kent)

pfeifend: Bell., Gels., Ign., Mosch. + 14 Mittel (Kent)
oberflächlich: *Chin., Nux-m.,* Ph-ac., **Phos.**, Puls. (Kent)
keuchend (*wheezing*): **Ars., Carb-v., Ip., Kali-c.** + 58 Mittel (Kent)
pfeifend (*whistling*): **Chin.** + 48 Mittel (Kent)

PNEUMONIE
Lungenentzündung

Definition

Eine **typische Pneumonie** ist die Lobärpneumonie (auf einen oder mehrere Lungenlappen beschränkt). Man spricht von einer **atypischen Pneumonie** bei interstitiellen Pneumonien, die diffus das Gewebe zwischen den Lungenbläschen befallen.

Symbolische Bedeutung

Eine akute Lobärpneumonie ist eine schwere, lebensgefährliche Erkrankung. Der Kranke wurde durch einen großen Schrecken (wie bei **Aconitum**) oder durch Kummer (**Phosphorus**) destabilisiert, oder er **weigert sich, sich zu ändern** und läuft Gefahr zu sterben (wie **Bryonia**, das das Haus nicht verlassen möchte).

Eine atypische Pneumonie ist meist nicht lebensgefährlich, sie führt zu Ermüdung und Husten. Es besteht ein Konflikt zwischen den Kräften des Ego und denen des Altruismus.

Ätiologie, klinische Untersuchung und Diagnoseverfahren, allopathische Behandlung

Typische akute Lobärpneumonie
Auslöser sind Bakterien, meist **Pneumokokken**, manchmal Streptokokken oder Staphylokokken.

Der Ablauf ist hochakut mit plötzlichem Fieber bis zu 40 °C nach starkem **Schüttelfrost**. Der Kranke klagt über einen seitlichen Stich in der Brust.

Ohne Behandlung besteht dieser Zustand etwa acht Tage lang, dann kommt es zu einer Krise, die entweder zur Heilung oder zu einer Verschlechterung mit Tod durch Septikämie oder Meningitis führt.

Weitere Komplikationen sind die Bildung eines **Lungenabszesses** (vor allem durch Staphylokokken) und eine Rippenfellentzündung (Flüssigkeit in der Pleura).

Fieberverlauf: Temperaturkurve

Bei der Untersuchung des Kranken zeigen sich häufig ein schmerzhafter Husten und Nasenflügelatmung. Der Puls ist schnell, der Allgemeinzustand beeinträchtigt, die Atmung beschleunigt. Bisweilen kommt es zu blutigem Auswurf.

Bei einem Baby kann sich lediglich Fieber ohne weitere Symptome zeigen. Im Zweifel eine Röntgenaufnahme der Lunge machen lassen, denn die Auskultation gestaltet sich wegen des Weinens bei der Untersuchung schwierig.
Die Auskultation zeigt in guten Fällen einen Herd knisternder Geräusche in einem Lungensektor. Eine einfache Röntgenaufnahme der Lunge (frontal und lateral) zeigt ggf. die Opazität eines systemischen Herds.

Beim Blutbild zeigt sich eine starke Erhöhung der Leukozyten mit Linksverschiebung (25.000 Leukozyten, 90 % NG).
Grundsätzlich sollte vor Beginn der Behandlung ein Rachenabstrich mit Antibiogramm gemacht werden, um den auslösenden Keim zu ermitteln und das Ansprechen auf Antibiotika zu prüfen.

Falls die Lungenentzündung mit einer Rippenfellentzündung einhergeht, wird bisweilen im Krankenhaus eine Punktion zur bakteriologischen bzw. zytologischen Untersuchung vorgenommen.

Es kann von Interesse sein, gleichzeitig eine Röntgenaufnahme der Nebenhöhlen machen zu lassen, denn eine Lungenentzündung kann als Komplikation einer **Nebenhöhlenentzündung** auftreten.

Falls eine Lungenentzündung immer wieder an der gleichen Stelle auftritt oder sich in die Länge zieht, sollte eine Bronchoskopie durchgeführt werden, um ggf. einen **Fremdkörper** (z. B. eine verschluckte Erdnuss) aufzuspüren.

Allopathische Behandlung
Sie beruht vor allem auf der Behandlung mit dem geeigneten Antibiotikum (Pneumokokken sind häufig resistent). Die Heilung muss schnell erfolgen: Zurückgehen der Temperatur innerhalb von 24 Stunden; der radiologische Befund bildet sich jedoch erst nach drei Wochen zurück.

Atypische Pneumonie

Sie ist häufig viralen Ursprungs – Antibiotika sind dann sinnlos – oder wird von atypischen Bakterien ausgelöst, die auf Antibiotika der Familie der Makrolide ansprechen (z.B. Chlamydien oder Mykoplasmen).

Das Fieber ist weniger hoch (38,5 °C – 39 °C) und verläuft nach einem Sägezahnmuster (V wie viral), kann aber drei Wochen lang bis zur Heilung anhalten. Der Allgemeinzustand ist wenig beeinträchtigt, der Husten hält kontinuierlich an. Es kommt zu einem schleimigen, manchmal blutigen Auswurf. Die Auskultation ergibt **diffuse** Geräusche in beiden Lungenhälften.

Die Röntgenaufnahme zeigt ein diffuses Bild mit vom Lungenhilus ausgehenden Spuren, die den Bronchialbaum unterstreichen.
Im Blutbild zeigt sich eine Verringerung der Leukozyten (unter 10.000/mm^3) mit Vermehrung der Lymphozyten (70 % Lymphozyten).

Der Rachenabstrich erbringt meist ein negatives Ergebnis.

Behandlung: Keine oder ein Makrolidantibiotikum

Möglichkeiten der homöopathischen Behandlung

Akute Lobärpneumonie
Eine rein homöopathische Akutbehandlung ist in seltenen Fällen möglich. Die Voraussetzungen dafür:
- ein Patient, der nachdrücklich danach fragt
- die Möglichkeit, den Patienten am ersten Tag Stunde um Stunde genauestens zu verfolgen
- sofort mit Sicherheit das richtige Mittel zu finden

Wenn diese Voraussetzungen nicht gegeben sind, ist es vorzuziehen, die Behandlung schulmedizinisch zu beginnen und das homöopathische Mittel – meist ein **Konstitutionsmittel** – dazuzugeben.

Atypische Pneumonie
Hier verhält es sich anders, man beginnt meist von vornherein mit der homöopathischen Behandlung, denn in der alltäglichen Praxis erweist sich die Allopathie bei viralen Erkrankungen als wenig erfolgreich.

Die großen homöopathischen Mittel

Aconitum C6 - C12, 1 M
- Fieber mit plötzlichem Anstieg gegen 11-12 Uhr oder 23-24 Uhr
- Der Kranke sagt die Uhrzeit seines Todes voraus: „Morgen um 9 Uhr bin ich tot."
- trockene Hitze, kein Schweiß
- Ruhelosigkeit

Thematik: Die Sphinx hat uns eine Frage gestellt, es muss schnell eine Antwort darauf gefunden werden, sonst droht der Tod.

Bryonia C6 - C12
- Fieber beginnt gegen 21 Uhr
- Der Kranke liegt **bewegungslos** auf der schmerzhaften Seite.
- Häufig geht die Pneumonie mit einer Rippenfellentzündung einher.
- großer Durst
- Verstopfung

Thematik: möchte das Haus nicht verlassen, Angst vor Armut

Chelidonium C6 - C12 - C30
- schwierige Atmung, besser **im Liegen**
- Schmerzen in der rechten Schulter unter dem Winkel des Schulterblatts
- starkes Beben der Nasenflügel
- Gefühl von Staub in den Atemwegen
- Verlangen nach heißen Getränken

Thematik: fühlt sich für den Tod anderer verantwortlich

Phosphorus C12 - C30
- brennende Schmerzen
- **kälteempfindlich**
- Durst auf kaltes Wasser und **Hunger trotz Fieber**
- blutiger Auswurf

Thematik: „steht neben sich", „desinkarniert"; verweigert eine Welt, die zu hart ist für diese sensible Seele

Sulfur C12
- **Brennen** in der Brust
- ist locker
- **warm**, durstig
- drohender Lungenabszess (Staphylokokken)

Thematik: Weigerung, die Erfahrung anderer zur Kenntnis zu nehmen, trägt die Wahrheit in sich

Ferrum phosphoricum C12
- virale atypische Pneumonie
- anhaltend leicht erhöhte Temperatur
- blutiger Auswurf, **Nasenbluten**
- trockener, schmerzhafter und heiserer Husten, besser nachts
- blass und anämisch
- empfindlich gegenüber kaltem, trockenem Wind

Thematik: mangel an Kraft und Willen, um sich wirklich zu inkarnieren

Camphora C12 - C30
- Gefühl eisiger Kälte, will aber nicht zugedeckt sein
- autoritär
- isoliert, allein auf der Welt

Thematik: Will nichts von sich selbst geben, um die Gesellschaft am Laufen zu halten.

REPERTORISIERUNG

Ausgewählte Rubriken

Entzündung der Lunge: 90 Mittel (Kent)
dreiwertig: **Acon., Ant-t., Ars., Bry., Carb-v., Chel., Ferr-p., Hep., Lob., Lyc., Phos., Puls., Rhus-t., Seneg., Sep., Sulf., Verat-v.**

Je nach Lokalisierung (Kent)
rechts: *Bell.,* **Bry.,** *Brom., Carb-an., Chel.,* Elaps, *Kali-c.,* Kali-i., *Lyc., Merc.,* Phos., *Sang.,* Squil., Stram.
- unterer Lappen: *Kali-c., Merc., Phos.*
- oberer Lappen: **Calc.,** *Chel.*

links: *Acon., Calc., Lach., Nat-s., Ox-ac.,* Phos., *Sang.,* Sulf.
- unterer Lappen: *Chel., Nat-s.,* Sulf.
- oberer Lappen: *Acon.*

Bei älteren Menschen: *Bry., Dig., Ferr., Hyos., Nat-s., Nit-ac., Nux-v., Op., Seneg.*
Bei Kindern: *Acon., Ant-t., Bry., Ferr-p.,* **lp.,** *Kali-c., Lob., Lyc., Merc., Nux-v., Op., Phos.*
Nach Masern: *Kali-c.*
Bei Alkoholikern: *Hyos., Kali-br., Nux-v., Op.*
Nach einer Hämorrhagie: *Chin., Ph-ac.*
Muss sich auf den Rücken legen: Acon., *Cact.,* Sulf.
- Verschlechterung auf der rechten Seite: *Kali-c.*

Pleuropneumonie: Ant-t., *Asaf.,* **Bry.,** *Calc., Camph., Caps., Chin., Dulc., Ferr., Hep., Iod., Kali-i., Lach.,* **Phos.,** *Rhus-t., Seneg., Sulf.*

Rippenfellentzündung: ca. 50 Mittel (Kent)
dreiwertig: **Acon., Bry., Carb-an., Seneg., Sulf.**
rechts: Bor., *Bry.*
links: *Kali-i.*
Bei älteren Menschen: *Nit-ac.*
Bei tuberkulinischen Patienten: *Arg-n., Calc., Seneg.* (Dros., Tub.)

Hepatisierung der Lunge: 20 Mittel (Kent)
dreiwertig: **Phos., Sulf.**
rechts: *Kali-c.,* **Kali-i.,** Phos.
- der oberen Lungenhälfte: *Chel.*
links: *Lach., Lyc., Myrt-c.,* Phos., *Sulf.*
Verschlechterung beim Liegen auf der linken Seite: **Phos.**
Verschlechterung beim Liegen auf dem Rücken: *Phos.*

Weitere Rubriken
Schmerzen der Lunge (*lungs*): *Lyc.,* **Phos.,** Rumx., *Sulf., Tub.* (Kent)
Auswurf mit hellrotem Blut: *Acon., Bell., Dulc., Hyos., Sabin.* + 33 Mittel (Kent)
Lungenabszess: Calc., Hep., Phos., Sil. + 17 Mittel (Kent)
Atelektase: Ant-t., *Hyos.* (Kent)
Empyem: Ars., Calc-s., Kali-s., Merc., Sil., Sulf. + 18 Mittel (Kent)
Lungengangrän: Ars., Kreos. + 13 Mittel (Kent)
Nasenflügelatmung bei Lungenentzündung: *Am-c., Ant-t., Kreos.,* **Lyc.,** *Phos., Sulf.* (Kent)

Sonderfall der Tuberkulose (Lungenschwindsucht): 89 Mittel (Kent)
beginnend: **Calc., Calc-p., Hep., Kali-c., Kali-p., Lyc., Med., Phos., Psor., Puls., Senec., Sil., Stann.** + 17 Mittel (Kent)
im letzten Stadium: **Calc., Carb-v., Lach., Lyc., Puls., Sang., Tarent.** + 13 Mittel (Kent)
Verschlimmerung in allen Stadien einer akuten Episode: *Kali-n.*
akute Episode nach Unterdrückung der Menstruation: **Senec.**
bei stillenden Müttern: *Kali-c.*
Tuberkulose der Steinmetze: Sil.

BRONCHIOLITIS

Definition, kausale Zusammenhänge, klinische Symptome

Es handelt sich um die Entzündung der Lungenbläschen, die sich zusammenziehen und von Schleim blockiert werden. So kommt es zu einer akuten Atemnotkrise, häufig mit Fieber. Das Kind atmet pfeifend, und es kommt zu respiratorischen Einziehungen durch den Einsatz der Atemhilfsmuskulatur: intensive Kontraktionen der Zwischenrippenmuskulatur, des Halses, des Abdomens, Nasenflügelatmung. Insgesamt ähnelt der Zustand bei einem Säugling dem eines fiebrigen Asthmaanfalls.

Treten solche Episoden häufig auf (mehr als dreimal in einem Winter), besteht die Gefahr, dass das Kind in der Folge Asthma entwickelt.
Der unmittelbare Auslöser der Erkrankung ist meist ein Virus, häufig RSV (Respiratory Syncytial Virus). Bei der Röntgenaufnahme zeigt sich eine besonders klare, überblähte Lunge mit Betonung der Bronchienzweige, die voller Schleim sind.

Der Verlauf ist subakut über einen Zeitraum von zwei bis drei Tagen. Bisweilen tritt ein hochakuter Zustand ein: **Das Kind leidet unter Sauerstoffmangel**, und es ist eine Krankenhauseinweisung erforderlich. Die Blutuntersuchung ergibt in diesem Fall ein virales Bild: wenige Leukozyten (< 10.000/ml) mit einer großen Mehrheit an lymphozytären (90 %). Die Blutgasuntersuchung zeigt einen Abfall des Blutsauerstoffs (PaO^2) und einen Anstieg des Kohlendioxids (PCO^2), der bei einem Wert über 60 mm Hg gefährlich wird.

Symbolische Bedeutung

Das Kind scheint an seinem Schleim förmlich zu ersticken, fast so, als ob es angefangen hätte, schon vor der Geburt im Fruchtwasser zu atmen. Es ist wie eine Verweigerung des Lebens außerhalb der Gebärmutter.
Während des Lebens in der Gebärmutter wurde das Kind **passiv** mit Nahrung und mit Sauerstoff versorgt. Die erste Dimension der Liebe, das Ego: Alles kommt zu einem. Mit der Geburt tritt man in eine neue Dimension ein, in der man geben muss, um empfangen zu können, die alte Luft und den Schleim aus den Lungen husten muss, um frische, sauerstoffreiche Luft aufnehmen zu können. Diese Krankheit drückt den Kampf zwischen den Kräften des Ego und denen des Altruismus aus.

Das ist einer der Gründe, warum Bronchiolitiden in unserer allzu egoistischen Gesellschaft immer häufiger vorkommen.

Die frühzeitige Unterbringung in Krippen und Kindertagesstätten fördert die Übertragung von Viren der Atemwege. Die Konstitution des Kindes kann belastet sein durch eine **Tabakabhängigkeit** eines Familienmitglieds, die Luftverschmutzung in den Städten, die vielen Impfungen (vor allem die Impfung gegen Keuchhusten, Tuberkulose, MMR, Hepatitis B) und die Geburtsumstände (künstlich eingeleitete Geburt, Periduralanästhesie, Zangengeburt, Kaiserschnitt – alles Umstände, die eine Tendenz zum **gastroösophagealen Reflux** fördern, d. h. zum Aufsteigen von Magensäure bis in die Luftwege und dadurch verursachtes Brennen).

Übliche allopathische Behandlung

➢ Antibiotika sind meist wenig hilfreich, da es sich um eine virale Erkrankung handelt.

➢ Kortikoide lindern in schweren Fällen und können helfen, eine hochakute Episode zu überwinden.

➢ Beta-2-Mimetika in Sprayform, wie Ventolin® (Salbutamol), zur Bronchodilatation sind oft hilfreich gegen den Spasmus, wenn man sie aber zu oft verabreicht, können sie zu einer ungesunden Abhängigkeit führen.

➢ **Physiotherapie** (z. B. mit Clapping und Thoraxdrainage) ist **sehr hilfreich** und genügt bisweilen, um den schwierigsten Punkt zu überwinden.

In hochakuten Fällen ist eine Krankenhauseinweisung erforderlich (zyanotisches Kind, das nicht mehr lächelt und sich beim Ringen nach Atem erschöpft). Dort erfolgt eine Behandlung mit Sauerstofftherapie, Kortison-Aerosolen und Bronchodilatatoren.
In extremen Fällen können eine Intubation und künstliche Beatmung erforderlich sein.

Homöopathische Behandlung

In zahlreichen Fällen können Homöopathie und Heilgymnastik Verschlimmerungen und Krankenhauseinweisungen verhindern.

Carbo vegetabilis C30

Mit einer Gabe gleich zu Beginn lässt sich die „Schwelle leichter überwinden", also eine zu hohe Kohlendioxidanreicherung verhindern. Und die Nebenwirkungen der Keuchhustenimpfung lassen sich damit antidotieren (Symbolik des Keuchhustens: Im Zentrum der Aufmerksamkeit stehen).

Tuberculinum aviaire C12
Eine Einzelgabe am 2. Tag verabreichen. Es handelt sich um ein Tuberculinum vom Huhn, das sich als sehr wirksam im Akutfall erwiesen hat. Eine Bronchiolitis entsteht häufig nach einer BCG-Impfung (Symbolik der Tuberkulose: Die Welt ist böse, es ist besser, sich zu deinkarnieren).

Sulfur C12
Eine Einzelgabe am dritten Tag beendet den Fall, beruhigt die Kräfte des Ego und geleitet das Baby auf den Weg des Altruismus.

Antimonium tartaricum C6
Ein souveränes Mittel zur Befreiung der Bronchien: 3 Globuli bei Bedarf alle 10 Minuten
- mürrisches Kind
- **Durstlosigkeit**
- **belegte Zunge**

Phosphorus C12
Dieses Mittel ersetzt Antimonium, wenn das Kind **sehr durstig ist** und **einen guten Appetit behält**.
- Husten bewirkt häufig Petechien (kleine rote Flecke) im Gesicht.
- sympathisches, lächelndes Kind
Thematik: „Die Welt ist zu hart, ich will mich lieber nicht ganz inkarnieren."

Ipecacuanha C6 oder C12
- **saubere Zunge**
- **Durstlosigkeit**
- Erbrechen
Thematik: „Ich weiß nicht, was ich will."

Vorsorgebehandlung zur Vermeidung eines Rückfalls und eines Übergangs zum Asthma
Auswahl nach der wahrscheinlichsten Kausalität:

Künstlich eingeleitete Geburt, Periduralanästhesie, Zangengeburt
Bei einem vermuteten gastroösophagealen Reflux ist **Asa foetida C12** zu geben. Das Kind wirft Magenflüssigkeit aus, so wie es das Fruchtwasser im Mutterleib ausgestoßen hat. Tatsächlich verweigert es das Leben außerhalb des Mutterleibs, das man ihm aufgezwungen hat.

Ergänzende Mittel sind **Pulsatilla, Mercurius und China** (zur Fortsetzung, falls erforderlich).

Tabakkonsum der Mutter oder der Familienmitglieder (am Montagmorgen Bronchiolitis nach einem verrauchten Familientreffen am Sonntag), Luftverschmutzung

Verordnen Sie eine Einzelgabe **Carbo vegetabilis C30** für die ganze Familie und regen Sie die Eltern dazu an, nach und nach mit dem Rauchen aufzuhören oder draußen zu rauchen. Geben Sie zehn Tage später einmal **Lobelia inflata C12** und nach weiteren zehn Tagen einmal **Sulfur C12.**

Traumatische Geburt

Neonatale Hypoxie (schlechter Apgar-Wert: Alle Werte unter 10) → eine Gabe **Carbo vegetabilis C30** verabreichen, 48 Stunden danach eine Gabe **Hypericum C12**, das Mittel für Nervenverletzungen.
Dann folgen:
Natrium sulfuricum C12, falls es zu einem Hirnödem gekommen ist (zu viel Wasser) → Stimmungsstörungen oder
Opium C12 bei Verstopfung, Nabelbruch, Schläfrigkeit, extremer Frühgeburt, großer Angst
Thematik: „Das Paradies existiert nicht."

Unterdrückter Ausschlag

Ein typischer Verlauf:
Mit etwa zwei oder drei Monaten entwickelt das Kind ein umfangreiches Ekzem, das mit einer Kortisonsalbe behandelt wird, was die Erkrankung „nach innen drückt".
Das erste Mittel bei Unterdrückung ist **Pulsatilla C12 oder C30.**
Die eigentliche Unterdrückung, die das Leiden hervorruft, ist der Entzug der Gebärmutter, in der es so angenehm war.
Psorinum C30 kann Pulsatilla eventuell unterstützen, denn es ist das Konstitutionsmittel der Angst vor dem Verlassenwerden.

Mehrfachimpfungen

Man sollte sich beim Impfen auf DTP beschränken. Die Tuberkulose-Impfung (BCG) wurde abgeschafft.
Thuja C12 ist das Hauptmittel bei Folgen von Impfung. Bei einer Bronchiolitis nach folgenden Impfungen kommen jedoch weitere Mittel infrage:
• Keuchhustenimpfung: **Carbo vegetabilis C30** und acht Tage später eine Gabe des **potenzierten Keuchhustenimpfstoffs in C30**

- Tuberkuloseimpfung: **Tuberculinum aviaire C12**
- Masernimpfung: eine Gabe **Rouvax C30** gefolgt von einer Gabe **Carbo vegetabilis C30**, dann **Pulsatilla C6** oder **Bromum C6** (rauer Husten)
- Wenn eine Hepatitis-Impfung der Auslöser ist, den dynamisierten Impfstoff in C30 verabreichen, acht Tage später gefolgt von einer Gabe **Phosphorus C12**

Folgen von Kummer
(z. B. Trauerfall während der Schwangerschaft)

Ignatia C12
Einen Monat lang eine Gabe alle acht Tage
Dazu eine Gabe **Muriaticum acidum C12** verabreichen, wenn die Mutter des Kindes während der Schwangerschaft ihre eigene Mutter verloren hat.
Falls es sich bei dem Todesfall um den Vater handelt ergänzt man mit einer Gabe **Urtica urens C12**
Falls der Vater die Familie während der Schwangerschaft verlassen hat: **Copaiva C12**, eine Einzelgabe
Wenn die Mutter schon ein Kind verloren hat, gibt man dem Kind und der Mutter eine Gabe **Hura brasiliensis C12**.

Frühzeitiger Eintritt in das Leben in Gemeinschaft
Wenn möglich, sollte man es wenigstens im ersten Jahr vermeiden, das Kind in die Krippe zu geben, andernfalls stehen zur Verfügung:
Capsicum C12, wenn das Kind übermäßigen Appetit entwickelt
Phosphoricum acidum C12, wenn es abmagert
Veratrum album C12, wenn es andauernd erbricht

Zahnen
Manche Kinder bekommen bei jedem Zahnungsschub eine Bronchiolitis. Erleichterung kann man schaffen, indem man das Zahnfleisch mit dem Stiel eines Löffels massiert – sowie mit folgenden Mitteln:

Chamomilla C6, wenn eine Wange rot und die andere blass ist und Wutausbrüche vorwiegen. Das Kind will immer im Arm gehalten werden.
Thematik: Wut

Kreosotum C6 wirkt souverän, wenn zudem eine Windeldermatitis vorliegt.
Thematik: Angst vergewaltigt zu werden

Calcium bromatum C12, wenn Schlaflosigkeit vorwiegt
Thematik: Fühlt sich nicht einmal zu Hause sicher

Drosera C12 bei heiserem Husten während des Zahnens
Thematik: Die Menschen sind böse.

ASTHMA

Definition

Erkrankung, die durch eine **exspiratorische Dyspnoe** gekennzeichnet ist:
Der Kranke kann die Luft, die in der Lunge gefangen ist, nicht ausatmen. Die
Folgen im Bereich der Bronchien sind:

➢ Spasmus
➢ Kongestion
➢ Hypersekretion

Ursachen

♦ Allergie

Dies ist die wichtigste Ursache. Dieses „atopische Terrain" umfasst Ekzeme,
Urtikaria, Heuschnupfen, Asthma und Allergien des Verdauungstrakts. Im
Laufe der vergangenen Jahre haben sich die Fälle von Allergien vervielfacht.
Wer ist schuld? Die moderne Ernährung, die Umweltverschmutzung, die
Überimpfung, die das Immunsystem dereguliert?
Ein allergisches Terrain wird oft vererbt und findet sich in der Folgegeneration wieder.

Pneumoallergene sind eingeatmete Allergene, wie beispielsweise Baum- und
Graspollen (Saisonabhängigkeit), Tierhaare (Katzen → Cyclamen), Schimmelpilz (feuchte Wohnung: Natrium sulfuricum).

Allergene aus Lebensmitteln: Die wichtigsten sind Mehl, Milch, Fisch und
Eier.

♦ Weitere Ursachen

Infektionen

In der Folge bestimmter viraler Infektionen der Lunge (RSV – Respiratory
Syncytial Virus), Keuchhusten, …

Nervöse Ursachen

Häufig auftretende psychogene Ursachen: affektiver Schock, Trauerfall, Phobien, usw. „Es verschlägt mir den Atem."

Gastroösophagealer Reflux

Vor allem bei **künstlich eingeleiteter Geburt**, Periduralanästhesie, Zangengeburt, Kaiserschnitt

Tabakkonsum

Passiv oder aktiv, Luftverschmutzung in den Städten (Schwefel, Kohlendioxid)

Impfung

- Vor allem **Keuchhusten;** viele Asthmafälle beginnen mit der ersten Impfung. Dann ist eine Antidotierung mit einer Gabe **Carbo vegetabilis C30** und des dynamisierten Impfstoffs angezeigt (beispielsweise **Pentavac C30**, z. B. bei Gudjons oder Remedia, Adressen am Ende des Buchs).
- Die **Tuberkuloseimpfung (BCG)** löst das tuberkulinische Terrain aus, mit Besserung im Gebirge und am Meer **(Tuberculinum)**.
- Die **MMR-Impfung** durch Unterdrückung der Kinderkrankheiten, die der Bildung unseres Immunsystems dienen (**MMR C30**, **Carcinosinum 10 M**, z. B. bei Remedia, Adresse am Ende des Buchs).

Folgen

Asthma ist eine akute Erkrankung mit sich wiederholenden Anfällen, manchmal bis zur Chronizität. Dabei treten permanente Atemschwierigkeiten, Hyperkapnie (Erhöhung des im Blutplasma gelösten CO^2) und Hypoxie (Senkung des Sauerstoffgehalts im Blutplasma) auf. Über kurz oder lang ermüdet das Herz (Rechtsherzinsuffizienz).

Hochakute Fälle können bis zu Asphyxie mit Synkope und Herzstillstand führen. Es handelt sich also um einen absoluten Notfall. Abgesehen davon behauptete Laënnec, der Erfinder des Stethoskops im 19. Jahrhundert, Asthma sei ein Garant für ein langes Leben, also gab es vermutlich trotz allem nur wenige Todesfälle. Derzeit steigt die Todesrate, wobei sich nach einer kanadischen Studie (aus Saskatchewan) das Risiko proportional zur verwendeten Menge an Sympathomimetika verhält. So bildet sich ein Teufelskreis. Bronchodilatatoren wirken schnell und stark, haben aber zwei unerwünschte Wirkungen: Es erfolgt eine Beschleunigung des Herzrhythmus und es kommt zu einer geistigen Erregung. Wenn die Wirkung des Mittels nachlässt, folgt eine

Depression und damit Angst und eine neue Krise, also erneuter Einsatz des Bronchodilatators und eine erneute Beschleunigung der Herzfrequenz. Eines Tages ist das Herz von diesem Mechanismus überfordert.

Seit einigen Jahren fügt man in der Schulmedizin den Sympathomimetika Kortison zum Inhalieren bei, um dieses Risiko zu vermindern ... Nach mehreren Jahren Kortisoneinnahme können sich jedoch gefürchtete Nebenwirkungen einstellen (Auswirkungen auf das Nervensystem – der Kranke wird schwierig, egozentrisch. Es ist, als ob das Kortison die Menschen in die Regression treiben würde: Wachstumsstopp, Egozentrik ...).

Symbolische Bedeutung

Gebrauchsanleitung für das Leben: 1. Einatmen, 2. Ausatmen. Das erste, was nach dem Verlassen von Mamas Bauch zu tun ist, ist Atmen. Dem Gehirn stehen drei Minuten zur Verfügung, um herauszufinden, wie das geht. Die Kombination „Einatmen/Ausatmen" erinnert an die Kombination „Nehmen/Geben". **Um etwas zu bekommen, muss man auch geben**, die Lunge ganz entleeren, um sie erneut mit Luft zu füllen.

Der Asthmatiker „weigert sich" auszuatmen, die alte Luft abzugeben, um neue zu bekommen. Macht man eine Röntgenaufnahme eines Patienten während einer Krise, sieht man eine ausgeweitete, übermäßig mit Luft gefüllte, überblähte Lunge.

Nach dem Durchtrennen der Nabelschnur gelangt auf diesem Weg kein Sauerstoff mehr zum Neugeborenen. Es kommt zu einer Hypoxie, einem Sinken des Sauerstoffspiegels im Blut. Die bei Lebensvorgängen normale innere Sauerstoffverbrennung verursacht eine Anhäufung von Kohlendioxid im Blut (Hyperkapnie). Dies löst im Gehirn den Atemreflex aus. Mit einer tiefen Inspiration gelangt Luft in die Lunge – gerettet! Aber dann muss man ausatmen, und da liegt beim Asthmatiker das Drama. Die Kräfte des Ego und ein Mangel an Vertrauen führen dazu, dass einem „der Spatz in der Hand lieber ist als die Taube auf dem Dach". Man möchte die Lunge nicht entleeren, und es kommt zum Spasmus. „Und doch ist alles, was nicht gegeben wird, verloren" (indisches Sprichwort). Deshalb sind die Umstände der Geburt für die Entwicklung von Asthma so ausschlaggebend. So können sie dazu führen, dass das Kind bei der Geburt schlecht atmet, z. B. in der Folge eines Kaiserschnitts (ein Drittel bis die Hälfte aller Geburten in unserer modernen Gesellschaft) oder einer Periduralanästhesie (es gelangt immer ein wenig des Betäubungsmittels in das Blut des Babys, das dann zu viel schläft und schlecht atmet ...). Das alles bereitet dem Asthma das Terrain.

Klinische Untersuchung und Diagnoseverfahren

Die Diagnose erfolgt anhand der von Atemnot begleiteten keuchenden, pfeifenden Geräusche bei der Ausatmung.

- Beben der Nasenflügel
- Einziehungen der Drosselgrube und der Interkostalräume
- Aufgeblähter, hervorstehender und schmerzhafter Thorax
- Bauchschmerzen (aufgrund der Atemanstrengungen)
- Zyanose der Peripherie (blaue Nägel und Lippen)
- Ruhelosigkeit, Angst, kalter Schweiß, Herzklopfen (beschleunigter Puls)
- In schweren Fällen: Schläfrigkeit, Koma (selten)

Notieren Sie die **Uhrzeit**, den vermuteten unmittelbaren Auslöser (Wetter, Nahrungsmittel, affektiver Schock) und Häufigkeit der Krisen (Periodizität).

Diagnosetests

In widerspenstigen Fällen kann man einen Allergietest veranlassen – bevorzugt eine Blutanalyse, denn Hauttests sind gefährlich. Lassen Sie einen Pneumallergen- und Nahrungsmittel-spezifischen IgE-Titer machen.

Weitere Möglichkeiten: Röntgenaufnahme des Thorax (erweiterter, überblähter Thorax), der Nebenhöhlen, um eine begleitende Nebenhöhlenentzündung oder Polypen auszuschließen und eine Röntgenuntersuchung des ösophagogastrointestinalen Transits. Manchmal führt man auch eine Atemfunktionsuntersuchung durch, um die Lungenvitalkapazität zu bestimmen (nur in bestimmten, schweren Fällen).

Allopathische Behandlung

Bronchodilatatoren

Die Verwendung des Theophyllins und seiner Derivate wird zugunsten der Inhalations-Sympathomimetika (z. B. Ventolin® (Salbutamol)-Spray) reduziert, mit den weiter oben beschriebenen Nachteilen (Abhängigkeit, langfristige Gefährlichkeit wegen der Auswirkungen auf das Herz), man sollte sie sparsam und nur so lange einsetzen, bis man das richtige homöopathische Mittel gefunden hat, denn eine Krise, die man mit einem solchen Mittel bezwingt, kann erneut eintreten.

Antiallergische Entzündungshemmer

Cromoglycinsäure: begrenzte, eher präventive Wirkung

Kortison und *per os* inhalierbare oder injizierbare Derivate: wirkungsvoll, aber langfristig gefährlich, sollten außer im Extremfall besser vermieden werden.

Antireflux-Medikamente

Sie sind wirkungsvoll, müssen aber andauernd genommen werden!

Antibiotika

Antibiotika sind selten angezeigt.

Sedativa

Auf jeden Fall zu **vermeiden** → Sie sind gefährlich, denn sie können die Ateminsuffizienz verstärken.

Diuretika, Kardiotonika, extrakorporaler Kreislauf

Reanimation in extremen Fällen

Grundbehandlung

Desensibilisierung: Nicht ganz ohne Risiko eines allergischen Schocks bei jeder Injektion und nur wirkungsvoll, wenn nur eine einzige Allergie besteht, was selten der Fall ist. Aus homöopathischer Sicht besteht das Risiko, dass Symptome unterdrückt werden und die Erkrankung an eine andere Stelle des Organismus verlagert wird (*Carcinosinum*).

Thermalkuren +++

Arsenhaltige Quellen (La Bourboule): Unserer Ansicht nach die beste Wahl Schwefelquellen (Le Mont d'Or, Luchon in Deutschland St. Peter Ording, Bad Füssing)
Verringerung der Allergien um 30 % bei jeder Kur; nach drei Jahren verbleiben nur noch 10 % der Allergien …

Entfernen von Allergenen

Behandlung der Wohnung mit einem Spray gegen Hausstaubmilben (z. B. Acardust), ggf. Entfernen der Katzen usw.

Mittel für die langfristige Inhalation

Sollten auf jeden Fall vermieden werden, wegen des Risikos einer Abhängigkeit, einer progressiven Dosissteigerung, der Auswirkungen auf das Herz. Die Studie aus Saskatchewan zeigt, dass ein direkter Bezug zwischen Todesrisiko und der Menge der inhalierten Sympathomimetika besteht.

Meine treffendsten homöopathischen Mittel für alle Fälle

Santa herba®
Ein Komplexmittel in Tropfenform [in Frankreich erhältlich, Anm. d. Ü.], das unter anderem homöopathisch potenziertes Yerba santa und Adrenalin enthält. Man gibt großen Kindern meist 30 Tropfen dreimal täglich, 24 bis 48 Stunden lang.
Mit diesem Mittel wurden schon viele Krisen bewältigt (aber es behandelt natürlich nicht die Ursachen).

Ipecacuanha C6
- **plötzlich** auftretende Asthmakrisen
- profuser Stirnschweiß
- Folgen von trockenem, kaltem Wind (Aconitum)
- **saubere Zunge, aber Übelkeit**
- Nasenbluten (Ferrum phosphoricum)
Thematik: weiß nicht, was er will, kann nichts mehr genießen. Das Gute wurde fade und nichts ist mehr von Wert.

Antimonium tartaricum C6
- träumt, dass er unter Wasser atmet!
- sammelt Schleim an, der nicht abgehustet werden kann und ertrinkt darin
- bedeutende Atemnot: Nasenflügelatmung (Lyc., Phos., Spong., Sulf.)
- **stark belegte Zunge**
- **Durstlosigkeit**
- schwieriger Charakter: Lässt sich nicht untersuchen
Thematik: Wäre lieber im Mutterleib geblieben, selbst um den Preis, im Wasser atmen zu müssen, wie ein Fisch; will nicht selbst mobil werden, braucht Hilfe von außen. (Atemheilgymnastik, Bronchialdrainage)

Gezieltere, individuell gewählte Mittel
(in der Reihenfolge ihrer Bedeutung in der Praxis, von ++++ bis +)

Arsenicum album C12 ++++
- Krise zwischen 1 und 3 Uhr morgens oder nachmittags
- ruhelos, kälteempfindlich, Angst vor dem Tod +++
- besser durch nach-vorne-Beugen (Kali-c., Kali-bi., Lach., Spong.)
- besser durch Bewegung
- **brennendes** Gefühl
- Verschlechterung durch Kälte, Besserung durch Wärme
- Verschlechterung am Meer
- zu unflexibel

- hebt alles auf, Sammelleidenschaft
- trägt gerne Schwarz

Thematik: Angst vor dem Tod, stark materialistisch eingestellt → „Es kommt nichts danach." (NB: Die Thermalquelle von La Bourboule enthält Arsenik, daher die Wirksamkeit bei Asthma)

Natrium sulfuricum C12 ++++
- Asthma um 5 Uhr morgens
- Feuchtigkeit: am Meer (Ars., Brom., Carc., Kali-i., Lues., Mag-m., Nat-m., Nat-s., Sep., Tub.)
- Schimmel (das Gesundheitsheft riecht nach Moder!)
- Schmerzen an der linken Lungenbasis, verschlechtert beim Liegen auf der linken Seite

Carbo vegetabilis C12 - C30 ++++
- schwere Krise, Erstickungsanfall
- Asthma „seit ..." einer Keuchhusten- oder Masernerkrankung, einer Keuchhustenimpfung, einer Wiederbelebung bei der Geburt
- Raucherumgebung
- möchte Luft zugefächelt bekommen
- muss dringend urinieren, Blähungen

Thematik: kann die Schwelle nicht überwinden …

Kalium carbonicum C12 +++
- Krise zwischen 2 und 3 Uhr morgens
- muss sich nach vorne gebeugt hinsetzen
- stechender Schmerz in der Lunge
- Schwellung der Augenlider, besonders der oberen
- kitzelig +++ (Phos.)
- Verschlechterung durch Bewegung und Trinken
- **Verlangen nach Zucker** (Am-c., Arg-n., Calc., Sec.)

Thematik: leidet unter der Abhängigkeitsbeziehung zu anderen, darunter, einen materiellen Körper zu besitzen

Dulcamara C6 - C12 +++
- Folgen von Regen, Feuchtigkeit, Baden im Fluss, Nebel (Baden im Meer: siehe Ars., Mag-m., Nat-m., Rhus-t., Sep.)
- Folgen von Unterdrückung eines Ausschlags

Thematik: Man muss über den Blick kommunizieren: **Wir haben uns ange- sehen und verstanden** (Ergänzung zu Barium carbonicum: Wir haben uns angesehen und nichts verstanden). Es geht darum, sich direkt von Seele zu Seele zu verständigen, ohne den Umweg über den Körper.

Pulsatilla C12 +++

„Ich will nicht von Mama weg!" Ein großes Asthmamittel, wenn das Kind verzagt und weinerlich ist und seinen Teddy nicht loslässt.

- Durstlosigkeit
- Verschlechterung durch Wärme
- Uhrzeit: Beginn um 16 Uhr, die „Stunde der Muttis"
- Mittel der Unterdrückung (nach innen gedrücktes Ekzem)

Ambra grisea C12 - C30 +++

- Asthma nach geistiger Erregung oder Aufregung, Verschlechterung durch Musik
- heftiger, krampfartiger Husten
- Aufstoßen und Blähungen ++
- Verschlechterung nach dem Essen
- Verschlechterung in Gesellschaft
- Verstopfung

Thematik: Mittel für Patienten, die sich von negativer Stimmung beeinflussen lassen.

Aconitum C6 - C12 ++

- kalter, trockener Wind (Ostwind, Mistral)
- Folgen von Schreck, geistigem Schock
- Beginn plötzlich und heftig um 23 Uhr
- große Angst

Thematik: Es muss die richtige Lösung gefunden werden, sonst droht der Tod; Problem der Sphinx, die eine Frage stellt: Weiß man die Antwort, lebt man, wenn nicht, folgt der Tod. Menschen, die eine katastrophale Geburt oder einen Unfall überlebt haben oder die Menschen um sich herum auf brutale Weise sterben sehen mussten.

Die Krise kommt immer zwischen 11 und 12 Uhr oder 23 und 24 Uhr.

Belladonna C6 ++

- Krise um 20 Uhr
- kongestive, pulsierende Kopfschmerzen
- rotes Gesicht, erweiterte Pupillen
- Angst vor Hunden, Angst gefressen zu werden
- Kind, das beißt (Stram.)

Thematik: an das sadistische, orale Stadium gebunden: Zähne, das ist der Biss → der sichere Tod

Spongia C6 ++
- heftige Form
- Beben der Nasenflügel
- Rechtsherzinsuffizienz, Herzasthma
- Folgen von feuchter Kälte, von Feuchtigkeit am Meer
- Verschlechterung im warmen Zimmer
- sitzt nach vorne gebeugt (Ars., Kali-c.)

Thematik: Würde lieber wie ein Schwamm, wie ein Gewächs, das am Felsen im Meer festgewachsen ist, leben, d. h. weiter über die Plazenta im Mutterleib mit Sauerstoff versorgt werden.
Widerspenstiger Patient, setzt seine Pläne durch, weist den Vater (Gott) zurück (Puls.)

Cuprum metallicum C6 ++
- heftige Krise mit plötzlichem Beginn, wie bei Ipecacuanha
- Krisen, die eine bis drei Stunden lang dauern und dann plötzlich aufhören (Samb.)
- **Krämpfe** in den Fingern, den Daumen
- metallischer Geschmack im Mund

Thematik: von der Situation überfordert → „Ich bin nicht auf der Höhe."

Kalium jodatum C6 ++
- heftiger Husten, schlimmer morgens
- entzündeter Kehlkopf
- Lungenödem
- wacht mit Erstickungsgefühl auf
- Auswurf sieht wie grünliches Seifenwasser aus
- **stechender** Schmerz in der Lunge am Rücken (Kali c.)
- Atemnot beim Steigen, mit Herzschmerzen

Thematik: fixe Idee, verweigert Logik und Diskussion; weist die eigenen Kinder zurück (Autoimmunerkrankung: weist die eigene Lunge zurück)

Ferrum metallicum C6 ++
- Asthma nach Mitternacht, muss sich im Bett aufsetzen
- Besserung durch langsames Umhergehen und Sprechen
- rotes, angeschwollenes Gesicht (Caps., Ol-an., Phos., Psor.)
- spuckt Blut (Ferr phos.)

Thematik: **energische** Person, will **tätig sein**, leidet aber an Anämie, Eisenmangel

Thuja C12 - C30 ++

- Asthma als Folge einer Impfung
- reichlich, stinkender Schweiß
- Verschlechterung bei feuchter Kälte
- gefurchte Nägel
- Ergänzungsmittel für Arsenicum album
- gewissenhaftes Kind, mit religiöser Neigung

Thematik: möchte alles kontrollieren, um „im Mittelpunkt zu stehen"

Silicea C12 - C30 ++

- Folgen von Impfung, vor allem der **BCG-Impfung, die lange eitert**
- aufgewecktes Kind, dem es aber an Selbstvertrauen fehlt
- profuser Hand- und Fußschweiß, „Käsefüße"
- Appetitmangel
- weißer Fleck auf den Nägeln
- Angst vor Spritzen +++

Thematik: Angst vor der Nadel, die das Ei durchsticht und ihn zwingt, aus seiner Schale zu kommen.

Cactus C6 ++

- heftige Krise, Kompression des Thorax, Gefühl „wie in einem Käfig", wie mit einem Eisenband umschlossen, **es drückt**
- Herzasthma (Aur., Cact., Naja, Sang., Spong.)

Thematik: fühlt sich gefangen, eingekreist vom Blick des anderen, kann Dinge nur tun, wenn man ihn nicht ansieht, blüht nachts auf

Bromium C12 ++

- durch Staub verschlechtertes Asthma (Poth., Blatta)
- Verschlechterung am Meer, besser auf dem Meer (auf dem Schiff, auf einer Insel)

Lachesis C12 ++

- zentrales Mittel für den Ödipuskomplex
- eifersüchtig
- redselig
- streitsüchtig
- Krise im Schlaf (Naja, Samb.)
- Besserung durch Vorwärtsbeugen (Ars., Kali c.)
- Besserung in der frischen Luft (Apis, Puls.)
- Verschlechterung durch Berühren des Halses

Lycopodium C12 ++
- Asthma verschlechtert sich am Ende des Nachmittags (17 Uhr)
- Flatulenzen, Blähungen
- Beben der Nasenflügel

Thematik: sucht Macht, hat aber kein Selbstvertrauen

Cuprum arsenicosum C6 +
- wie Cuprum metallicum, aber zusätzlich mit Todesangst
- Emphysem: Lunge permanent mit Luft aufgebläht
- kalter, zähflüssiger Schweiß
- Zittern

Chamomilla C6 - C12 +
- so **jähzornig**, dass er einen Asthmaanfall bekommt
- Gefühl der Thorax ist zu eng
- Gefühl, als ob die Luftröhre mit einem Faden eingeschnürt würde
- Besserung bei zurückgebeugtem Kopf, durch Trinken kalten Wassers, durch kalte Luft
- eine Wange rot, die andere blass
- Zahnungsmittel (Kreos.)
- **Angst vor Wind** (Folgen von Wirbelsturm)

Thematik: „Das habe ich nicht verdient!"

Kalium arsenicosum C12 +
- dieselben Verschlechterungszeiten wie Arsenicum album
- ruheloser, nervöser und anämischer Patient
- Hautprobleme: **Psoriasis** (Schuppenflechte) am Ellbogen

Thematik: Angst überwältigt zu werden und daran zu sterben

Aralia racemosa C12 +
- Krise abends nach dem Zubettgehen, gegen 23 Uhr (Acon.); nach kurzem Schlaf wacht der Patient mit einem Erstickungsgefühl auf und muss sich im Bett aufsetzen.
- extrem zugempfindlich (Nux v.)
- Gefühl eines Fremdkörpers im Hals (Lob.)

Thematik: Schwangerschaft war durch Angst beeinträchtigt

Sambucus nigra C6 +
- Erwachen durch Erstickungsanfälle, aber später als bei Aralia racemosa (3 Uhr), Zyanose; dann schläft der Kranke ein und wacht mit einem neuen Anfall auf.

- **Die Beschwerden fangen im Schlaf wieder an** (Lach., Aral.).
- Schwitzt, wenn er wach ist (Gegenteil von Con.).

Thematik: Angst vor Mangel, davor, nicht genügend Reserven zu haben (Stannum)

Apis C6 +
- heftige Krise, so als ob jeder Atemzug der letzte wäre
- Husten unmöglich, aus Angst, es könnte etwas in der Lunge zerplatzen oder zerreißen
- kann nichts um den Hals ertragen (wie Lachesis)
- Verschlechterung durch Wärme, aber durstlos
- Besserung durch Kälte

Thematik: Weigerung, sich in ein Leben in Gemeinschaft zu fügen, Individualität wird gerühmt

Drosera C12 +
- Folgen von Keuchhusten, Tuberkulose (BCG)
- heiserer, heftiger Husten, sobald der Kopf das Kopfkissen berührt
- Angst vor der Aggressivität anderer

Thematik: „Die Menschen sind böse!"

Sulfur C12 +
- Asthma um 11 Uhr vormittags (wie Aconitum)
- Beben der Nasenflügel
- schmutziges und nachlässiges Kind, gelassen
- Verlangen nach Süßigkeiten, Fett, Durst +++
- empfindlich gegenüber Wärme
- Das Ego ist wichtig → Leiden

Carcinosinum 10 M +
- Mittel derer, die sich desensibilisieren lassen
- zurückgezogen
- gewissenhaft
- liebt Musik
- Café au Lait-Flecke
- Verlangen nach Schokolade
- Vorgeschichte von Krebs in der Familie

Medorrhinum C12 - C30 +
- Asthma schlechter im Gebirge, besser am Meer
  Kinder mit Windeldermatitis, schlafen auf dem Bauch wie ein Frosch

- Vorahnungen – „Und dann?"
- Nägelkauen

Tuberculinum C12 - C30 +

- Verschlechterung am Meer, Besserung im Gebirge (1000-1500 m), umgekehrt wie bei Medorrhinum
- Tuberkulose in der Vorgeschichte, Folgen von BCG-Impfung (Dros.)
- Verlangen nach Reisen
- magere, desinkarnierte Kinder: Wir gehen zu Gott, dem Vater.

Psorinum C12 - C30 +

- vor der Krise in Bestform
- schläft auf dem Rücken, die Arme zur Seite gestreckt
- trockener oder nässender Ausschlag
- schlechter Atem
- extrem kälteempfindlich (trägt mehrere Schichten Kleidung übereinander)

Thematik: Angst verlassen zu werden

Luesinum C12 - C30 +

- Verschlechterung nachts und während eines Gewitters
- Gefühl, als ob das Brustbein zur Wirbelsäule gezogen würde

Thematik: Selbstzerstörung

Naja C6 +

- Jeder Schnupfen entwickelt sich zu Asthma.
- Verschlechterung abends
- Herzasthma (Aur., Cact., Lach., Spong.)
- Patient wacht mit einem Erstickungsgefühl auf (Lach., Samb.)
- Angst vor Regen
- kann nicht auf der linken Seite liegen
- kann nicht sprechen
- unentschlossen, als ob er zwei Willen hätte (Anac., Lach.)

Thematik: schlechte Kommunikation zwischen rechter und linker Gehirnhälfte, Dualität, keine Synthese möglich

Nux vomica C6 - C12 +

- hypersensibel, überlastet, vergiftet
- langsame Verdauung
- Verlangen nach Stimulanzien

Thematik: möchte aus Perfektionismus alles kontrollieren und nimmt Stimulanzien, um durchzuhalten

Asthma nach gastroösophagealem Reflux

Nachts steigt saure Flüssigkeit aus dem Magen auf, dringt in die Luftwege ein, und es kommt zu Erstickungsanfällen.

Asa foetida C12 - C30 +++

Das wichtigste Mittel bei Reflux.

- Empfindlichkeit gegenüber Federn
- Blähungen, Bauchgurgeln
- Spinnwebengefühl im Hals (Ign.)
- Mastitis beim Neugeborenen (Cycl., Tub.)
- Folgen einer **künstlich eingeleiteten Geburt** (wollte eigentlich nicht geboren werden)

Falls Asa foetida nicht greift:

Lobelia inflata C12 - C30 +++

- Raucher in der Familie
- vor einer Asthmakrise überall ein Gefühl des Prickelns

Cadmium sulfuricum C12 ++

- Reflux mit intensiven Schmerzen
- Atmung setzt beim Einschlafen aus (Aral.)
- wacht mit Erstickungsanfällen auf (Samb.)
- Verschmutzung durch Autoverkehr (Heizöl)

Thematik: Angst vor dem Verfall, der sich durch den Rhythmus des Lebens ankündigt.

Elaps corallinus C12 +

- Angst vor Regen +++
- Husten mit furchtbaren Brustschmerzen, vor allem im Bereich der rechten Lungenspitze
- Gefühl eines Schwamms in der Luftröhre

Thematik: möchte geliebt werden, die Umgebung ist zu kalt

ERKRANKUNGEN DES VERDAUUNGSTRAKTS

MAGENDARMGRIPPE
Gastroenteritis

Definition

Entzündung der Magen- und Darmschleimhaut aus unterschiedlichen Ursachen, Brechdurchfall

Bakterielle Infektion

Beispiele: Salmonellose (typhoides und paratyphoides Fieber), pathogene Staphylokokken, enteropathogener Escherichia Coli, Cholera. Die Infektion breitet sich über Fäkalien aus und verschwindet in Ländern mit hohem Entwicklungsstand, wo die Qualität des Trinkwassers kontrolliert wird und wirksame Abwassersysteme existieren.

In Entwicklungsländern ist das Risiko allerdings sehr hoch. Daher sollte man auf Reisen dorthin ausschließlich Wasser aus Flaschen mit intaktem Verschluss trinken und auf rohes oder wenig gekochtes und ungeschältes Obst und Gemüse verzichten, wenn man sich nicht eine „Turista" oder eine „Rache Montezumas" zuziehen möchte, deren wichtigstes homöopathisches Mittel **Veratrum album C6** ist (mit praktisch sofortiger Wirkung). Die Idee des Mittels ist der Ortswechsel, die Sehnsucht nach dem verlorenen Paradies, genauer gesagt, nach dem Rang, den man verloren hat.

Virale Ursache

Beispiel: Rotavirus

Viren sind die Hauptursache der Magendarmgrippe-Epidemien, die in den entwickelten Ländern vor allem im Winter auftreten. Da Antibiotika gegen Viren nicht wirksam sind, steht die Schulmedizin, abgesehen von Rehydrierungstechniken, diesen Infektionen relativ machtlos gegenüber.

Symptome

Meist geht dem Durchfall Erbrechen voraus. Bisweilen kommt es nur zu Erbrechen oder nur zu Durchfall. Die Bauchschmerzen können heftig sein.

In schweren Fällen kann es zu hohem Fieber kommen, das die Dehydrierung noch verstärkt. Der Kranke verliert durch Mund, Anus und über den Schweiß elektrolythaltige Flüssigkeit (Natrium, Bikarbonat). Wenn er nur Leitungswasser trinkt, entsteht schnell ein Defizit an Natrium und Bikarbonat. Da Salz Wasser bindet, kommt es zu einer Dehydrierung mit Gewichtsverlust, Temperaturanstieg (ein Teufelskreis) und schließlich zum kardiovaskulären Kollaps, zu Schock, Hypothermie (die Herzpumpe kann versagen und es tritt der Tod ein).

Ein Durchfall wird als schwer bezeichnet, wenn 5 % des Körpergewichts eingebüßt wurden, als sehr schwer bei 10 % und bei einem noch größeren Verlust als extrem schwer.

Symbolische Bedeutung

Magendarmgrippe ist weltweit die Todesursache Nummer eins. Tatsächlich sterben in zahlreichen Entwicklungsländern viele Kinder innerhalb weniger Tage an Durchfall. Als ich im Busch in Gabun arbeitete, sah ich täglich vollkommen dehydrierte Kinder mit dem Tod ringen, die wir in letzter Minute mit Kochsalzinfusionen und Glukose retten konnten. Die Krankenschwestern zeigten sich nicht einmal mehr betroffen: „Herr Doktor, warum sich beeilen, das Kind will wieder zurück, Sie müssen es ziehen lassen."

Traditionell wurden Kinder dort 18 Monate lang gestillt, was in etwa dem oralen Stadium entspricht. Wenn dann ein neues Geschwisterchen kam, verließ das Kind plötzlich den Rücken der Mutter, bekam „festen Boden unter die Füße" und wurde mit Kochbananen und Maniok ernährt.
Diesen Bedingungen widerstand die Hälfte der Kinder nicht und sie erlebten das anale Stadium nicht – oder wollten es nicht erleben. Diese Kinder lernten auf der Welt nur das orale Stadium, die fusionelle Beziehung zur Mutter kennen und **weigerten sich, diese Fusion zu lösen ...**

In unserer Kultur stirbt man – jedenfalls in der absoluten Mehrzahl der Fälle – glücklicherweise nicht mehr an einer Magendarmgrippe. Aber die Todesangst ist geblieben und begleitet im Hintergrund immer noch die Erkrankungen, bei denen man sich „entleert". Wenn man eine nicht-fusionelle Beziehung erleben möchte, nicht abhängig sein will, muss man erwachsen werden, verantwortungsvoll, engagiert und kreativ. Das ist manchmal durchaus „zum Kotzen", wie der umgangssprachliche Ausdruck es roh vermittelt.

Behandlung der Magendarmgrippe

Ernährung und Rehydrierung

Die wichtigen Punkte bei der Behandlung einer Magendarmgrippe in der Allopathie ebenso wie in der Homöopathie:

- Zwei bis drei Tage lang auf Kuhmilch, grünes Gemüse und Obst verzichten; Sojamilch kann man weiter geben und die Mutter kann auch stillen.
- Dafür sollten Reis, Karotten (außer bei Erbrechen), Schinken, Fleisch, Fisch, Bananen, Äpfel, Quitten und Heidelbeeren auf dem Speiseplan stehen.
- Viel in kleinen, häufigen Schlucken zu trinken geben
- Rehydrierungslösung Oralpädon 240® (Dinatriumhydrogencitrat), GES 60®
- ansonsten „Drei-Fläschchentechnik":
    - ein Fläschchen mit Zuckerwasser
    - ein Fläschchen mit Salzwasser
    - ein Fläschchen mit Natriumbicarbonat
- bei größeren Kindern sind auch Tee und Coca-Cola hilfreich

Bei starker Dehydratation (Gewichtsverlust um 10 % des Körpergewichts – das Kind muss zweimal täglich gewogen werden) wird eine intravenöse Rehydrierung im Krankenhaus erforderlich. (Bei homöopathischer Behandlung, einer entsprechenden Diät und oraler Rehydrierung ist das selten der Fall.)

Ein Kind mit Infusion wird also direkt über das Blut ernährt und gelangt so zurück zu einer fetalen Abhängigkeit (was einen bedeutenden Rückschritt darstellt).

Allopathische medikamentöse Behandlung

Der allopathische Behandlungsansatz umfasst:
- Magenpräparate auf Tonerdebasis, ein- bis zweimal täglich
- Eventuell nach vorheriger Stuhlkultur ein Mittel zur Desinfektion oder ein Antibiotikum (z. B. im Fall einer Salmonellose)
  Eine Antibiotikatherapie muss wirklich sehr gezielt erfolgen. Sie ist nicht unproblematisch, da Antibiotika die Darmflora zerstören.
- Bestimmte Medikamente blockieren die Darmmotorik und führen daher zur Verstopfung – wie etwa Opiumderivate oder neuere Mittel, wie Immodium®. Hier besteht ein geringes Risiko eines Verschlusses.
- Weitere Mittel wirken gegen das Erbrechen (Risiko neurologischer Störungen).
- Schließlich kann man mit Hefeprodukten die Darmflora sanieren.

Homöopathische Behandlung

Die drei wichtigsten Mittel der Magendarmgrippe:

Dank dieser extrem rasch wirkenden Mittel muss der homöopathisch arbeitende Kinderarzt praktisch keine Patienten mehr wegen einer Magendarmgrippe ins Krankenhaus einweisen.

Arsenicum album C12

3 Globuli nach jedem auffälligen Stuhlgang oder Erbrechen
- typische **Uhrzeit** des Beginns der Symptome: 12-15 Uhr, 24-3 Uhr
- **Ruhelosigkeit** mit **Todesangst** (oft schwarz gekleidet, Trauerfall im Umfeld …)
- häufig **Durst** auf kleine Mengen Flüssigkeit, nimmt lieber warme Getränke und Speisen zu sich

Thematik: der Tod, „es kommt nichts danach", behält alles, will nichts abgeben

Phosphorus C12

- Uhrzeit: Beginn am Tag
- Durst **auf große Mengen kalten Wassers**, das erbrochen wird, sobald es sich im Magen erwärmt.
- weniger Ruhelosigkeit – ruhige Nacht
- **trotzdem hungrig**
- **Acetongeruch** (Atem riecht nach Äpfeln)
- weniger Angst
- sympathisches Auftreten; hat etwas Anziehendes, Schwärmerisches

Thematik: Desinkarniert sich, um das Paradies wieder zu finden, das es nach dem Tod gibt; alles geben, nichts behalten (Gegenteil von Arsenicum)

Veratrum album C6

- unaufhörliches Erbrechen bzw. Durchfall → **extreme Schwäche, Blässe, kalter Schweiß**, Schock, …
- der Stuhl hat **keinen Geruch**
- **Schluckauf**

Thematik: aus dem Paradies vertrieben, das wieder gefunden werden muss, sogar durch **Lügen**; fern von zu Hause („Turista")

Weitere Mittel bei Erbrechen oder Durchfall

Ipecacuanha C6

- Erbrechen mit **sauberer Zunge**
- Durchfall nach saurem Obst

Thematik: weiß nicht, was er will

Nux vomica C6
-   Erbrechen und Durchfall nach Überessen oder Überlastung
-   Zunge an der Basis gelb belegt
-   Verlangen nach Stimulanzien (Alkohol, Kaffee)

Thematik: suche nach Perfektion, gewissenhaft, will alles kontrollieren

Aethusa cynapium C12
-   Durchfall **ohne Durst**, sogar im Sommer!
-   absolute Unverträglichkeit von **Kuhmilchprotein**

Thematik: totales Unverständnis zwischen Mutter und Kind; übersättigtes Kind, das andauernd an der Brust trinkt und alles erbricht

Mercurius corrosivus C6
-   Durchfall mit **blutigem Schleim**
-   häufig bakterielle Infektion (Salmonellen)
-   starker Schweiß, übel riechender Atem

Thematik: früh entwickelt, neigt aber zum Schwindeln

Colocynthis C6 oder C12
-   Durchfall mit **heftigen Bauchschmerzen**, sodass sich der Patient krümmt
-   Folgen von kaltem Baden, von grünem Obst

Thematik: nicht verarbeitete, verdrängte Wut

Podophyllum C6
-   Durchfall während der Zahnung: stark geblähter Bauch, rote Wangen
-   Die Nahrung wird unverdaut erbrochen.

Thematik: Weigerung zu beißen, eine nach dem Kauen noch feste Nahrung zu verdauen, Angst vor Aggressivität?

Rheum C6
-   Der Durchfall ist so sauer, dass **der ganze Körper sauer riecht**.
-   geröteter, entzündeter Po (Komplementärmittel zu Sulfur)

Thematik: Unzufrieden, möchte, was er nicht hat: „Man gibt mir nicht, was ich brauche."

Croton tiglium C6 oder C12
-   **spritzender** Stuhl, der in einem **explosiven Strahl** abgeht
-   **Ekzem der Genitalien**
-   Geburt wie eine „Kanonenkugel"

Thematik: Zurückgedrängt unter Druck

Gambogia C6 oder C12
-   Croton tiglium sehr ähnlich, aber ohne Ekzem

Sulfur C6
- Mittel der chronischen **Staphylokokken-Diarrhoe**
- schmutzig, locker, faul, verspielt
- Stuhl morgens beim Aufwachen
- Folgen von Impfung

Thematik: „Macht gern Sch…" – das Kind hat immer Stuhl in der Windel und findet Gefallen daran.

Parathyphoidinum C12
- Folgen einer Salmonellose, die Spuren an der Konstitution hinterlassen hat

Durchfall beim Abstillen
Zwei Mittel der Wahl:

Argentum nitricum C6 - C12 - C30
- weigert sich, sich anders als von Muttermilch zu ernähren
- Verlangen nach Süßem
- Stuhl grün wie Spinat
- chronische Unterernährung; Magersucht (man kann eine aufbauende Ernährung mit lyophilisierter Muttermilch versuchen)

China C6 oder C12
- chronischer, erschöpfender Durchfall
- Anämie
- Nasenbluten

Thematik: Verweigert die Analyse („anale Lyse"), möchte sofort den Schlüssel, die Synthese haben

Chronischer Durchfall bei einem Kind, dem es gut geht

Zincum metallicum C6 oder C12
- **Besserung durch Durchfall**
- nervös, **Schlafwandeln**
- Angst vor Autorität (Polizei, usw.)

Thematik: von einem übermächtigen „Über-Ich" blockiert, das häufig aus der Haltung des Vaters resultiert, der „bellt", anstatt zu sprechen

Auf zwei Fallstricke ist dabei zu achten:
➢ mit Durchfall einhergehende Blinddarmentzündung
➢ mit Durchfall einhergehende Darminvagination

Denken Sie daher bei starken Schmerzen daran, zusätzliche Diagnosen zu prüfen:
- Blutuntersuchung zur Erkennung einer Appendizitis (erhöhter Leukozytenwert)
- Ultraschall des Abdomen und Bariumeinlauf zur Erkennung einer Darminvagination

Sollte eine Stuhlkultur (Untersuchung des Stuhls zur Erkennung von Bakterien, Pilzen oder Viren) veranlasst werden?
Bei länger als drei bis fünf Tage lang anhaltendem Durchfall, ist eine Stuhlkultur angebracht, da eine Salmonellose beispielsweise manchmal eine Behandlung mit Antibiotika erfordert.

Wenn Schleim oder Blut im Stuhl zu sehen sind, sollte auf jeden Fall eine Stuhlkultur veranlasst werden.

Man kann sich auch mit einem Isopathikum des auslösenden Keims behelfen:
Staphylococcinum C12, eine Einzelgabe, falls Staphylokokken beteiligt sind
Parathyphoidinum C12, eine Einzelgabe, bei Salmonellose
Candida albicans C12, eine Einzelgabe, bei Candida albicans-Befall

VERSTOPFUNG

Definition

Verlangsamung des Stuhltransits (normal ist ein leicht abgesetzter Stuhlgang pro Tag); der Stuhl wird trocken und hart und ist schmerzhaft abzusetzen. Er sammelt sich im Dickdarm und sorgt für Blähungen und Bauchschmerzen. Beim Austreten kann er Risse am Anus verursachen oder Hämorrhoiden zum Bluten bringen. Manchmal hat sich so viel Stuhl angesammelt, dass er „überläuft": Es kommt zum Einkoten.

Symbolische Bedeutung

Es handelt sich um das anale Stadium der Psychoanalyse. Wir weigern uns, etwas zu geben. Die Verstopfung spielt sich häufig vor allem im psychischen Bereich ab (Angst zu verlieren, Angst vor Armut).

Allopathische Behandlung

Empfohlen werden eine ballaststoffreiche Ernährung, mit viel Öl (Oliven-, Parafinöl), Bewegung, Magnesium (z. B. in Mineralwasser, wie Vittel Hépar) und Abführmittel, die auf Dauer aber den Darm reizen können. Im Extremfall wird eine Spülung mit Salzwasser, mit Magnesiumsalzen verabreicht, oder man führt eine Spülung mit Medikamenten [z. B. Microlax® (Sorbitol Natriumlaurylsulfoacetat)] oder Glycerinzäpfchen durch.

Homöopathische Behandlung

Die homöopathischen Mittel bieten den Vorteil, dass sie wirklich heilen, indem sie natürlich auf den Dickdarm wirken, aber auch auf das verstopfte „Terrain". Häufig sind es Ängste, die einen Menschen daran hindern, zu geben, sich von den Stoffen zu befreien, die abgegeben werden müssen – sei es in psychischer oder körperlicher Hinsicht.

Opium C12 - C30

Das zentrale Mittel der Verstopfung. Aber auch das größte Mittel für **Folgen von Angst**. Opiate steuern nicht nur die Darmmotilität, sondern auch Herzrhythmus und Atmung. Eine große Angst hat uns den Atem verschlagen, uns verstopft, wir sind wie benommen.

In der Allopathie werden Opiatderivate wegen ihrer primären, verstopfenden Wirkung verwendet.

In der Homöopathie ist die Wirkung bei höheren Potenzen (C12 - C30) umgekehrt, nämlich stress- und verstopfungslösend.

Eine in der Kinderheilkunde häufig anzutreffende Beschwerde ist die **Verstopfung des Neugeborenen** (Geburtsstress; verstopftes, schläfriges Baby; Nabelbruch). Eine Gabe Opium C12 wirkt da Wunder.

Ambra grisea C12 - C30

Das zentrale Mittel des analen Stadiums: **Weigerung zu geben**, Angst vom anderen verschlungen zu werden. Ambra grisea-Patienten lassen sich vom Negativen überwältigen, das sie nicht loswerden können. Überlastung empfindlicher Menschen, die niemals „nein" sagen können (Carcinosinum). **Mittel für Babys, die das Töpfchen verweigern.**

Alumina C12 - C30

„A lumen" = ohne Licht. Alumina-Patienten sind trocken in Herz und Geist. Verstopfung durch ein Übermaß an künstlichen Nahrungsmitteln (Konserven) und Kartoffeln. Diese Menschen **erhalten beim Berühren von Gegenständen leicht eine statische Entladung.**

Magnesium muriaticum C12 - C30
- Stuhl in Form von **„Schafsdung"**
- Verstopfung beim Zahnen
- Patient häufig im Hippie-Stil: „Peace and Love"

Bryonia C6 - C12
- entwurzelte und verstopfte Person (entwurzelt + Durchfall → Phosphoricum acidum oder Veratrum album)
- Geiz
- großer Durst, trockene Zunge
Verstopfung auf Reisen → **Lycopodium C12** oder **Platinum C12**

Nux vomica C6 - C12
- Überlastung psychischer Art und durch Nahrungsmittel (zu viel Alkohol, reichhaltiges und stark gewürztes Essen), extreme Nervosität, Verstopfung
- gewissenhaft; es muss alles ganz genau sein, tyrannisiert dabei seine Umgebung

Arsenicum album C12 - C30
- pingelig, total unflexibel
- Angst vor dem Tod
- Geiz: Behält alles **(Sammler)**

Acidum muriaticum C12 - C30
- Hämorrhoiden und Verstopfung
Die zugrunde liegende Angst bezieht sich auf den **Tod der Mutter**.

Hydrastis C6 - C12
- **verschnupft** und **verstopft**
- Mittel der chronischen Nebenhöhlenentzündungen

Nitricum acidum C12 - C30
- **Risse am Anus** und Verstopfung (das eine bedingt das andere und umgekehrt: Teufelskreis)

Einkoten

Wenn sich die Verstopfung hinzieht, füllt sich der Dickdarm zunehmend mit Stuhl und dehnt sich. Auch der Anus weitet sich und lässt schließlich den Stuhl unkontrolliert entweichen.
Thematik: Weigerung, sauber zu werden; verharrt lieber im oralen Stadium, bleibt ein Baby, das gewickelt wird; Konflikte mit der Autorität, dem Vater

Natrium carbonicum C12 - C30
- Suche nach Harmonie, leidet unter Spannungen in der Familie (Scheidung)
- verträgt keinen Honig („Honey Moon" (Flitterwochen) = perfekte Harmonie)
- klavierbegabt
- verträgt keine Sonne

Colocynthis C6 - C12
- nicht verarbeitete, verdrängte Wut, die dann explodiert
- heftige Bauchkrämpfe, der Patient krümmt sich

Aloe C12 - C30
- will nicht wachsen, die Regeln der Erziehung nicht lernen

Opium C12 - C30
- wie vom Donner gerührt durch große Angst in der Vorgeschichte

BAUCHSCHMERZEN

Häufig auftretendes Symptom, das nur auf vorübergehende Beschwerden zurückzuführen sein kann, aber auch auf eine schwerere Erkrankung, die man grundsätzlich vor jeglicher weiterer Behandlung ausschließen muss.

Vier große Fragen sind auf jeden Fall abzuklären:

Handelt es sich um eine akute Entzündung des Blinddarmfortsatzes (Appendizitis)?

Klassischerweise gehen die Schmerzen von einem Punkt zwischen Nabel und rechtem Darmbeinstachel aus. Das muss aber nicht immer so sein (z. B. können die Schmerzen auch unterhalb der Leber auftreten). **Die Schmerzen verschlimmern sich beim Gehen**, wenn die Psoas-Muskeln vor der Wirbelsäule mobilisiert werden. **Schmerzhafte Palpation**, die Muskeln spannen sich an (Abwehrspannung), können sich sogar dauerhaft kontrahieren. Meist besteht begleitend ein wenig Verstopfung oder Durchfall. **Die Zunge ist belegt** und die Gesichtsfarbe grau.
Falls man diese Möglichkeit in Betracht zieht, muss ein **Blutbild** gemacht werden. Eine Appendizitis ist sehr wahrscheinlich, wenn der Leukozyten-

wert stark erhöht ist. (Der Normalwert beträgt 10.000/ml, in diesem Fall können es 18.000 oder gar 25.000 mehrheitlich mehrkernige Leukozyten sein.) Falls die Diagnose schwer fällt, kann man eine einfache Röntgenaufnahme machen (Sichtbarmachung von eingeschlossenem Gas, von Flüssigkeitsansammlungen in der rechten Darmbeingrube – Verschwinden des Psoasschattens im Liegen – Durchtritt von Flüssigkeit in das Peritoneum). Man kann auch eine Ultraschalluntersuchung veranlassen.

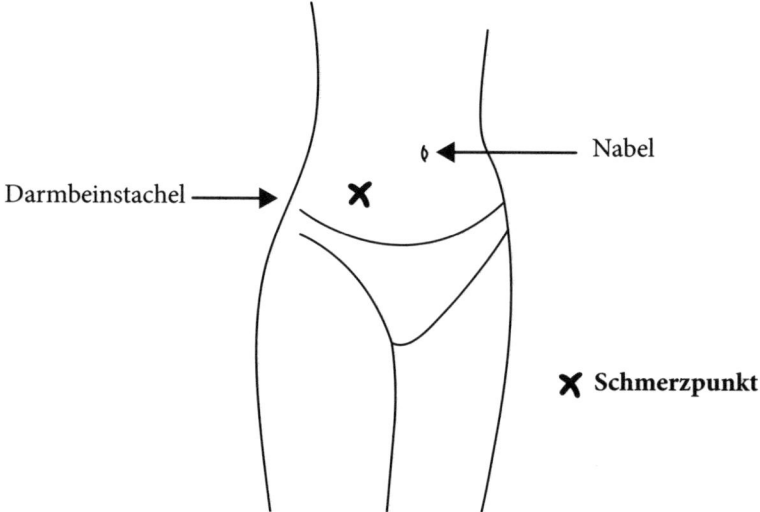

Darmbeinstachel

Nabel

✗ Schmerzpunkt

Behandlung: Chirurgisch

Ein gutes Krankenhaus wählen (Qualität der Narkose). Vor der Abfahrt ins Krankenhaus mit dem Chirurgen sprechen, immer eine Gabe **Arnica C12** verabreichen, sie bringt in der Hälfte der Fälle die Appendizitis zum Abklingen. Sollte der Chirurg nicht sofort erreichbar sein, auch **Bryonia** versuchen (Verstopfung +++, Durst) oder **Rhus toxicodendron** (Ruhelosigkeit, weiße Zunge mit roter Extremität), vor allem bei Schiffsreisen.

Bei einer Verbesserung jedoch vorsichtig bleiben, denn nach einer trügerischen Beruhigung über 24 Stunden kann es zu einer drastischen Verschlechterung (mit Peritonitis) kommen. Nötigenfalls **mehrere Tage hintereinander das Blutbild prüfen**, um sicherzugehen, dass der Leukozytenwert sinkt.

Handelt es sich um eine Darminvagination?

Zwei Darmabschnitte stülpen sich ineinander, wie bei einer Teleskopantenne. Die Beschwerden entstehen durch eine schlechte Vaskularisierung. Es besteht das Risiko einer **Darmgangrän** (meist mit tödlichem Schock). Die Diagnose ist also wichtig und muss dringend erfolgen.

Es treten **heftige Bauchschmerzen in regelmäßigen Abständen** auf, bisweilen kann **Blut im Stuhl** sein. Es kommt zu Verstopfung oder Durchfall (Vorsicht bei hämorrhagischem Durchfall). Durch eine Ultraschalluntersuchung lässt sich die Diagnose recht sicher feststellen. Es besteht auch die Möglichkeit eines rektalen **Einlaufs mit Barium** – einem strahlendichten Mittel. Durch den steigenden Druck kann sich die Invagination auch während der Untersuchung lösen. Andernfalls muss operiert werden. Ein solcher Vorfall muss dem Homöopathen mitgeteilt werden, der ihn bei der Konstitutionsbehandlung berücksichtigt.

Handelt es sich um eine Harnwegsinfektion?

In diesem Fall sind Fieberschübe und häufiger Harndrang mit starkem Geruch zu erwarten. Beim geringsten Zweifel sollte eine bakteriologische und zytologische Untersuchung des Urins mit Antibiogramm veranlasst werden. Auf eine Infektion ist zu schließen, wenn die Keimzahl $100.000/mm^3$ übersteigt und zahlreiche mehrkernige veränderte Leukozyten zu finden sind.

Handelt es sich um einen Leistenbruch mit Darmeinklemmung?

Beim Entkleiden des Kindes fällt eine schmerzhafte Erhebung in der Leiste auf, die sich bei einem Jungen bis zum Skrotum ausbreiten kann. Sie kann ein- oder beidseitig auftreten.
Es muss ein Arzt aufgesucht werden, der versucht, den Bruch durch Druck zurückzudrängen. Falls dies misslingt, ist eine Notfalloperation erforderlich. Bis zur Konsultation beim Chirurgen sollte man eine Gabe **Nux vomica C12** verabreichen.

Weitere weniger schwerwiegende Ursachen für Bauchschmerzen

- **Würmer:** Das Kind kratzt sich an der Nase, am Anus, hat Ringe unter den Augen; Verschlechterung bei Vollmond
  - **Spigelia C6** (3 Globuli viermal täglich 48 Stunden lang) ist das Mittel bei Würmern, die Bauchschmerzen verursachen, bei abergläubischen Patienten mit einer irrigen Meinung von sich selbst.
  - **Calcium carbonicum C12** ist das am häufigsten gebrauchte Mittel bei Oxyuriasis (Befall mit Madenwürmern); Schweiß am Kopf; ängstlich; Verlangen nach Zucker.
  - **Sulfur C12** ist das große Mittel für Patienten mit Taenia (Bandwurm): heftige Bauchschmerzen, akut oder chronisch, aber alle Untersuchungen

(Blutbild – außer einer **Erhöhung der mehrkernigen eosinophilen Leukozyten**: normal < 3 %, hier **6 bis 12 %** – Röntgen, usw.) fallen normal aus. In diesem Fall kann man akut ein allopathisches Wurmmittel geben, dann lassen die Schmerzen sofort nach.

- **Mesenteriale Adenolymphitis:** schmerzhafte Darmlymphknoten bei nervösen Kindern
  - **Colocynthis C6:** akute, krampfhafte Schmerzen; der Patient muss sich krümmen.
    Thematik: nicht verarbeitete, verdrängte Wut
  - **Dioscorea villosa C6:** Die Bauchkrämpfe bessern sich, wenn sich der Patient nach hinten beugt.
    Thematik: schämt sich für seine bäuerliche Herkunft
  - **Calcium phosphoricum C12:** Kind, das zu schnell wächst und um 16 Uhr einen Bärenhunger bekommt
  - **Magnesium phosphoricum C12:** Bauchkrämpfe mit vielen Blähungen
  - **Ignatia C12:** Nervöses, hypersensibles Kind, das sich nur schlecht von einem Konflikt (Scheidung), einer Trennung oder einem affektiven Bruch erholt

- **Acetonkrise:** Typischer Geruch des Atems nach Renette-Apfel, hoher Acetongehalt des Urins. Es handelt sich um Kinder mit Leberbelastung, die zu viel Zucker essen.
  - **Phosphorus C12:** ist hier das große Mittel mit intensivem Durst, Blutungsneigung (Nasenbluten), Verlangen nach Eis; desinkarnierte Kinder mit Leberproblemen
  - **Sepia:** gelblicher Teint, kälteempfindlich, Verstopfung, eiskalte Hände und Füße
    Thematik: zu viel Mutter, nicht genügend Vater
  - **Lycopodium C12:** diktatorisch und dickköpfig, Blähungen ++, Verlangen nach Macht, Angst nicht groß genug zu sein

Außergewöhnliche Ursachen

- **Bleivergiftung** (bei Wohnverhältnissen in überalterten Gebäuden in Betracht zu ziehen; das Blut auf Blei untersuchen)
  Homöopathischer Ansatz: **Plumbum C12 - C30**, erträgt keinen Zwang
- **Periodisch auftretende Erkrankungen, Morbus Crohn, ...** chronische Darmentzündungen, welches Autoimmunerkrankungen sind: Sie treten selten auf und sind Sache eines Spezialisten.

ERKRANKUNGEN DES UROGENITALBEREICHS

HARNWEGSINFEKTION, BLASENENTZÜNDUNG, NIERENBECKENENTZÜNDUNG

Die Infektion der Harnwege ist häufig gutartig, wenn sie nur den unteren Teil betrifft (Blasenentzündung oder Zystitis), neigt allerdings zu Rezidiven. Hier kann häufig die Homöopathie den Fall lösen.

Wenn sich die Infektion auf die Nieren ausbreitet, spricht man von einer Nierenbeckenentzündung (Pyelonephritis). Hierbei handelt es sich um eine schwerere Erkrankung, die häufig den raschen Rückgriff auf ein geeignetes Antibiotikum erfordert. In diesem Fall tritt die Homöopathie zurück in die zweite Reihe, aber sie wird wieder wichtig zur Herstellung des Energiegleichgewichts und um einen Rückfall zu vermeiden.

Klinische Untersuchung

Häufiger Harndrang, der Urin hat einen ungewohnten Geruch, Blutungen, Brennen beim Harnlassen, in der Regel Fieber mit sukzessiven Spitzen.

Beim Säugling kann bisweilen nur ein isoliertes Fieber auftreten, manchmal auch Durchfall.

Dann sollte man grundsätzlich diese Möglichkeit erwägen und eine bakteriologische und zytologische Untersuchung des Urins veranlassen.

Bei einer Nierenbeckenentzündung ziehen das hohe Fieber und die Verschlechterung des Allgemeinzustands die Aufmerksamkeit auf sich. Das Fieber kommt anfallsweise mit großen Schüben, denen ein beeindruckender Schüttelfrost vorausgeht.

Diagnoseverfahren

Es wird eine Urinuntersuchung mit Bestimmung von Bakterien und Zellen durchgeführt. Bei einer Harnwegsinfektion finden sich zahlreiche veränderte Leukozyten und eine Keimzahl von über 10^5/ml (häufig Colibazillen, manchmal auch ein anderer Keim: Pseudomonas aeruginosa).

Es ist auf den pH-Wert des Urins zu achten (häufig zu sauer), auf das Vorhandensein von Kristallen (Harnsäure, Kalziumphosphat, Oxalat) und auf Spuren von Blut.

Um festzustellen, welches Antibiotikum wirkt, lässt man ein Antibiogramm anfertigen. Die Urinprobe muss daher immer **vor** der Einnahme von Antibiotika erfolgen.

Beim Baby wird die Urinprobe mithilfe eines sterilen Beutels genommen, der nach dem Desinfizieren des Perineums angelegt wird (die Haut mit einer sterilen Kompresse abwischen und falls nötig mit Äther trocknen). Dann muss man die Windel jede Stunde kontrollieren und den Beutel, sobald er voll ist, ins Labor bringen.

Bei schwerer Symptomenlage kann man auch ein Blutbild machen lassen, um die Leukozytenzahl zu prüfen. Bei über 18.000 Leukozyten mit 90 % Mehrkernigen ist eine Nierenbeckenentzündung wahrscheinlich.

Symbolik und homöopathische Behandlung

Beim Tier dient der Urin zum Markieren des Territoriums. Harnwegsinfektionen treten häufig nach einer Stressbelastung auf, die als Verletzung des Territoriums empfunden wurde. Ganz deutlich ist dies bei der „Blasenentzündung jungverheirateter Frauen", einer Harnwegsinfektion bei Frauen nach dem ersten Geschlechtsverkehr. Das homöopathische Mittel ist in diesem Fall:

Staphisagria C12, eine Einzelgabe
Das Mittel drückt die Frustration, die Angst und das Leid aus, das die Frau bei dieser Verletzung ihrer Intimsphäre empfindet.
Weitere Symptome des Mittels:
- nicht verarbeitete, verdrängte Wut
- wirft Menschen, die sie beleidigen, Dinge an den Kopf
- Verlangen nach kalter Milch
- Zahnfleischbluten

Weitere homöopathische Mittel für den Akutfall

Cantharis C12
- schneidende und brennende Schmerzen
- häufiger, starker Harndrang
- möglicherweise Blut im Urin
- Der Urin kommt tröpfchenweise.
Thematik: bricht nach einer Prüfung zusammen

Arnica C12
- eitriger Urin
- Folgen eines körperlichen, geistigen oder emotionalen Schocks (brutaler Trauerfall, z. B. Selbstmord eines Freundes)

Mercurius corrosivus C12
- profuser Schweiß
- schlechter Atem
- Landkartenzunge
- Verschlechterung nachts

Thematik: früh entwickeltes Kind

Aconitum C6
- Folgen heftiger Angst und plötzlicher trockener Kälte (Ostwind, Mistral)
- Ruhelosigkeit
- Das Kind weigert sich, zu urinieren und berührt seine Genitalien.

Thematik: Sphinx → Es muss dringend die richtige Antwort gefunden werden, sonst droht der Tod.

Dulcamara C6
- Folgen von kaltem Baden

Thematik: Das Wasser hat das innere Feuer gelöscht.

Sarsaparilla C6
- starke Schmerzen vor und während des Urinierens
- Das Kind schreit.
- blutiger Urin

Thematik: verlorenes Gut; wurde um das Erbe der Vorfahren betrogen

Serum anti-colibacillinum D8
Bei **Colibacillose** 10 Tage lang zweimal täglich eine Ampulle. In diesem Fall ist der Urin auch häufig sauer. Daher ist es zu empfehlen, auf saure Lebensmittel zu verzichten und viel **Wasser mit hohem Natriumbicarbonatgehalt** zu trinken (z. B. Helenequelle Heilwasser, Adelheit Quelle, Vichy Célestin).

Urinisopathikum
Mögliche Lösung, wenn sich im Urin ein gegen Antibiotika resistenter Keim (z. B. Pseudomonas aeruginosa) befindet. Zu diesem Zweck setzt man einem Fläschchen mit 30 cl 60 %igem Alkohol 10 cl Eigenurin zu. Dann schüttelt man das Fläschchen hundertmal. Man entleert das Fläschchen und füllt es erneut mit 60 %igem Alkohol. Diesen Vorgang wiederholt man etwa zehnmal (Korsakoff-Methode der Verdünnung und Dynamisierung). Von diesem Mittel nimmt man 10 Tropfen dreimal täglich.

Bei chronisch rezidivierenden Harnwegsinfektionen sollte man weitere Diagnosen abklären:
- **Vesikoureteraler Reflux** (in diesem Fall **Asa foetida C12 - C30** geben)
- Fehlbildung des Harnapparats (Calcium fluoratum, Luesinum); in diesem Fall kann der Arzt eine Ultraschalluntersuchung, eine Zystographie und eine intravenöse Urografie verordnen.

Im Fall einer rezidivierenden Colibacillose sind die besten homöopathischen Mittel:

Sepia C12 - C30
- gewissenhaft
- kälteempfindlich
- eiskalte Hände und Füße
- Verstopfung
- Empfindlichkeit gegenüber Gerüchen

Thematik: die eigene Weiblichkeit akzeptieren

Tuberculinum C12
Vor allem, wenn mehrere BCG-Impfungen nicht angeschlagen haben, es in der Familie Fälle von Tuberkulose gegeben hat, weiße Flecken auf den Nägeln zu sehen sind und Verlangen zu reisen besteht

INFEKTION DER GESCHLECHTSTEILE

Weißfluss

Weißfluss tritt bei Mädchen in der Pubertät häufig auf. Pathologisch ist er nur, wenn er schlecht riecht, zu reichlich oder eitrig ist.
In diesem Fall sollte man einen Vaginalabstrich zur bakteriologischen Untersuchung und für ein Antibiogramm machen (z. B. auf Penizillin ansprechende Streptokokken).

Homöopathisch kommen einige Mittel in Betracht:

Sepia C12, eine Einzelgabe
- gewissenhaftes Mädchen
- kälteempfindlich

- verstopft
- begeistert sich für Tanz und Pferde

Thematik: die eigene Weiblichkeit akzeptieren

Mercurius solubilis C12, eine Einzelgabe
- früh entwickeltes, ruheloses Kind
- reichliches Schwitzen
- schlechter Atem
- Verlangen nach Butter

Thematik: früh eingeweiht, möchte andere „aufs Kreuz legen"

Pulsatilla C12, eine Einzelgabe
- verzagtes Kind
- Durstlosigkeit
- empfindlich gegenüber Wärme

Thematik: will die Mutter verlassen

Calcium carbonicum C12
- ängstliches Kind
- Kopfschweiß
- Verlangen nach Zucker, Eiern und Milch

Thematik: muss aus seiner Schale heraus

Cubeba C12
- kleines, nervöses Mädchen, das andauernd Pipi machen muss
- Tendenz zu Heiserkeit

Medorrhinum C12
- Vorgeschichte von Windeldermatitis
- Kind **schläft auf dem Bauch**
- macht sich große Sorgen im Vorhinein

Isopathisch
Man kann die Behandlung mit einem Isopathikum abschließen, je nachdem, welcher Keim bei der bakteriologischen Untersuchung isoliert wurde. Beispiel: bei Streptokokken → Streptococcinum C12, eine Einzelgabe

Örtlich sind Calendulaseife und Spülungen mit **Calendulatinktur** (10 Tropfen auf ein Glas Wasser) zu empfehlen. In hartnäckigeren Fällen sollte die Intimpflege mit einer antiseptischen Seife erfolgen.

Eichelentzündung (Balanitis) beim Jungen

Manche empfehlen, die Vorhaut schon beim Säugling zurückzuschieben. In diesem Fall sollte dies ab einem Alter von drei Monaten nach und nach im Badewasser erfolgen. Andere sind der Ansicht, es sei besser, nichts zu unternehmen und der Natur ihren Lauf zu lassen. Manchmal bilden sich weißliche oder gelbliche Ablagerungen unter der Vorhaut, die sich infizieren können. Baden Sie in diesem Fall den Penis des Jungen zweimal täglich in einer antiseptischen Lösung und verabreichen Sie 48 Stunden lang drei Globuli **Cinnabaris C6** viermal täglich. Falls es Schwierigkeiten beim Zurückschieben der Vorhaut gibt, ist eine Einzelgabe **Castoreum C12** angezeigt. Hat das Kind bei einem Versuch, die Vorhaut zurückzuschieben Schmerzen, werden diese mit einer Gabe **Staphisagria C12** gelindert.

MENSTRUATIONSSTÖRUNGEN

Bei Menstruationsstörungen ist eine gründliche homöopathische Anamnese erforderlich.

Hier einige hilfreiche Mittel, bis sich ein qualifizierter Homöopath der Beschwerden annehmen kann:

Wenn die erste Regel (Menarche) auf sich warten lässt

Normalerweise setzt die Regel etwa im Alter von 12 Jahren, also ungefähr in der 6. Klasse ein. Falls bei einem Mädchen die Regel mit 15-16 Jahren noch nicht eingesetzt hat, kann man diese Mittel anbieten:

Pulsatilla C12

Eine Gabe, zwei Wochen später zu wiederholen, bei einem schüchternen Mädchen, das sehr an der Mutter hängt und immer noch mit ihren Plüschtieren schläft

Cyclamen C12

Eine Gabe, zwei Wochen später zu wiederholen, bei einem zurückgezogenen, verschlossenen Mädchen, das schwarzen Humor liebt und die Tage seinem Zimmer mit Musikhören verbringt

Aristolochia clematitis C12

Etwas hochmütiges und geziertes Mädchen mit gekünsteltem Benehmen, bei dem die Regel auch in höherem Alter immer noch nicht begonnen hat

Schmerzhafte Menstruation

Am 15. Zyklustag kann man 5 Globuli Folliculinum C12 geben, dann bei Auftreten der Schmerzen:

Colocynthis C6
3 Globuli jede Stunde bei einem Mädchen mit explosiven Wutausbrüchen

Belladonna C6
Bei sanguinischem Temperament, erweiterten Pupillen, pochenden Kopfschmerzen (3 Globuli jede Stunde)

Sabina C12
Wenn die Schmerzen in die Oberschenkel ausstrahlen (3 Globuli jede Stunde)

Kalium carbonicum C12
Wenn die Schmerzen nach hinten in die Nieren ausstrahlen; Verlangen nach Zucker, behandelt ihre Umgebung unverschämt (3 Globuli jede Stunde)

Übermäßige Menstruationsblutung

China C6
3 Globuli dreimal täglich, zwei Tage lang; Mädchen, das andauernd seine Schlüssel verlegt, sich in der Analyse verliert und nie zur Synthese kommt

Phosphorus C12, eine Einzelgabe
Für ein sympathisches, hypersensibles Mädchen mit großem Durst

Unregelmäßige Menstruation

Nux moschata C12, eine Einzelgabe
Passend für junge Mädchen, denen bei jeder Unannehmlichkeit übel wird oder die sich in den Schlaf flüchten

Zwischenblutungen in der Pubertät
Blutungen außerhalb der Regel; in diesem Fall eine Gabe **Helonias C12** verabreichen
- Mädchen, das keinen Widerspruch erträgt, manchmal depressiv
- Besserung durch Beschäftigung
- Schmerzen in der Nierengegend
Thematik: verweigert Perfektion

DERMATOLOGISCHE AKUTFÄLLE

Hautprobleme

Es sei vorausgeschickt, dass die meisten Hautprobleme eher chronischer Art sind und eine konstitutionelle Behandlung erfordern, um eine innere Heilung zu bewirken. Große Vorsicht ist bei der äußeren Behandlung mit Salben geboten, die, wenn sie eine zu starke Wirkung haben (wie etwa Kortison), die Erkrankung nach innen „drücken", sodass man es danach mit inneren Erkrankungen, wie beispielsweise Asthma, zu tun bekommt.
Tatsächlich entwickeln sich Erkrankungen bei der Genesung immer von innen nach außen. Deshalb muss man eine vorübergehende Verschlechterung der Haut, die der Eliminierung von Toxinen dient (Heringsches Gesetz), auch mit Geduld hinnehmen.

WARZEN

Warzen sind mehr oder weniger unästhetische und unschöne, aber ungefährliche Hautauswüchse. Man sollte sie nicht ausbrennen oder verätzen (mit Salpetersäure), denn dies hinterlässt Narben, oder die Warzen wachsen nach. Unter homöopathischer Behandlung verschwinden sie immer früher oder später.

Aufgabe
Ausscheidungsfunktion über die Haut, Elimination von Toxinen; Warzen stimulieren Akupunkturpunkte.

Symbolische Bedeutung

Den anderen abstoßen (z. B. „Wenn meine Hand voller Warzen ist, schüttle ich anderen nicht mehr die Hand.")
Den Blick, die Aufmerksamkeit auf sich ziehen (Warzen im Gesicht)
Langsamer gehen (schmerzhafte Dornwarzen)

Drei große homöopathische Warzenmittel

Thuja C12 - C30, das „Königsmittel"
- übermäßiger, stark riechender Schweiß
- gewissenhaft, pingelig
- Verschlechterung nach Impfung

Thematik: das Zentrum sein, um das sich alles dreht, alles kontrollieren

Causticum C12 - C30
Häufig das richtige Mittel bei *Dellwarzen* (zahlreiche kleine Warzen über den Körper verteilt)

Thematik: Angst vor dem „Damokles-Schwert"; hat bereits einmal gelitten; fürchtet, erneut leiden zu müssen

Nitricum acidum C12 - C30
- blutende Warzen
- unflexibel, wenn es um Gesetze und Regeln geht

Thematik: es wird nichts verziehen

Warzen nach Lokalisierung
(eine Gabe C12, nach zwei Wochen eine weitere Gabe C30)

Nase:	**Caust.**, *Nit-ac.*, **Thuj.**
Gesicht:	*Calc.*, **Caust.**, **Dulc.**, *Kali-c.*, Lyc., *Nit-ac.*, *Sep.*, Sulf., *Thuj.*
Lippen:	*Caust.*, Kali-c., *Nit-ac.*, Thuj.
Ellbogen:	Calc-f.
Unterarm:	*Sil.*
Handgelenk:	Ferr-ma.
Hände (Handflächen):	*Anac.*, Berb., *Dulc.*, Nat-c., *Nat-m.*, Ruta
Finger (nahe den Nägeln):	**Caust.**, Dulc., Fl-ac.
Gesäß:	Con.
Oberschenkel:	Med.
Knie:	Med., Calc-f.
Bein:	Sil.
Fuß	
- Dornwarzen:	Anac., Ant-c., Aur-sulf., Caust., Nat-m., Nat-p., Sep., Sil., Thuj., Sulf.
- Zehen:	Spig.

NESSELSUCHT
Urtikaria

Akute allergische Reaktion, bei der sich ein Ausschlag (Urtikaria), wie bei Kontakt mit Brennnesseln, bildet: juckende, rote Schwellung; Flecken am ganzen Körper oder an einzelnen Körperteilen. Achtung: Eine generalisierte Nesselsucht steht für eine starke allergische Reaktion! **Wenn das Gesicht anschwillt (Quincke-Ödem) und sich die Stimme verändert, heiser wird, liegt möglicherweise ein Glottisödem vor, das zum Ersticken führen kann und dringend einer Notfallbehandlung bedarf** (Kortison-, Adrenalininjektion).

Die Mehrzahl der Fälle verläuft jedoch **subakut**, und hier wirkt eine homöopathische Behandlung schnell, hilft, den Einsatz von Kortison zu vermeiden und beugt Rückfällen vor.

Symbolische Bedeutung

„Davon bekomme ich Ausschlag."
Intensive Abneigung gegen etwas, auf körperlicher oder geistiger Ebene; wie bei allen Hautbeschwerden ein schlecht verdauter, affektiver Bruch mit der Mutter; Gefühl des Verlassenseins; oft gibt es ein Problem mit dem Vater zu regeln, für den man die innige Beziehung mit der Mutter aufgegeben hat. Wenn Papa das Baby küsst, piekst es wie Nesselsucht.

Die treffendsten homöopathischen Mittel

Apis C12 - C30
Häufig Folgen eines Insektenstichs; in manchen Fällen kommt es zum Kehlkopfödem.
- heisere Stimme
- Durstlosigkeit
- Wärmegefühl
- Brennen und Stechen
- Besserung durch kalte Anwendungen
Thematik: weigert sich, in der Gruppe zu leben oder zu arbeiten (Integration in eine Gruppe)

Pulsatilla C12 - C30
Dieselbe Durstlosigkeit und Verschlechterung durch Wärme, aber der Kranke ist verzagt und weinerlich.
Thematik: schafft es nicht, die Mutter loszulassen

Urtica urens C12 - C30
-   Verlangen nach einem warmen Bad, das bessert
-   Gefühl wie von Brennnesseln; häufig handelt es sich um eine Person, die einmal **in Brennnesseln gefallen ist.**
-   Folgen des Verzehrs von **Meeresfrüchten**

Thematik: Traumatisiert durch den Tod des Vaters (wegen des Vaters verliert man dann schlussendlich auch die Mutter), wie etwa die Filmfigur Jacques Mayol in *Im Rausch der Tiefe*, der als Kind seinen Vater verliert und so lange im Meer taucht, bis er selbst sein Leben lässt.

Lachesis C12 - C30

Ein weiteres großes Mittel für die Folgen von Insektenstichen mit Gefahr eines **Quincke-Ödems**
-   eifersüchtig
-   gesprächig, redselig
-   erträgt keine enge Kleidung

Zentrales Mittel bei Ödipuskomplex (das Kind will Mutter bzw. Vater heiraten)

Carbolicum acidum C12 - C30

Bei schwersten Fällen von Quincke-Ödem

Copaiva C12

Nesselsucht bei Kindern lediger Mütter; der Vater ist während der Schwangerschaft verschwunden. Es handelt sich oft um Mütter, die ihren Eisprung bewusst „planen" und eines Tages beschließen, dass sie alleine ein Kind haben wollen.

EKZEM

Klassische chronische Dermatose, bei der nur eine fundierte konstitutionelle Behandlung, ggf. unterstützt durch Thermalkuren (z. B. La Roche-Posay, Avène), den Kranken dauerhaft heilen kann. Manchmal präsentiert sich die Lage aber mit einem akuten Schub, der spontan auftreten oder aber durch die Behandlung oder eine Sekundärinfektion (Impetigo) ausgelöst werden kann.

Symptome: trockener, roter, entzündeter, dann nässender Ausschlag.

Symbolische Bedeutung

Die Trennung von einer geliebten Person, zu der die Bindung zu sehr fusionell geprägt war, wie bei einer Mutter-Kind-Beziehung, wird schlecht ertragen. Familien mit einer Vorgeschichte eines affektiven Bruchs (Weggang, Scheidung, Doppelleben, usw.)

Allopathische Behandlung

- Befeuchtende oder fette Salben (die besten sind: **Wachssalbe von Galien**, Coldcream oder Nachtkerzenöl) bei einem trockenen Ekzem
- Trocknende, desinfizierende Lotionen bei nässendem Ekzem
- Kortisonmedikamente (möglichst zu vermeiden, da sie eine systemische Langzeitwirkung haben: Verlangsamung des Wachstums, Gewichtszunahme, Reduzierung des Calcium- und Kaliumgehalts im Blut, Schwächung des Immunsystems)

Homöopathische Behandlung

Apis C6 - C12
- hochakute Reaktionen
- Besserung durch kalte Anwendungen
- Durstlosigkeit
- Hitzeunverträglichkeit
- kann nicht in Gemeinschaft leben

Pulsatilla C6 - C12
- weinerlich und verzagt
- Verschlechterung durch Wärme
- Durstlosigkeit
- kann die Mutter nicht verlassen

Arsenicum album C12 - C30
- sehr kälteempfindlich
- zwanghaft, gewissenhaft, pingelig
- Angst vor dem Tod

Hepar sulfuris C12 - C30
- Eiterung, Furunkel (man kann auch eine Gabe Staphylococcinum C30 verabreichen)

- fühlt sich vom Feuer angezogen: Wir verbrennen alles, damit wir es neu aufbauen können

Mezereum C12 - C30
- **Sekundärinfektion**: Bildung gelber, eitriger Krusten (Impetigo)
- hat nach einem Umzug den Halt verloren

Graphites C12
- Ekzem stark verkrustet oder mit Fissuren
- Verstopfung
- kälteempfindlich

Thematik: wäre gern ein Diamant geworden, ist aber schwarz und brüchig geblieben (3 Globuli C12 10 Tage lang, jeden zweiten Tag morgens)

Ekzem nach Lokalisierung (C12)
(Genannt werden hier nur Lokalisierungen, für die wenige Mittel infrage kommen oder für die ein bestimmtes Mittel typisch ist → siehe Kent-Repertorium.)

Hinterhaupt:	*Caust., Lyc., Petr., Sil., Staph.,* Sulf.
Nacken, am Haaransatz:	*Nat-m.,* Nit-ac., Petr., **Sulf.**
Stirn, am Haaransatz:	**Sulf.**
Gesicht:	Hyper.
Nase, um die Nasenlöcher:	Nat-m., Thuj.
Hals:	Lach.
Schultern:	Petr.
Ellbogen:	Brom.
Ellenbeuge:	*Cupr., Graph.,* Mez., Psor.
Unterarm:	*Graph., Merc., Mez., Sil.,* Thuj.
Handgelenk:	*Jug-c., Mez., Psor.*
Finger:	*Lyc.,* Sil., Staph.
Rücken:	Arn., Merc., *Sil.*
Oberschenkel:	Petr., Rhus-t.
Knie:	Anil., Arn., Rhus-t.
Kniekehle:	**Graph.**
Sprunggelenke:	*Chel.,* Nat-p., *Psor.*
Fuß:	Merc., *Psor.*

IMPETIGO

Impetigo contagiosa (Eitergrind) ist eine echte Kinderkrankheit, die sich nur auf der Haut zeigt. Durch eine Infektion mit **Staphylococcus aureus** oder **Streptokokken** entsteht ein juckender Bläschenausschlag, der dann verkrustet und ein eitriges Sekret bildet (mit der Konsequenz, dass das Kind die Infektion mit seinen Nägeln verbreitet – diese müssen daher ganz kurz geschnitten werden).

Symbolische Bedeutung

Wie bei allen Hautkrankheiten steht das Gefühl des Verlassenwerdens, des Verlustes der Fixpunkte im Vordergrund.

Allopathische Behandlung

- Hautdesinfektion durch den Zusatz von entsprechenden Mitteln zum Badewasser
- antibiotische Salben (Staphylomycin®, Rifamycin, Mupiderm® 2 %)
- trocknende und desinfizierende Lotionen

Homöopathische Behandlung

Mezereum C6 - C12
Das große Mittel bei Impetigo
- sehr starker Juckreiz
Thematik: Verlust der geografischen Fixpunkte (Umzug, Ortswechsel, Aufenthalt im Schullandheim)

Graphites C12
- kälteempfindlich und verstopft
- Läsionen häufig rissig und verkrustet
Thematik: wäre gern ein Diamant geworden, ist aber schwarz und brüchig geblieben

Antimonium crudum C12
- kälteempfindlich
- Nahrung ist ein wichtiges Thema („Was gibt's zu essen?"); stopft sich voll
Thematik: liebeskrank

Silicea C12 - C30
- häufig Folgen einer Impfung (BCG)
- ungesunde Haut, die lange eitert
- mangelnde Mineralisation, mangelnder Appetit, abgemagert
- brillant, aber zu schüchtern
- unverhältnismäßig große Angst vor spitzen Gegenständen (Stiche, Folgen von Impfung)
- profuser, stinkender Hand- und Fußschweiß

Hepar sulfuris C12 - C30
- deutliche Neigung zu Furunkeln
- vom Feuer angezogen: Heute Abend zünden wir alles an!

PRURIGO

Prurigo oder Strophulus ist eine Dermatose mit serösen Papeln, die den Windpocken ähnelt und sich vor allem in der sommerlichen Hitze ausbreitet. Das Kind kratzt sich viel, und es besteht das Risiko, dass sich eine Sekundärinfektion (Impetigo) bildet (*Mezereum*). Souverän zeigt sich hier **Pulsatilla C6**, jeden Tag, zehn Tage lang: verzagtes Kind, das sehr an der Mutter hängt; Verschlechterung durch Hitze; trinkt zu wenig.

Manchmal kommt es zu einer gewissen Leberbelastung (Erhöhung der Transaminasen). In diesem Fall ist eine Gabe **Phosphorus C12** angezeigt.

WINDELDERMATITIS

Entzündliche, mehr oder weniger erosive und nässende Läsion im Windelbereich beim Säugling; betroffen sind besonders feuchtigkeitsempfindliche Kinder. Dabei besteht ein besonders starkes Bedürfnis, von der Mama gepflegt zu werden.

Allopathische Behandlung
Nur die folgende Vorgehensweise zeigt eine zufrieden stellende Wirkung:
- Desinfektion mit einer Spezialseife, wie z. B. **Calendulaseife**
- spülen und mit dem Fön trocknen
- Auftragen einer desinfizierenden, **trocknenden Lotion**
- am besten Baumwolleinlagen verwenden

Homöopathische Behandlung

Medorrhinum C12 - C30: das souveräne Mittel
- Das Baby schläft am liebsten auf dem Bauch, wie ein Frosch, den Po in die Höhe gestreckt.
- Die Mutter hat Zukunftsangst, eine Karies zwischen den oberen Schneidezähnen und kaut an den Nägeln.

Darauf folgt gut **Sulfur C12**.

Graphites C12

Bewährtes Mittel bei seborrhoischem Ekzem **(Leiner-Krankheit),** mit starker Windeldermatitis und gleichzeitig beeindruckendem **Milchschorf.** In den schwersten Fällen ist das Baby voller eitriger Krusten und findet sich im Krankenhaus wieder, es sei denn, man kennt Graphites, das dem Problem innerhalb weniger Tage Einhalt gebieten kann (8 Tage lang morgens, 3 Globuli C12).

Natrium carbonicum C12

Das Mittel bei Soor, der sich auf den Windelbereich ausbreitet. Dabei handelt es sich um einen Pilz **(Candida albicans)**, der sich bei einem zu hohen Säuregehalt (beispielsweise durch Muttermilch) entwickeln kann.
In diesem Fall den Mund vor dem Stillen mit einer in **Natriumcarbonatwasser** getränkten Kompresse auswaschen, bei Fläschchenkost einen Teelöffel Kalkwasser (Calciumhydroxidlösung) in das Fläschchen geben. Falls das Kind gestillt wird, sollte man der Mutter empfehlen, auf saure Nahrungsmittel (wie z. B. Obst) zu verzichten und natriumbicarbonathaltiges Wasser zu trinken (z. B. Vichy Célestin).
Man kann auch eine Gabe **Candida albicans C12** geben.

Kreosotum C6
- Windeldermatitis **während der Zahnung**
- Angst vor Aggression (orales sadistisches Stadium)

Ergänzungsmittel: **Sulfur C12**

PSORIASIS

Psoriasis oder Schuppenflechte ist eine chronische Erkrankung mit squamösen Hautschuppen, die mehr oder weniger stark jucken.

Es muss ein homöopathisches Konstitutionsmittel gefunden werden. Bis zur Vorstellung beim Arzt kann man eine Gabe **Phosphorus C12** versuchen, die in vielen Fällen die Angelegenheit behebt.

Phosphorus C12
- hochgewachsen
- kälteempfindlich
- durstig
- Luftikus (steht immer neben sich)

Graphites C12
Wenn rissige Krusten überwiegen
- kälteempfindlich
- verstopft
- schüchtern, aber Realist (wäre gern ein Diamant geworden)

Psorinum C30
- Gefühl des Verlassenseins
- extrem kälteempfindlich

Muriaticum acidum C12
Thema: hat sich nie vom Tod der Mutter erholt
- Verstopfung
- Hämorrhoiden

Übrigens hat ein **Bad im Toten Meer** eine unzweifelhaft lindernde Wirkung auf die Psoriasis-Erkrankung. Man kann zur Kur dorthin fahren oder sich „Totes Meer Salz" besorgen.

Psoriasis je nach Lokalisierung

Kopfhaut

Natrium muriaticum C12
- abgemagert
- Verlangen nach Salz
- introvertiert, zurückgezogen

Augenbrauen

Phosphorus C12
- sympathisch
- schlank

- Durst auf kaltes Wasser
- kitzelig
- kälteempfindlich

Ohren

Copaiva C12
- unbekannter Vater (die Mutter dafür umso mehr bekannt ...)

Petroleum C12
- Übelkeit beim Autofahren
Thematik: glaubt an nichts

Rücken

Calcium carbonicum C12
- Kopfschweiß
- ängstlich
Thematik: Angst, aus seiner Schale herauszukommen

Kalium arsenicosum C12
- pingelig, ruhelos, nervös
- anämisch
Thematik: Angst vor dem Tod, der dem Leben eine Grenze setzt

Mezereum C12
- Verlangen nach Fett, Schinken
- verliert leicht die Orientierung, verläuft sich
Thematik: hat seine Fixpunkte verloren

Ellbogen

Iris versicolor C12
- unregelmäßige Flecke, bedeckt mit glänzenden Schuppen
- Probleme mit der Bauchspeicheldrüse (z. B. Diabetes) und/oder mit der Schilddrüse
Thematik: kann nichts schaffen, denn er hat das Bündnis mit Gott verweigert

Kalium arsenicosum C12
- ruhelos, nervös
- anämisch
Thematik: Angst vor dem Tod, der dem Leben eine Grenze setzt

Kalium sulfuricum C12
- warm
- Oxalurie

Thematik: fühlt sich von seinem Ego eingeschränkt

Phosphorus C12
- kälteempfindlich
- ermüdet leicht
- dürstet nach Liebe und frischem Wasser
- Verlangen nach Salz
- kitzelig

Thematik: „desinkarniert", „steht neben sich"

Unterarm

Rhus toxicodendron C12
- ruhelos
- kälteempfindlich
- leidet häufig an Muskelkater und Verstauchungen

Thematik: „Bewegung ist Leben." → Wenn er krank ist, kann er sich nicht mehr bewegen, obwohl Bewegung bessern würde.

Hände

Die besten Mittel:

Petroleum C12
- Übelkeit beim Autofahren
- glaubt an nichts, schon gar nicht an die Homöopathie

Graphites C12
- kälteempfindlich
- verstopft
- unentschlossen

Thematik: wäre gern ein Diamant geworden, ist aber schwarz und brüchig geblieben

---

Finger

Lycopodium C12
- autoritär

- dickköpfig
- Ausschlag vor allem rechts

Thematik: will die Macht

Ringfinger

Anagallis C12
- Hydrophobie
- Migräne
- Gicht

Knie

Iris versicolor C12
- unregelmäßige Flecke, bedeckt mit glänzenden Schuppen
- Probleme mit der Bauchspeicheldrüse (z. B. Diabetes)
- Schilddrüsenprobleme

Thematik: kann nichts schaffen, denn er hat das Bündnis mit Gott verweigert

Phosphorus C12
- kälteempfindlich
- Müdigkeit
- dürstet nach Liebe und frischem Wasser
- Verlangen nach Salz
- kitzelig

Thematik: „desinkarniert", „steht neben sich"

Beine

Kalium arsenicosum C12
- ruhelos, nervös
- anämisch

Thematik: Angst vor dem Tod, der dem Leben eine Grenze setzt

Phosphorus C12
- kälteempfindlich
- Müdigkeit
- dürstet nach Liebe und frischem Wasser
- Verlangen nach Salz
- kitzelig

Thematik: „desinkarniert", „steht neben sich"

Fußsohlen

Phosphorus C12
- kälteempfindlich
- Müdigkeit
- dürstet nach Liebe und frischem Wasser
- Verlangen nach Salz
- kitzelig

Thematik: „desinkarniert", „steht neben sich"

HERPES

Hautausschlag viralen Ursprungs mit kleinen, nässenden Bläschen, meist um den Mund herum, **manchmal auch im Mund.** Bei der **Herpes-Erstinfektion** kommt es zur sehr schmerzhaften **Gingivostomatitis herpetica** (Mundfäule) mit geschwollenem Zahnfleisch, Aphthen und schlechtem Atem.

Das Kind kann nichts mehr schlucken, es muss häufig mit kleinen Portionen gefüttert werden, wobei auf saure Nahrungsmittel verzichtet werden muss.

Homöopathisch gibt man **Oscillococcinum** C200, eine Gabe am ersten Tag (Geheimnis: „Man kann nicht alles sagen.") und eine Gabe **Vaccinotoxinum C12** am zweiten Tag. Daneben kommt **Rhus toxicodendron C12,** 3 Globuli viermal täglich über zwei Tage infrage, und wenn dies nicht ausreicht: **Mercurius corrosivus C6** (gleiche Dosierung).

Bei einem einfachen Herpesausbruch im Gesicht ist es am besten, die Bläschen sofort mit **60 %igem Alkohol** abzutupfen, damit sie austrocknen. Homöopathisch kann man drei Tage lang einmal täglich eine Gabe **Vaccinium** und – wie zuvor – **Rhus toxicodendron** geben.

Falls dies keine Wirkung zeigt, kommen folgenden Mittel infrage:

Antimonium crudum C12, eine Gabe
Bei einem Kind, das **sich vollstopft** und bei dem sich Herpes nach körperlicher Anstrengung **in der Sonne** (z. B. nach einem Tag im Gebirge) bemerkbar macht.

Apis C12
- warm
- durstlos
- verweigert das Leben in Gemeinschaft

Natrium muriaticum C12, eine Gabe
- zurückhaltendes Kind
- Verlangen nach Salz
- Verschlechterung durch Sonne
- Vater physisch oder affektiv abwesend

Sepia C12, eine Gabe
- kälteempfindlich
- verstopft
- sehr empfindlich gegen Gerüche
- gewissenhaft (putzt)

Medorrhinum C12, eine Gabe
- ängstigt sich im Vorhinein
- schläft auf dem Bauch
- Nägelkauen

Carbo vegetabilis C30, eine Gabe
- Raucher in der Familie
- braucht frische Luft, möchte Luft zugefächelt bekommen
- Es fällt schwer, den Sprung zu wagen

Herpes genitalis

Herpes genitalis kann gefährlich werden, wenn er bei einer Schwangeren bis zur Entbindung nicht heilt, denn es besteht das Risiko einer Kontamination des Kindes, die im ungünstigen Fall eine schwere Herpes-simplex-**Enzephalitis** auslösen kann. In diesem Fall ist eine Entbindung per **Kaiserschnitt** vorzuziehen.

Glücklicherweise wird man der Erscheinung mit Homöopathie häufig Herr. Als die beiden besten Mittel haben sich erwiesen:

Sepia C12 - C30
- durch ihre vielen Kinder erschöpfte Frau
- Verstopfung
- extrem kälteempfindlich
- gewissenhaft

Petroleum C12 - C30
- Übelkeit bei Reisen im Auto
- erträgt keinen Benzingeruch
- glaubt an nichts, schon gar nicht an die Homöopathie …

Man kann auf jeden Fall einmal **Vaccinium C12** geben (dynamisierter Kuhpockenimpfstoff – das Mittel für ungezügelte Sexualität mit häufig wechselnden Partnern).

EINGEWACHSENE NÄGEL

Eingewachsene Nägel kommen häufig in der Pubertät vor, unterstützt durch die Tatsache, dass Jugendliche häufig nur übergroße Sportschuhe tragen wollen („Man muss sich in den Latschen cool fühlen."), was schließlich zu wiederholten Traumen der Zehen führt. Dabei gräbt sich der Großzehennagel seitlich in das Nagelbett und es bildet sich ein Abszess. Häufig ist eine **Pediküre** bei einem Spezialisten erforderlich. In **extremen** Fällen muss operiert werden. Mithilfe der Homöopathie gelingt es aber meist, dies zu vermeiden.

In der Symbolik geht es um die Schwierigkeit, sich zu inkarnieren, seinen neuen problematischen Körper zu akzeptieren. Der große Zeh verweist auf die Stirnhöhlen, auf das „dritte Auge", das Thema Spiritualität, Heiligkeit. Der Jugendliche befindet sich im Kampf um die Anerkennung dieser Dimension, die es ihm ermöglicht, sein Ego zu verlassen, um die anderen zu lieben ...

Lokal sind ein Fußbad mit einer desinfizierenden Lösung, Calendulaseife und ein Umschlag mit **Heilerde** angezeigt. Geschlossene Schuhe sollten möglichst vermieden werden. Außerdem sollte man Schuhe wählen, in denen der Fuß Halt findet und die Zehen nicht bei jedem Schritt anstoßen.

Bestimmte homöopathische Mittel können helfen

Magnetis polus australis C12 - C30
Dieses Mittel, das aus dem Südpol des Magneten gewonnen wird, ist fast ein Spezifikum für eingewachsene Nägel.
Falls sich nach einigen wöchentlichen Gaben keine Wirkung zeigt, stehen noch folgende Mittel zur Auswahl:

Graphites C12
- **unentschlossen**
- Neigung zu Ekzemen in Hautfalten
- kälteempfindlich

- verstopft
- profuser Nachtschweiß

Thematik: wäre gern ein Diamant geworden, ist aber schwarz und brüchig geblieben

Silicea C12
- schüchtern, vor allem in der Öffentlichkeit
- weiße Flecke auf den Nägeln
- übermäßige Schweißentwicklung an den Füßen
- extreme Angst vor Spritzen

Thematik: will nicht aus seiner schützenden „Blase" herauskommen

Teucrium marum C12
- anfällig für Eingeweidewürmer
- Nasenpolypen
- auffällig häufiger Schluckauf bei einem Kind, das zu schnell wächst

Weitere Mittel

Alumina C12
- starke Verstopfung
- Patient schwitzt
- sehr empfindlich für statische Entladungen beim Berühren von Gegenständen

Causticum C12
- Angst vor Hunden, vor Dunkelheit, vor drohendem Unheil
- beißt sich beim Essen oder Sprechen in die Wangen oder auf die Zunge

Colchicum autumnale C12
- aristokratisches, hochmütiges Erscheinungsbild, nostalgisch
- Übelkeit durch den Geruch von Eiern

Kalium carbonicum C12
- wünscht sich Gesellschaft, geht aber verächtlich mit Mitmenschen um
- sehr kitzelig
- verrückt nach Zucker

Kalium muriaticum C12
- Tubenkatarrh

Thematik: möchte Distanz zur Mutter aufbauen

Lachesis C12
- **eifersüchtig**
- redselig
- eingewachsener Nagel links

Natrium muriaticum C12
- **zurückgezogen**
- Verlangen nach Salz
- meidet die Sonne und den Vater …

Nitricum acidum C12
- **Fußschweiß** ++ (Silicea)
- unflexibel
- unleidlich

Thematik: kann nicht verzeihen → „Gesetz ist Gesetz."

Phosphoricum acidum C12
- Haarausfall
- Müdigkeit
- fühlt sich ungeliebt

Plumbum C12
- Jugendlicher, der jeden Zwang verweigert; müsste zur Vernunft gebracht werden
- Neigung zu Bauchkrämpfen
- schüchtern in der Öffentlichkeit
- bläuliche Bindehaut

Sulfur C12
- nachlässig, schmutzig
- „schludrig"

Thematik: will nichts von anderen lernen

Thuja C12
- profuser Schweiß
- hypersensibel

Thematik: möchte alles kontrollieren, um „im Mittelpunkt zu stehen"

Tuberculinum C12
- BCG-Impfung schlägt nicht an
- weiße Flecke auf den Nägeln
- möchte reisen

FURUNKEL

Abszess auf der Haut oder subkutan, häufig ausgelöst durch Staphylococcus aureus. Auf symbolischer Ebene besteht häufig eine Verbindung zu nicht verarbeiteten, **verdrängten Wut- oder Zorngefühlen**: Ausscheidungsfunktion (Ausscheidung über die Haut); eine zu stark zuckerhaltige Ernährung (Coca Cola ++, usw.) und eine diabetische Veranlagung begünstigen die Entwicklung von Furunkeln.

Örtliche Behandlung

Die Haut mit Calendulaseife säubern und den Abszess mit **Heilerdeauflagen** zum Reifen bringen.

Homöopathische Mittel

Am Anfang gibt man:

Apis D6
Wenn sich die Beschwerden durch kalte Anwendungen bessern und der Patient wenig trinkt
Thematik: Weigerung, sich in eine Gemeinschaft einzufügen

Belladonna D6
Bei starkem Durst

Unterstützend kann man eine Gabe **Staphylococcinum C12** verabreichen.

Im Stadium der Einschmelzung erscheint ein weißer, eitriger Punkt.
Hepar sulfuris C12 gilt als „homöopathisches Skalpell", es führt zum Entleeren des Abszesses.
Fühlt sich vom Feuer angezogen: Es muss alles zerstört werden, alles soll durch die Feuersbrunst gereinigt werden …

Sonderfälle
* *Bei Nagelgeschwür* (Furunkel an den Fingern) ist **Myristica sebifera C6 - C12** vorzuziehen. Es aktiviert die Eiterung und sorgt für ein Abfließen des Eiters, was auch hier das Skalpell überflüssig macht.
* *Im Fall eines Karbunkels* (Abszess mit nekrotischem Bereich) verordnet man **Anthracinum C12** (Angst überfahren zu werden)
* *Bei einer chronischen Eiterung* kommen zwei Mittel infrage:

Silicea C12
- kälteempfindlich, schwitzt an Händen und Füßen
- Angst vor Spritzen

Sulfur C12
- Lebenskünstler, der zu viel Zucker isst und sich in seinem eigenen Dreck gehen lässt

Die Wirkung dieser Mittel kann man mit einer Gabe **Staphylococcinum C12** unterstützen.

VITILIGO

Chronischer Zustand mit stellenweiser Depigmentierung der Haut; es bilden sich weiße Flecke.

Bestimmte homöopathische Mittel können bei dieser Erkrankung helfen, für die die Allopathie keine Lösung zu bieten hat. Bis zu einer gründlichen Anamnese beim Homöopathen kann man folgende Mittel versuchen:

Alumina C12 - C18 - C24 - C30
- Patient schwitzt wenig
- sehr empfindlich für statische Entladungen beim Berühren von Gegenständen
- **verstopft**
- Angst vor Messern

Thematik: Ödipusproblematik (Angst vor einem rituellen Mord, vor einer Opferung)

Arsenicum album C12
- pingelig, unflexibel, gewissenhaft
- kälteempfindlich
- geizig

Thematik: Angst vor dem Tod: „Es kommt nichts danach."

Silicea C12
- hypersensibel
- schüchtern
- schwitzt an Händen und Füßen
- Angst vor Nadeln

Thematik: will nicht aus seiner schützenden „Blase" herauskommen

Hura brasiliensis C12
Treffendes Mittel, wenn in der Familie ein Kind verstorben ist.
Hura brasiliensis ist außerdem ein Mittel bei Lepra. (Bei dieser Erkrankung treten weiße, schmerzlose Flecke auf.)

PITYRIASIS VERSICOLOR

Bei dieser Hauterkrankung tritt ein kleinflächiger Ausschlag mit sehr leicht schuppigen Flecken, meist am Körperstamm, auf. Er ist einem Pilz zuzuschreiben.

Das beste homöopathische Mittel ist hier **Arsenicum jodatum C6**, 10 Tage lang 3 Globuli am Morgen.
Lokal kann man am Abend Kompressen mit Natriumbicarbonat auflegen (ein Kaffeelöffel Natriumbicarbonat auf ein Glas Wasser).
Man kann auch saure Nahrungsmittel einschränken und Wasser mit Natriumbicarbonat trinken.
Hat man damit keinen Erfolg, kann man eine Gabe **Psorinum C30** verabreichen, das bei den meisten **Mykosen** gute Wirkung zeigt.

Hautmykosen

Es entwickeln sich Pilze auf der Haut, die einen schuppigen Ausschlag hervorrufen. Dies geschieht besonders häufig am Fuß, zwischen den Zehen (*athlete's foot*).
Als Erstes sollte man eine Gabe **Psorinum C30** verabreichen (das Mittel der Angst vor dem **Verlassenwerden**), bei extremer Kälteempfindlichkeit und schlechtem Atem.

Bei übermäßiger Schweißentwicklung am Fuß:

Silicea C12, eine Gabe
- schüchtern in der Öffentlichkeit
- hypersensibel
- Angst vor Spritzen
- Verlangen nach einem dampfend heißen Bad

Thematik: Angst davor, aus seiner schützenden „Blase" herauszukommen

Falls dies nicht hilft, sollte man denken an:

Nitricum acidum C12
- unflexibel → „Gesetz ist Gesetz"
- Verlangen nach Salz und Fett
- Haut- und Schleimhautrisse (z. B. Risse am After)

Bei starker Schweißentwicklung am ganzen Körper mit starkem Geruch:

Thuja C12, eine Gabe
- hypersensibel

Thematik: möchte alles kontrollieren, um ganz im Mittelpunkt zu stehen, schafft es aber nicht

HÄMANGIOM

Bei der Geburt findet man am Säugling manchmal ebene Hämangiome, so genannte „Erdbeerflecken" ohne Relief, die wie Weinflecke aussehen. Mit der Zeit werden sie meist schwächer, wenn sie aber bestehen bleiben und ein ästhetisches Problem darstellen, können sie in der Pubertät einer Laserbehandlung unterzogen werden.

Homöopathisch kann man eine Gabe **Luesinum C12**, gefolgt von einer Gabe **Calcium fluoratum C12** zwei Wochen danach, geben.

Nehmen die Läsionen nicht ab, kommen weitere Mittel infrage, wie z. B. Arsenicum album, Carbo animalis, Phosphorus, Silicea und Thuja, die man möglichst anhand weiterer Symptome wählt.

Manche erhabenen Hämangiome sehen wie ein kleiner Blumenkohl aus. Diese **erhabenen Blutschwämmchen** werden im ersten Lebensjahr größer, verschwinden dann meist im Lauf des zweiten Lebensjahres. Hier kommt **Calcium carbonicum C12 - C30** infrage.

Erscheinungen in Sternform, so genannte „Spider Naevi" erscheinen später. Auch hier sind die ersten infrage kommenden Mittel **Luesinum C30** und **Calcium fluoratum C30**.

Hämangiome bergen nur eine geringe Gefahr für Komplikationen, stellen aber bisweilen ein ästhetisches Problem dar. Sie bluten nur selten. Zu bemerken bleibt jedoch das Klippel-Trénaunay-Weber-Syndrom, das durch ein großes

Hämangiom an einer unteren Gliedmaße gekennzeichnet ist. Dort zirkuliert das Blut schneller und es kommt zu einem beschleunigten Wachstum gegenüber der zweiten Gliedmaße.

AKNE

Während der Pubertät breiten sich häufig auf dem Gesicht, manchmal auch auf dem Rücken und der Brust der Jugendlichen, eiternde Pickel aus. Dies zeugt von einem Hormonschub, ohne dass die sexuelle Entwicklung abgeschlossen wäre.

In diesem Alter legen die Jugendlichen sehr hohen Wert auf ihr Aussehen und verbringen Stunden vor dem Spiegel. Schon der kleinste Pickel kann damit Anlass zu existenziellen Ängsten sein.

In manchen Fällen nimmt der Ausschlag katastrophale Ausmaße an und scheint offensichtlich „das Ziel zu verfolgen", mögliche Verehrer(innen) **fernzuhalten**.

Allopathische Behandlung

Lokal wird die Anwendung von Antiseptika und von Mitteln zur Regulierung der Talgabsonderung empfohlen. Für die systemische Behandlung wird eine langfristige Antibiotikabehandlung angeboten, die nicht frei von Nebenwirkungen ist, vor allem für die Darmflora.

In besonders schweren Fällen wird die Behandlung mit einem Retinoid (Isotretinoin, z. B. Roaccutan) verordnet. Dabei wird von zahlreichen Nebenwirkungen berichtet. Für Mädchen wird die Verordnung der Antibabypille zwingend, da andernfalls bei einer Schwangerschaft schwere Fehlbildungen des Babys drohen. Die toxische Wirkung betrifft vor allem die Leber und erfordert eine regelmäßige Überwachung der Leberfunktion (Transaminase-Werte).

Homöopathische Behandlung

Lokal ist die antiseptische Behandlung mit **Calendula** zu empfehlen: z. B. Calendula-Urtinktur, 10 Tropfen auf ein Glas Wasser, abends mit Watte auf die Pickel auftragen. Daneben sollte die Körperreinigung mit **Calendulaseife** erfolgen.

Systemisch kommen ggf. bis zur Konsultation bei einem qualifizierten Homöopathen folgende Mittel infrage:

Aurum metallicum C12, eine Gabe
- jung und dynamisch, verwegen oder sogar **draufgängerisch**
- großzügig
- Verlangen nach Fleisch, Brot

Thematik: verweigert die Regeln des Vaters, will den eigenen Gesetzen folgen

Calcium silicicum C12
- kälteempfindlich
- ängstlich
- Anhänger von Bionahrung
- mystische Erfahrungen; **spricht mit den Toten**

Carbo animalis C12
- trauriges, zurückgezogenes Kind; hat sich für die anderen geopfert und meint, nichts zurückbekommen zu haben
- Rosazea (Kupferrose)
- zahlreiche Lymphknoten

Carboneum sulfuratum C12
- **juckende** Akne
- Neigung zu Alkoholgenuss
- reizbar, ängstlich, intolerant

Causticum C12
- autoritär und weinerlich
- **fürchtet immer ein drohendes Unheil**
- beißt sich andauernd beim Essen oder Sprechen in die Wangen oder auf die Zunge

Conium maculatum C12
- „verkopft", verdrängt seine Sexualität
- pingelig, unflexibel, autoritär
- Verlangen nach Salzigem

Hepar sulfuris C12
- großes Eitermittel
- **vom Feuer angezogen**, spielt andauernd mit Streichhölzern
- Verlangen nach Essig
- kälteempfindlich

Thematik: möchte alles zerstören, um es eventuell neu aufzubauen: „Heute Abend zünden wir alles an!"

Kalium bromatum C12
- verborgener Kummer
- Hände und Finger ständig in Bewegung
- Stottern

Thematik: **Der schlechte Ruf**

Nux vomica C12
- jähzornig
- pingelig bei Kleinigkeiten
- liebt stark gewürztes Essen und Alkohol
- arbeitet viel, **Überlastung**

Silicea C12
- **schüchtern, vor allem in der Öffentlichkeit**
- stinkender Hand- und Fußschweiß
- extreme Angst vor Spritzen

Thematik: muss aus seiner Schale herauskommen

Sepia C12
- sensibler Jugendlicher
- etwas verweiblicht, wenn es sich um einen Jungen handelt
- arbeitsam
- kälteempfindlich
- extrem geruchsempfindlich
- Verstopfung
- begeistert sich für Tanz und Pferde

Sulfur C12
- vernachlässigter Jugendlicher, **wäscht sich nicht mehr**
- Akne auf der ganzen Stirn

Carbo vegetabilis C30
- **Akne auf dem Rücken**
- Tabakkonsum
- schüchtern in der Öffentlichkeit (Silicea)

Indium metallicum C12 - C30
Mädchen, die zu maskulin erscheinen; bei der Hormonbestimmung fällt ein zu hoher Spiegel an männlichen Hormonen auf (Irrtum bei der sexuellen Identität, **wäre lieber ein Junge geworden** oder umgekehrt, wenn es sich um einen Jungen handelt).

Juglans regia C6 - C12
Kleines Mittel, das man versuchen sollte, wenn keines der anderen Mittel wirklich angezeigt erscheint.
- Akne im Gesicht und auf dem **Hals**

LÄUSEANFÄLLIGKEIT

Das Problem des Läusebefalls tritt besonders in der Kindergartenzeit zutage, einer Zeit, in der auch der **Ödipuskomplex** zum Thema wird. In der Praxis muss man bei einem Befall diese unerwünschten „Gäste" töten, indem man an einem Abend Prioderm®-Lotion (mit Malathion) aufträgt, die einzige Behandlung, die wirklich wirkt. Am nächsten Tag dann mit Shampoo waschen. Mützen und Kopfkissen müssen ausgekocht und Kämme gereinigt werden.

Homöopathische Mittel können helfen, das Gröbste zu überwinden und Rückfälle zu vermeiden:

Präventiv
Morgens einige Tropfen Majoranessenz (oder Oregano, Urtinktur) auf das Haar geben und von Zeit zu Zeit 3 Globuli **Cucurbita pepo C6** verabreichen.

Zur Behandlung
Das wichtigste Mittel ist **Lachesis C12**, eine Gabe, bei dem auch die Eifersucht eine wichtige Rolle spielt.
- redselig
- empfindlich gegen Wärme
- erträgt keine enge Kleidung
- streitsüchtig

Weitere Mittel:
Psorinum C30
- sehr kälteempfindlich
- Neigung zu trockenen Ekzemen
Thematik: hat immer Angst, verlassen zu werden

Arsenicum album C12
- pingeliges Kind
- gewissenhaft
- kälteempfindlich
- Angst vor Mikroben; entsetzt, weil er Läuse hat

Sulfur C12
- warmes Kind
- schmutzig
- schludrig
- Verlangen nach Süßigkeiten

Mercurius C12
- „Bandenchef"
- Frühentwickler
- starker Speichelfluss
- schwitzt reichlich
- liebt Butter

VERLETZUNGEN

Traumen und diverse Verletzungen

Die Homöopathie hilft souverän in akuten Situationen nach stumpfen Traumen und offenen Verletzungen. Wenn das Mittel gut gewählt ist, verläuft der Heilungsprozess schnell und mit wenigen oder gar keinen Spätfolgen, und das selbst in sehr ernsten Fällen, wie beispielsweise bei schwerem Schädeltrauma, wo der Verlauf nahezu wunderbar erscheint.

Symbolische Bedeutung

„Es gibt keine Zufälle." Zufall ist, was einem „zu fällt", was einem auf den Weg hilft. Im Fall eines Schlags oder einer Verletzung sollte man sich immer Fragen zu sich selbst, zu seinem Leben stellen. Auf jeden „Fall" muss sich etwas ändern. Wie wir bereits in *„Homéopathie, chemin de vie"** festgestellt haben, kann man sich je nach betroffenem Körperteil die Frage nach der entsprechenden Symbolik stellen. Nehmen wir als Beispiel die Finger:

Die Finger
Sie haben sehr viel mit dem Handeln zu tun, damit, was wir tun müssen:
der kleine Finger → Geheimnis („Mein kleiner Finger hat es mir gesagt.")
Ringfinger → Ehering
Mittelfinger → großes Problem, Vater, Chef, Ödipus
Zeigefinger → „wir" (dient der Abgrenzung)
Daumen → orales Verhältnis, Verhältnis zur Mutter (am Daumen nuckeln)

Hautwunden

Äußere Behandlung:
- Desinfektion: Reinigung mit Wasserstoffperoxid (das nicht brennt)
- Abschürfungen und Verbrennungen erhalten eine **Fettgaze-Auflage mit Calendulasalbe**

---

* Siehe Literaturliste

Dazu kommen folgende homöopathische Mittel zum Einsatz:

Calendula C6 - C12

Bei Wunden mit ausgefransten Rändern gibt man ein paar Tage lang dreimal täglich 3 Globuli. (Man kann die Wunde auch mit gekochtem Wasser auswaschen, in das man einige Tropfen **Calendula Ø** gibt.) Die Ringelblume erspart viele spätere Sorgen.

Staphisagria C12 und C30

Staphisagria ist das Mittel der glatten Schnittwunden und der Folgen **genähter Wunden** (z. B. nach einer Operation).
Eine Gabe C30 wirkt sowohl auf der lokalen **als auch** auf der mentalen Ebene. (Der Schnitt ist ein Sinnbild für die Angst vor der Kastration und die begleitende Frustration.)

Hypericum C12 und C30

Bei **Wunden mit ausgefransten Rändern an den Fingerspitzen und Traumen durch Quetschungen** gibt man Hypericum.

Schläge, Prellungen, Quetschungen

Arnica C12 - C30

Das wichtigste Mittel, das man zur Erstbehandlung praktisch bei jeder Verletzung geben kann. In niedriger Potenz lässt es Beulen und blaue Flecke schnell verschwinden. In hoher Potenz kann es einen Patienten aus einem traumatischen Koma holen und heilt auch die „blauen Flecke der Seele" (affektiver Schock beim Tod eines geliebten Menschen oder beim Selbstmord eines Freundes). Arnica, die Blume aus den Bergen (Bergwohlverleih), lässt einen weiter aufsteigen, ohne zu stolpern: „Es lohnt sich!"

Bei einem Sturz aus großer Höhe mit tiefen Läsionen nimmt man **Millefolium C12** hinzu, vor allem wenn das Trauma mit einer Blutung einhergeht (z. B. Nasenbluten).

Traumen nach Lokalisierung

Kopf

Bei einem Schädeltrauma zuerst **Arnica C12** oder **C30** geben, falls ein Hirnödem auftritt (Benommenheit, Kopfschmerzen, Erbrechen), **Natrium sulfuricum C12 - C30** verabreichen, das homöopathische Pendant zu Synacthen® (Tetracosactid, Medikament gegen Hirnödem).
Bei Erbrechen muss **schnellstmöglich im Krankenhaus** eine Computertomografie-Untersuchung vorgenommen werden, denn es besteht das Risiko

eines **Subduralhämatoms**, das vor allem innerhalb der ersten 48 Stunden nach dem Unfall auftritt und einen neurochirurgischen Notfall darstellt (weitere hinweisende Symptome: asymmetrische Pupillen, Schwindel, lokale Lähmungserscheinungen).

Cicuta virosa C12 und C30

Dieses Mittel ist bei Traumen des Gesichts und der Nase angezeigt, und wenn es zu Konvulsionen oder einem Ekzem kommt (z. B. Pferdetritt ins Gesicht). *Thematik:* Menschen, die am Rande einer Welt leben, die sie als „verrückt" betrachten.

Opium C12 und C30, 1 M

Opium ist angezeigt, wenn sich der Patient in einem stuporösen Zustand befindet, mit Herz- und Atemarrhythmie sowie Verstopfung. *Thematik:* Angst löst Bestürzung aus, das Paradies ist unerreichbar.

Lobelia inflata C12 und C30

Der indische Tabak ist das Mittel für **Kopfschmerzen und residuellen Schwindel** nach Schädeltrauma.

Hirnblutung

Nach einer schwierigen Geburt kann es zu einer subduralen Blutung kommen, deren Resorption einige Zeit erfordert und die möglicherweise sogar kalzifizieren kann, es sei denn, man verabreicht je nach Kontext Silicea C12, Calcium fluoratum C12 oder Mercurius C12 (siehe Kapitel „Neonatologie").

Auge

Symphytum C12 und C30

Das wichtigste Mittel für das „**blaue Auge**" nach einem Schlag oder beispielsweise auch durch einen Tennisball.
Das Auge stellt den Zugang zur dritten Dimension der Liebe, der „universellen Liebe", dar: Augenprobleme → Problem mit Gott! Symphytum hilft uns, den Zugang zu dieser Dimension zu finden.
Außerdem soll der Beinwell, wie er im Volksmund heißt, helfen, **Paare, die zerreißen wieder zusammenzuschweißen.**
Lokal lindert das Massieren des gesunden Auges durch einen Reflexeffekt die Schmerzen im betroffenen Auge.

Ledum palustre C12
Mittel für den Schlag aufs Auge, Besserung durch Baden des Auges in kaltem Wasser.
Kommt infrage, wenn Symphytum nicht ausreicht.

Staphisagria C12
Dieses Mittel ist dann erfolgreich, wenn heftige **Wut** mit einem Schlag **nach innen gedrängt** wurde (z. B. wenn eine Frau von ihrem Mann geschlagen wird).

Ruta graveolens C12
Wenn eine anhaltende Akkommodationsstörung vorliegt und die Gesichtsknorpel geschädigt wurden.

Bothrops lanceolatus und **Crotalus horridus C12 - C30**
Diese Schlangengifte sind bei einer **Blutung in die vordere Augenkammer** angezeigt.
Bothrops möchte einen präzisen Blick haben, der ihm das Denken erspart, Crotalus stemmt sich gegen den Willen des Vaters. (AFADH**)

Coccus cacti C12 - C30
Das Mittel für **Fremdkörper im Auge**; will den Balken im eigenen Auge nicht sehen, sondern sieht auf den Splitter in dem des Nachbarn; findet keinen Zugang zur dritten Dimension der Liebe (dem „Ihr"), denn es gibt einen Fremden, den er nicht akzeptieren kann (z. B. den Stiefvater, nachdem seine Mutter erneut geheiratet hat)

Mund

Zahnfrakturen
Arnica, **Hypericum** und **Pyrogenium** (jeweils **C12**) helfen eine Infektion vermeiden und können den einen oder anderen Zahn retten.

Biss auf die Zunge

Ignatia C12
Mittel für Menschen, die durch einen Kummer, eine enttäuschte Liebe den Halt verlieren: Man hat sich vor lauter Kummer auf die Zunge gebissen!

**Association Française pour l'Approfondissement de la Doctrine Hahnemannienne

Causticum C12

Menschen, die sich vom Unglück der anderen aus dem Gleichgewicht bringen lassen: „Das hätte mir auch passieren können!"

Zahnfleischtraumen

Staphisagria C12

Mittel der Frustration: musste viel einstecken, und jetzt blutet das Zahnfleisch beim Zähneputzen.

Nase

Epistaxis (Nasenbluten)

Bei einem Schlag auf die Nase mit anschließendem **Nasenbluten** kann man Arnica geben. **Außerdem legt man ein kleines Stück Papier** (z. B. ein Stück Küchentuch) **unter die Zunge, das stoppt Nasenbluten.**
Weitere wirkungsvolle Mittel sind:

Ferrum phosphoricum C12
- Schwaches, anämisches Kind, das nicht genügend „inkarniert" ist und saisonale Viruserkrankungen aufschnappt

China C12
- Anämie
- anhaltende Blutungen
Kind, das sich nicht abstillen lassen wollte; Menschen, die später eine Psychoanalyse verweigern und ihre gesamten Kräfte in unterbewussten Kämpfen mit ihren inneren „Bestien" aufzehren. Ein alltägliches Symptom: verliert andauernd seine Schlüssel!

Vipera C12
- Sammler, die immer alles aufbewahren wollen („Wer lebt, verliert!")
- Varizen an den Gliedmaßen

Crocus sativus C12
- Mittel für Nasenbluten bei **heißem Wetter**
- schwarze, fadenförmige Absonderungen
- möchte Zugang zur Freude erlangen, indem er die anderen in Besitz nimmt, was nicht möglich ist

Wirbelsäule

Verstauchung der Halswirbelsäule

Mezereum C12 und C30
Ein gutes Mittel bei Schleudertrauma – Menschen, die den Halt verloren haben

Lumbalpunktion

Cina C12 - C30
Dieses Mittel lindert Kopfschmerzen (z. B. nach einer Periduralanästhesie). Falls es keine Wirkung zeigt, eine Gabe **Hypericum C12** nehmen.

Lendenwirbelsäule, Steißbeindistorsion

Hypericum C12 - C30
Bewährtes Mittel bei Verletzungen der Wirbelsäule

Rückenmarksverletzung

Ignatia C12 - C30; 1 M – 10 M
Das Mittel für **Verletzungen der Wirbelsäule**
Thematik: die Liebe in ihren drei Dimensionen finden

Thorax

Rippenbrüche

Kalmia latifolia C12
Mittel, das intensive Schmerzen lindert
Thematik: Problem mit dem Ehepartner, mit demjenigen, der sich neben einem befindet

Herz

Cactus C12
Mittel für Schläge auf das Herz, das sich wie in einen Schraubstock eingezwängt anfühlt
Thematik: dem Blick des anderen entgehen, der einen einsperrt

Brust

Bellis perennis C12
Das Akutmittel für Schläge auf die Brust
Thematik: für immer schön sein

Conium maculatum C12
Für chronische Folgen
Thematik: die aus der Sexualität stammende Kraft nutzen, um Zugang zur Erkenntnis zu erhalten

Abdomen
Schmerzen durch das Strampeln des Fetus: **Conium maculatum C12**

Geschlechtsorgane

Arnica C12
Das Mittel zur Erstbehandlung stumpfer Traumen; nötigenfalls unterstützt durch **Hypericum C12**, wenn sich Nervenschmerzen dazugesellen.

Staphisagria C12
Zur Vermeidung mentaler Folgen (z. B. bei schmerzhaftem Zurückschieben der Vorhaut oder bei einer Beschneidung)
Thematik: Frustration - Sadomasochismus

Extremitäten

Luxationen

Nach dem Einrichten sollte man neben **Arnica C12** noch **Rhus toxicodendron C12** geben.
- Schmerzen verschlechtert durch feuchte Kälte und zu Anfang der Bewegung
- Verbesserung durch anhaltende Bewegung
Thematik: „Bewegung ist Leben."

Knochenbrüche

Man gibt grundsätzlich **Arnica** in hoher Potenz (**C12 - C30**), da die Knochenschmerzen bei einer Fraktur furchtbar sind.
Dazu kommen infrage:

Symphytum C12
Beinwell beschleunigt die Knochenheilung und beugt einer Pseudarthrose vor.

Calcium phosphoricum (ansteigende Potenzen **C12 - C30**)
Mittel für das **Wachstum mit mangelnder Mineralisation** und Neigung zu Knochenbrüchen bei Kindern, die am Nachmittag einen Bärenhunger bekommen
- starkes Gefühl der Ungerechtigkeit
- Kommunikation durch Magnetismus

Sticta pulmonaria C12 - C30
Mittel bei **Schlaflosigkeit nach einer Fraktur**; dieses Mittel steht im Zusammenhang mit der Öffnung der Stirnhöhlen, der Öffnung des dritten Auges (Gott spricht zu uns in der Stille der Nacht!).

Silicea C12 - C30
Mittel im Fall eines offenen Bruchs mit Eiterung
Thematik: aus der Schale, aus der schützenden „Blase" herauskommen (Schüchternheit)

Muskelriss, Zerrung

Agaricus C12
Das Mittel für einen zu starken Geist in einem Körper, der nicht standhält. Der Körper muss in Einklang mit dem Geist gebracht werden. Wie im Fall des Marathonläufers, dessen Endorphinspiegel so stark ansteigt, dass er keine Schmerzen mehr verspürt, zu weit geht und zusammenbricht.

Bryonia C12
Wenn die Schmerzen so heftig sind, dass jede Bewegung unmöglich wird.
Thematik: will das Haus nicht verlassen, Bryonia hat eine sehr lange Wurzel …

Muskuläre Überbelastung

Arnica C12
Sogar vorbeugend – arbeitet zu viel!

Bellis perennis C12
Souveränes Mittel für den alten, von der Arbeit auf dem Feld verbrauchten Landarbeiter
Thematik: immer schön sein

Sehnenentzündung

Anacardium C12 - C30
Problem der Wahl – hin- und hergerissen zwischen mehreren Möglichkeiten
Recht häufig bei Zwillingen angezeigtes Mittel: „Bin ich ein Engel oder ein
Dämon?"

Rhus toxicodendron C12
Sehnenüberbelastung durch Hyperaktivität in feuchter Luft oder Seeluft
Thematik: „Bewegung ist Leben."

Ruta graveolens (ein Rautengewächs) C12
Widerspruch zwischen dem Verlangen nach einem Orgasmus und der Weigerung, an der Schöpfung teilzuhaben – Begattung ohne Schwangerschaft?
- Abnehmen der Sehkraft
- **frühzeitige Weitsichtigkeit**

Krämpfe

Cuprum metallicum C12
Das souveräne Mittel bei Krämpfen
Thematik: ist nicht auf der Höhe der Situation

Verletzung der Extremitäten nach Lokalisierung

Schultern

Schlüsselbeinbruch

Causticum C12 - C30
- Angst vor drohendem Unheil, vor dem Damokles-Schwert

Anhaltende Schmerzen nach einer Schulterverletzung

Ferrum metallicum C12 - C30
- Man kann nichts mehr **tun**. Dabei handelt es sich um ein Problem des
  Willens.

Lähmung des Plexus brachialis

Causticum C12
- Folgen einer schwierigen Geburt – Zangengeburt

Ellbogen

Tennisellbogen

Arnica C12
- arbeitet zu viel, kann nicht delegieren

Rhus toxicodendron C12
„Bewegung ist Leben."

Agaricus C12
- zu viel Energie für einen Körper, der nicht standhält

Ambra grisea C12
- Die anderen „fressen mich auf", überwältigen mich mit ihrer negativen Haltung, ich schaffe es nicht, mich davor zu schützen.

Schmerzhafte Pronation

Bei einem kleinen Kind, das man am Arm gezogen hat, kann sich der Ellbogen ausrenken, und die Hand bleibt in einwärts gedrehter Haltung (Pronation). In diesem Fall muss man den Ellbogen beugen, dann die Hand auswärts drehen (Supination) und den Arm wieder strecken, so dass das Radiusköpfchen wieder an seinen Platz gleitet.
Danach gibt man:

Cuprum C12
- Krämpfe
Thematik: Kind, das fürchtet, nicht „auf der Höhe" zu sein

Plumbum C12
Kind, das jeden Zwang verweigert

Hände

Quetschungen, Stiche, Risswunden
Das souveräne Mittel ist **Hypericum (C12 - C30)**: die richtige Tür finden

Knie

Calcium phosphoricum C12 - C30
- zu rasches Wachstum
- magnetischer Kontakt

- starkes Gerechtigkeitsgefühl
- Schwäche der Knie nach einem Unfall; es ist kein Verlass mehr auf ihn.

Jodum C12 - C30
- Verletzung der Kreuzbänder, Menisken

Thematik: aus einer symbiotischen Beziehung herauskommen, den anderen akzeptieren, Zugang zur dritten Dimension der Liebe gewinnen (universelle Liebe, Transzendenz)

Ruta graveolens C12
- Knorpelschäden

Thematik: die sexuellen Kräfte bändigen; akzeptieren, etwas zu erschaffen

Medorrhinum C12 - C30
- schmerzhafte Folgebeschwerden am Knie
- schläft auf dem Bauch und kaut Nägel

Thematik: Vorahnungen

Osgood-Schlatter-Erkrankung bei Jugendlichen
Ablösung des Periosts an der Tibia infolge von Zugbelastung der Quadriceps-Sehne. Es handelt sich um eine ungefährliche Erkrankung. Durch die Schmerzen ist die Sportfähigkeit für ca. ein Jahr eingeschränkt. Das beste Mittel ist **Agaricus C12 - C30** (hohe Energie, der Körper hält nicht stand und gibt nach).

Sprunggelenk
Verstauchungen heilen schnell mit **Arnica C12**, unterstützt durch:
Rhus toxicodendron C12 bei unkomplizierten Fällen
Ruta graveolens C12 in ernsteren Fällen mit Bänderriss und Knochenausriss
Bellis perennis C12 hilft, die Schönheit und Harmonie wiederherzustellen, wenn es zu Spätschäden mit Hinken kommt.

Chronische Fälle:
Strontium carbonicum C12 - C30 für rezidivierende Verstauchungen oder alte, anhaltende Beschwerden mit Verstauchungen

Natrium carbonicum C12 - C30
- chronische Anfälligkeit der Sprunggelenke
- leidet unter einem Mangel an Harmonie in seiner Umgebung

- klavierbegabt
- verträgt keinen Honig

Fuß

Wunden

Calendula (Ringelblume)
Urtinktur (10 Tropfen in ein wenig Wasser) zum Desinfizieren der Wunde

Silicea C12
- chronische Eiterung
- stinkender Fußschweiß
Thematik: aus seiner Schale herauskommen

Blasen

Causticum C30
- Angst vor drohendem Unheil (Damokles-Schwert)
- Mitgefühl +

Schmerzen an einem Amputationsstumpf
Hier leisten **Symphytum C12** oder **Hypericum C12** gute Dienste.

Verbrennungen

Die Behandlung schwerer Verbrennungen (etwa ab 10 % der Körperoberflä-
che bei einem Erwachsenen, 5 % bei Kindern) muss in einer spezialisierten
Einrichtung erfolgen.

Verbrennungen ersten Grades
Rötung (z. B. Sonnenbrand)
örtlich: **Calendulasalbe**

Apis C6, dann **C12**
- **durstlos**
- Besserung durch Kälte
Thematik: verweigert das Leben in Gemeinschaft

Belladonna C6
- häufig mit Fieber und **pochenden Kopfschmerzen**

- erweiterte Pupillen
- Angst vor der Aggressivität anderer

Verbrennungen zweiten Grades

Blasenbildung
Blasen dürfen nicht aufgestochen werden, sie bilden den besten Schutz für die Wunde. Man bedeckt sie am besten mit **Fettgaze** und **Calendulasalbe**.

Cantharis C6 - C12
Bricht **nach** einer Prüfung zusammen (z. B. nach einer Examensprüfung)

Verbrennungen dritten Grades

Schwarze Bereiche durch tiefe Verbrennungen
Die Behandlung muss in einer spezialisierten Einrichtung erfolgen.

Arsenicum album C12
Erstaunliche Wirkung auf die Schmerzen, Besserung der Ruhelosigkeit und Beschleunigung der Heilung
örtlich: Calendulasalbe, Fettgaze, … ggf. Transplantation

Sonnenbrand

Ein Sonnenbrand sollte auf jeden Fall vermieden werden, denn es ist erwiesen, dass dadurch die Hautalterung beschleunigt und das Risiko für Hautkrebs erhöht wird **(Melanom: ein Muttermal, das sich schwarz färbt und unregelmäßige Ränder bekommt, muss dem Dermatologen gezeigt werden)**. Bei einem Sonnenbrand kommt es meist zu einer Verbrennung ersten, manchmal auch zweiten Grades. Die Schwere ist abhängig von der Intensität der systemischen Begleitsymptome, wie Fieber, Dehydratation, Sonnenstich). Symbolisch steht die Sonne für den Vater, also für einen physischen oder spirituellen Konflikt mit dem Vater.

Die homöopathischen Mittel:

Apis C6
- durstlos
Thematik: verweigert das Leben in Gemeinschaft

Belladonna C6
- Fieber
- pulsierende Kopfschmerzen
Thematik: Angst, vom „weißen Hai" angegriffen zu werden, gefressen zu werden

Cantharis C6 - C12
-    Blasenbildung
Thematik: bricht nach einer Prüfung zusammen

Glonoinum C12
-    explosionsartige Kopfschmerzen
Thematik: möchte die anderen überwältigen

Sonnenallergie

Nach Sonneneinwirkung, häufig mit der ersten intensiven Sonnenstrahlung, stellen sich ein juckender Ausschlag oder eine Nesselsucht ein. Versuchen Sie: **Sol C6 - C12**.
Falls dies keine Wirkung zeigt:

Natrium muriaticum C12 - C30
-    Sonnenallergie
-    abgemagert
-    Verlangen nach Salz
Thematik: Problem mit dem Vater

Fremdkörper

Seeigelstachel, Holzsplitter, usw. werden mithilfe von **Silicea** in einer niedrigen Potenz (einige Tage lang **3 Globuli C6** morgens und abends) leichter eliminiert.
Thematik: aus seiner Schale herauskommen

örtlich: Calendula-Urtinktur auftragen

Coccus cacti C6 - C12
Flugasche, Fliege im Auge
Thematik: den Fremden verjagen, der einem das Leben vermiest (z. B. den Stiefvater)

Inhalation von Fremdkörpern
➤ *Unmittelbare Erstickungsgefahr*
➤ *Sekundäre Gefahr*
-    Verlegung einer kleinen Bronchie (z. B. durch eine Erdnuss)
-    bei wiederholter atypischer Pneumonie, immer auf derselben Seite
     → Röntgenaufnahme des Thorax bei Ein- und Ausatmung und im Zweifelsfall eine Bronchoskopie machen lassen

➢ *Manchmal Bild einer vom Kehlkopf ausgehenden Atemnot* → bei akuter Kehlkopfentzündung immer an die Möglichkeit eines eingeatmeten Fremdkörpers denken

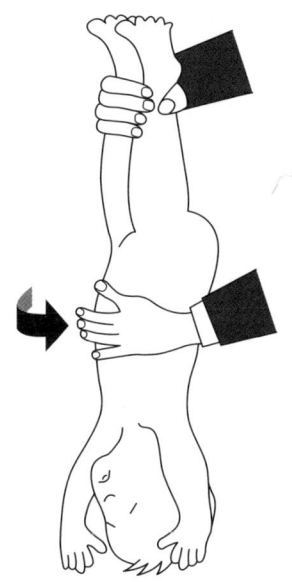

Das Kind mit einer Hand an den Füßen hochheben, mit dem anderen Arm um den Bauch fassen und mit einem festen Stoß eine starke Ausatmung erzwingen.

Mephitis putorius C12
Mittel für Menschen, die sich leicht beim Essen oder Trinken verschlucken
Thematik: Wunsch, andere abzuschrecken

Stromschlag

Morphinum C12 - C30
Das Kind bleibt von dem Schlag benommen.
Thematik: bewusstlos in den Armen Morpheus' ruhen

Phosphorus C12 - C30
- „Luftikus", magnetisch
- „steht neben sich"
- Gefühl, aus seinem Körper zu treten

Insektenstiche und Bisse giftiger Tiere

Nach einem Stich oder Biss eines giftigen Tieres entstehen häufig örtliche Reaktionen, die sich homöopathisch gut behandeln lassen. Sollte es dagegen zu einer **systemischen Reaktion** kommen, ist wahrscheinlich eine schulmedizinische Behandlung erforderlich, mit einer subkutanen (intramuskulären oder intravenösen) **Adrenalin- und Kortisoninjektion.**

Bei einem Stich in den Mund muss unverzüglich der Arzt aufgesucht werden. Bis dahin kann man **grobes Salz** in den Mund nehmen, um das Ödem zu resorbieren, dazu **Apis C12** geben.

Außerdem muss man wissen – oder sich in Erinnerung rufen – dass diese Gifte thermolabil sind, **also durch Hitze (60 °C) zerstört werden.**

Im Notfall sind also folgende Maßnahmen möglich:

1. **Einen Teil des Gifts mit einem** Giftsauger **absaugen**
2. **Einen kleinen venösen Druckverband** in der Nähe des Stichs oder des Bisses in Richtung Herz anlegen, um die Verbreitung des Gifts zu begrenzen
3. **Eine Hitzequelle möglichst nah** an die Wunde bringen – z. B. das glühende Ende einer Zigarette oder eines Zigarrenanzünders aus dem Auto oder auch einen von der Sonne erhitzten Stein – und dabei **bis an die Grenze der Verbrennung** kreisende Bewegungen um die Wunde ausführen

Symbolische Bedeutung

Stiche und Bisse giftiger Tiere scheinen „zufällig" aufzutreten, aber wie wir erfahren haben, ist Zufall, was einem „zu fällt", einem auf den Weg hilft. Das angezeigte homöopathische Mittel weist dem Opfer häufig den Weg zu einem persönlichen Problem, das es zu regeln gilt.

Folgende homöopathische Mittel kommen infrage:

Ledum palustre C6 - C12 - C30
Das Mittel der ersten Wahl bei Menschen, die leicht gestochen werden (präventiv und kurativ bei allen Giften). Man sollte es beim Campen immer dabeihaben.
- besser durch Kälte
- bläuliche Blutergüsse
Thematik: Träumt von der Unfehlbarkeit bei der Beurteilung von Gut und Böse, Schön und Hässlich; einen Geist haben, der alles durchdringt, **in seiner Spezialität top sein**, sich mit etwas rühmen.

Bienen

Den Stachel entfernen, dann alle fünf Minuten 3 Globuli **Apis C12** geben.

Apis

- Ödem
- Verbrennungen, Stiche
- Schwellung des **Kehlkopfs** → Quincke-Ödem (**Lachesis**, **Carbolicum acidum**)

Thematik: Das Leben in Gemeinschaft erscheint unerträglich.

Wespen

Ebenso vorgehen wie bei einem Bienenstich, aber **Vespa crabro C12** geben.
Bei einer Schwellung des Gesichts (Quincke-Ödem) darauf achten, ob die Stimme heiser wird oder der Patient nach Luft ringt. In diesem Fall ist höchste Vorsicht geboten und möglicherweise eine Notfallbehandlung beim Arzt erforderlich. Dieser behandelt dann mit Kortisonderivaten und ggf., bei einem anaphylaktischen Schock, mit einer subkutan injizierten Ampulle Adrenalin.

Als homöopathische Mittel kommen in dieser Situation infrage:

Lachesis C12, wenn die Person eifersüchtig und redselig ist
- zieht Insekten an
- gesprächig, aufgeregt, eifersüchtig
- Ödipuskomplex

Ledum C12, wenn die Stiche bläulich aussehen

Carbolicum acidum C12 bei einem extrem stark entwickelten Geruchssinn

Falls man keinen Zugang zu Medikamenten hat, und jemand wird während einer Mahlzeit von einer Wespe in den Mund gestochen, sollte man ihm eine Hand voll Salz in den Mund geben, um dem Ödem Wasser zu entziehen.

Eine Allergie gegen Wespenstiche sollte von einem Homöopathen auf konstitutioneller Ebene behandelt werden.

Spinnen

Ledum palustre C12 über 24 Stunden geben. Sollte sich der Zustand nicht wirklich verbessern, mit einer Gabe **Tarentula hispanica C12** ergänzen.
Thematik: einer symbiotischen Beziehung entrinnen

Ameisen

Das erste infrage kommende Mittel ist auch hier **Ledum palustre C6**. Wenn dies nicht ausreichend wirkt, mit **Formica rufa C12** ergänzen (einem Leben als kleine geschäftige Ameise entkommen?).

Skorpione

Nach **Ledum palustre C12**, **Scorpio australis C12** geben
Thematik: Revolte gegen Familie und Gesellschaft; Selbstzerstörung

Zecken

Zecken werden von Tieren, vor allem von Hunden, im Frühjahr verbreitet und können Viruserkrankungen übertragen (Zecken-Enzephalitis) oder das von (den auf Antibiotika der Familie der Makroliden ansprechenden) Rickettsien verursachte mediterrane Fleckfieber. Die Bissstelle ist klein, schwärzlich und wund.

Als homöopathisches Mittel kann man einige Tage lang **Arsenicum album C12** geben (*Thematik:* Angst vor dem Tod).

Mücken → Malaria

Das zentrale Mittel ist **Ledum palustre C6 - C30**. Man muss Babys schützen, z. B. mit einer Blaulichtlampe, an der anfliegende Mücken verbrennen, nachdem man alle möglichen Brutstätten (stehendes Wasser, beispielsweise in alten Büchsen und Kanistern) beseitigt hat.
In Ländern mit **Malaria**-Vorkommen übertragen bestimmte Mücken (Anopheles) diese gefürchtete Krankheit, für die man in der Schulmedizin präventiv und kurativ Chininderivate gibt. Derzeit führt eine steigende Resistenz der Erreger dazu, dass immer stärkere Produkte verordnet werden, die auch weniger gut verträglich sind. Man kann die Nebenwirkungen lindern, indem man von Zeit zu Zeit **Nux vomica C6** (die Überlastung beenden) und **China C6** (die Synthese bilden) nimmt.
Menschen, die die Nebenwirkungen der Chininderivate nicht mehr vertragen, hilft eine Gabe **Natrium sulfuricum C12** alle zwei Wochen dabei, der Malaria vorzubeugen (*Thematik:* zu viel Wasser, zu viele Launen).

Quallen

Das Hauptmittel, **Medusa C6 - C30**, hilft, die unmittelbaren Reaktionen (nässende Schwellung, wie bei einer Verbrennung) und vor allem die Spätfolgen (Ekzem) zu verhindern.
Thematik: Die Mutter drängt sich auf und vergiftet mich.

Drachenfisch

Der Stich eines Drachenfisches verursacht einen blitzartigen Nervenschmerz. Das beste Mittel ist hier **Hypericum C12**, das „Arnica der Nerven".
Thematik: Es gibt tausend Löcher, tausend enge Durchtrittstellen, welche soll ich wählen?

Vipern

Schnellstmöglich mit dem Giftsauger das Gift absaugen und bis zum Eintreffen im Krankenhaus alle 5 Minuten 3 Globuli **Vipera redi C6** geben.
Thematik: muss akzeptieren, dass er aufräumen, sich von alten Dingen trennen muss

Andere Schlangen

Grundsätzlich **Ledum palustre** und – wenn möglich – das potenzierte Gift der Schlange (z. B. Crotalus C12, Lachesis C12, usw.) geben

Prozessionsspinner

Es kann zu einem generalisierten Ödem kommen und begleitend bei einem Jungen zu einer **Hodentorsion**. Geben Sie **Bombyx processionea (C12 - C30)**.

Empfindlichkeit gegenüber Insektenstichen

Manche Menschen werden andauernd von Insekten gestochen, die sie anzuziehen scheinen.
Die hier infrage kommenden Mittel sind:

Lachesis C12
- eifersüchtig, redselig
- Stiche vor allem auf der linken Körperseite
Thematik: Ödipuskomplex

Aurum metallicum C12
- autoritär
- **Draufgänger**
- großzügig, „hat ein goldenes Herz"
Thematik: verweigert das Gesetz des Vaters

Arsenicum album C12
- gewissenhaft
- ruhelos

- geizig
- kälteempfindlich

Thematik: Angst vor dem Tod

Arnica C12
- arbeitsam
- autoritär
- altruistisch

Thematik: will nichts delegieren

Belladonna C12
- Kind, das beißt
- hohes Fieber mit Delirium

Thematik: orales sadistisches Stadium (Angst vor dem „weißen Hai")

Stramonium C12
- ängstliches Aufschrecken aus dem Schlaf
- beißendes Kind, wie bei Belladonna, dazu aber eifersüchtig

Thematik: Angst vor gefährlichen Tieren (Symbol für unsere inneren ungezähmten Bestien)

Sulfuricum acidum C12
- neigt dazu, immer voreilig und hastig zu handeln

Thematik: **Unfall**, der häufig bereits stattgefunden hat und den er unbewusst reproduziert

Vergiftungen

Lebensmittelvergiftung

Arsenicum album C12
Vergiftung vor allem mit verdorbenem Fleisch
Thematik: Angst vor dem Tod – „Es kommt nichts danach."

Urtica urens C12
Vergiftung durch Fisch oder Muscheln
Thematik: Angst vor dem Tod des Vaters

Lycopodium C12
Vergiftung durch Austern
Thematik: Angst, von innen heraus durch lebendige Tiere gefressen zu werden; Verlangen nach Macht

Nux vomica C12
Folgen von Völlerei mit Alkoholexzessen und zu reichhaltiger Nahrung

Vergiftung durch Haushaltsprodukte

Wenden Sie sich an das nächstgelegene Giftinformationszentrum.
Die Bundeszentrale für gesundheitliche Aufklärung hat auf der Website
http://www.kindergesundheit-info.de/giftnotruf2.0.html die Telefonnummern der Giftinformationszentren für Deutschland, Österreich und die
Schweiz zusammengestellt.

Einige Nummern deutscher Giftinformationszentren:
Berlin: 0 30-19 24 0
Bonn: 02 28-19 24 0
Erfurt: 03 61-73 07 30
München: 0 89-19 24 0
Geben Sie in der Zwischenzeit **Nux vomica C6**.

Verschlucken ätzender Stoffe
Causticum C12 geben und das Giftzentrum anrufen
Thematik: Furcht vor drohendem Unheil

Verschlucken von Erdölprodukten
Das Giftzentrum anrufen und **Petroleum C12** geben
Thematik: Skepsis

Bleivergiftung
Eine Blutuntersuchung machen lassen (erhöhte Bleikonzentration im Blut)
Plumbum C12 geben und das Giftzentrum oder das Krankenhaus anrufen
Thematik: erträgt keinerlei Zwang

Kohlenmonoxidvergiftung (Rauchvergiftung)
Eine Gabe **Carbo vegetabilis C30** verabreichen und den Notarzt rufen (Tel. 112)

Lebensmittelallergien

Meist macht sich eine Lebensmittelallergie durch ein Ekzem bemerkbar.
Ein Hauttest oder eine Blutuntersuchung (lebensmittelspezifische IgE-Titer:
gemischte CLA-Tests auf Trophallergene und Inhalationsallergene, falls bei-

spielsweise ein Verdacht auf eine assoziierte respiratorische Allergie besteht) fördern die jeweilige Unverträglichkeit ans Tageslicht.

Manchmal zeigt sich bei Kontakt mit dem betreffenden Lebensmittel unmittelbar eine akute bis hochakute allergische Reaktion: Schwellung der Lippen, des Gesichts, der Lider, möglicherweise Schockzustand (im letzteren Fall ist sofort der Notarzt zu verständigen und – wenn möglich – eine subkutane Adrenalin- oder Kortisoninjektion zu veranlassen).

Abgesehen von den hochakuten Fällen leistet auch die Homöopathie bei solchen Pathologien wertvolle Hilfe. Man kann wiederholte Gaben **Histaminum C12** oder **Histaminlunge C12** (in Frankreich unter dem Namen „Poumon histamine" erhältlich) verabreichen.

Zudem kommen folgende Mittel infrage:

Apis C12
bei Ödem und Urtikaria, bis zur erforderlichen ärztlichen Konsultation
Thematik: verweigert die Gemeinschaft

Arsenicum album C12
bei Erbrechen und Durchfall
Thematik: Angst vor dem Tod

Nux vomica C6
bei Übelkeit und Verstopfung
Thematik: Überlastung, Übermaß an Medikamenten

Je nach Ergebnis der Allergie-Untersuchung können noch weitere Mittel infrage kommen, für deren Auswahl ein qualifizierter Homöopath bemüht werden muss.

Einige Beispiele:

Eierallergie
Das Ei steht symbolisch für das Leben im Mutterleib.

Mögliche Mittel:

Chininum arsenicosum C12, eine Gabe
falls gleichzeitig eine Allergie gegen Fisch besteht
Thematik: Angst vor dem Tod (vgl. Arsenicum) und Angst vor Tieren – den äußeren oder inneren (vgl. China)

Colchicum C12, eine Gabe
bei einem gezierten Patienten mit Verschlechterung durch Gerüche

Ferrum metallicum C12, eine Gabe
bei einem autoritären, energischen Kind, das leicht Nasenbluten bekommt

Fischallergie

Chininum arsenicosum C12
mit begleitender Allergie gegen Eier

Carbo animalis C12
Person, die sich umsonst opfert; sieht sich als Opfer

Caladium C12
Raucher, der sich vor der Realität hinter einen Vorhang aus Rauch flüchtet

Kalium carbonicum C12
- Verlangen nach Zucker
- kitzelig
- behandelt die Umgebung unverschämt

Plumbum C12
- erträgt keinerlei Zwang
- Bauchschmerzen

Allergie gegen Austern und Muscheln
(Symbol des Rückzugs auf zu Hause, in seine Schale)

Carbo vegetabilis C30
- Vorgeschichte von Sauerstoffmangel, z. B. bei der Geburt
- Raucher

Lycopodium C12
- dickköpfig, autoritär, aber es fehlt ihm an Selbstbewusstsein
  („Möchtegern-Chef")

Urtica urens C12
- gezeichnet durch den Tod des Vaters

Milchallergie (Symbol der Mutter)
Das große Mittel bei Milchallergie ist **Aethusa cynapium C12 - C30**
- Mutter und Baby verstehen sich nicht

Glutenallergie (Weizenprotein, Symbol des Vaters)

Natrium muriaticum C12
- zurückhaltendes Kind
- Verlangen nach Salz
- Vater physisch oder affektiv abwesend

Natrium sulfuricum C12
- begleitende Schimmelpilzallergie
- empfindlich gegen Feuchtigkeit

Sulfur C12
- entspanntes Kind, das unsauber isst

Causticum C12
- autoritäres, aber ängstliches Kind
- Verlangen nach Salz

Lycopodium C12
- autoritäres Kind
- liebt Zucker

Nux vomica C12
- aufgeregt und pingelig
- Verlangen nach gewürztem Essen
- Übermaß an Medikamenten

Erdbeerallergie

Antimonium crudum C12
- „Nimmersatt"

Oxalicum acidum C12
- familiäre Vorgeschichte von Oxalurie (Oxalsäurekristalle im Urin)
- häufig Sterilität

Sepia C12
- kälteempfindliches Kind
- verstopft
- Unverträglichkeit von Gerüchen

Urtica urens C12
- Trauer um den Vater in der Vorgeschichte
- Urtikaria

Chirurgische Eingriffe: Vorbereitung und Nachsorge

➢ **Am Vortag**
- *morgens:* **Opium C12**, eine Gabe
- *mittags:* **Phosphorus C12**, eine Gabe
- *abends:* **Arnica C12**, eine Gabe

➢ **Nach dem Erwachen**
- **Nux vomica C6**, 3 Globuli viermal täglich, um die Narkose ganz zu eliminieren

➢ **Folgen**
- **Staphisagria C12** bei einer großen Wunde oder bei einer Operation im Urogenitalbereich
- **Opium C30** bei schlechter Absorption des Gases
- **Pyrogenium C6** bei Infektion
- **Myristica C6** präventiv, falls ein Infektionsrisiko besteht

Vorbereitung von zahnärztlichen Eingriffen

Vorher
- Angst +++: **Staphisagria C12**, eine Gabe (Problem des sadomasochistischen Stadiums)
- Überempfindlichkeit: **Coffea C12**, eine Gabe
- wenn ein Zahn gezogen wird: **Arnica C12**, eine Gabe

Danach
- bei Blutungen: **Arnica C6**
- bei einer Reaktion auf die örtliche Betäubung: **Coca C12**
- den Mund mit 10 Tropfen **Calendula Ø** in einem Glas Wasser spülen

Vorbereitung und Folgen einer Impfung

Impfungen sind manchmal nicht zu umgehen, in manchen Ländern sogar vorgeschrieben (in Frankreich z. B. Diphtherie, Tetanus, Polio). Sie können jedoch im Organismus schädliche Reaktionen hervorrufen, vor allem bei Patienten mit einer entsprechenden Veranlagung. Je nach Terrain kann eine Person mehr oder weniger stark auf eine Impfung reagieren.

Homöopathen sind der Ansicht, dass bestimmte Impfungen eine **Energiebarriere** hinterlassen, die in bestimmten Fällen behoben werden muss. Auf

jeden Fall kann man ein Isopathikum des Impfstoffs noch am Tag der Impfung oder auch später geben.
Beispiele: eine Gabe DTP C30 oder eine Gabe BCG (VAB) C30

Bei unmittelbaren Impffolgen sind zu erwägen:
- allopathisches Mittel: ein Zäpfchen Dolipran® (Paracetamol)
- homöopathische Mittel:

Aconitum C12
Falls die Angst beim Impfvorgang groß war und Fieber mit Ruhelosigkeit folgt

Thuja C12
- für Kinder mit **panischer Angst vor dem Arzt** (vgl. Jodum, Stramonium)
- deckt sich ab und schwitzt ausgiebig (starker Geruch)
Thematik: möchte alles kontrollieren

Silicea C12
- **extreme Angst vor Spritzen**
- kälteempfindlich
- profuser Hand- und Fußschweiß
- Neigung zu Eiterungen: eine BCG-Impfung, die monatelang eitert [örtlich Heilerde-Auflagen und falls nötig Rifamycin®-Salbe (Rifamycin)]
Thematik: Angst, aus seiner Schale herauszukommen

Sulfur C12
- entspanntes Kind, immer schmutzig, nachlässig und abgedeckt
- Neigung zu trockenen Ekzemen

Graphites C12
erinnert an ein sehr kälteempfindliches Silicea, dazu Verstopfung, Ekzem, Impetigo

Nach einer MMR-Impfung **Morbillinum C12** und **Parotidinum C12** oder **MMR C30** geben

Nach der Hepatitis-Impfung verabreicht man eine Gabe **Phosphorus C12** und das **Isopathikum des Impfstoffs in C12** oder **C30**. Falls trotzdem Probleme auftreten, kommen möglicherweise **Lycopodium C12** (diktatorisches Kind), **Sepia C12** (schüchternes, introvertiertes Kind) oder **Chelidonium C12** (Gewalt in der Familie; Verlangen danach, die Kinder zu schlagen) infrage.

Reisekrankheit

Auto

Cocculus C6
Übelkeit in den Kurven: 3 Globuli vor der Abfahrt, während der Fahrt wiederholen
Thematik: will alles kontrollieren

Nux vomica C6
Übelkeit sogar auf der Autobahn, auf gerader Strecke, überreizt

Petroleum C6
Blässe, überempfindlich gegen Benzingeruch

Schiff

Conium maculatum C12
Erträgt die Verlagerung der Energie im Körper von unten nach oben, vom Wellental auf den Wellenberg, nicht; Schwindel

Bromum C12
Beschwerden **nach dem Verlassen des Schiffs** (Asthma, Übelkeit)

Flugzeug
Um den Druckausgleich in den Ohren zu erleichtern, Babys beim Start und bei der Landung stillen oder das Fläschchen geben
Falls das Baby schreit: **Aconitum C6**, 3 Globuli

Angst vorm Fliegen:
Opium C12, eine Gabe vor dem Abflug: Das Paradies ist nicht erreichbar.
Argentum nitricum C12, 3 Globuli jede Stunde: Angst, eingeschlossen zu sein; Angst, zu fallen; Folgen einer Zeitumstellung (vgl. Cocculus)

Höhenakklimatisation

Das Leben in der Höhe kann Beschwerden hervorrufen, vor allem bei einem Säugling (es heißt, man soll im ersten Lebensjahr 1000 Meter, im zweiten 2000 Meter nicht überschreiten).
Bei älteren Menschen kann es zu Schlafstörungen, Verstopfung, Kopfschmerzen, Atemschwierigkeiten und Herzklopfen kommen.
Drei Mittel können zu einer besseren Anpassung beitragen:

Coca C12
Das große Mittel der Höhenakklimatisation, von Anfang an zu nehmen: zwei
Tage lang viermal täglich 3 Globuli
Thematik: Gipfel der Kreativität erreichen

Medorrhinum C12
Eine Gabe, wenn die Schlaflosigkeit anhält
Bei Babys mit **Windeldermatitis, die auf dem Bauch** oder in Knie-Brustlage
schlafen
Bei von Lampenfieber geplagten Erwachsenen, **die an den Nägeln kauen**

Coffea C12
Kann hilfreich sein, wenn **Vorfreude und Übererregbarkeit** im Zusammen-
hang mit den Ferien oder der Aussicht eine große sportliche Leistung zu voll-
bringen, den Schlaf stören.
In jedem Fall sollten Anstieg oder Anfahrt nach und nach und mit Pausen
erfolgen, ein Fläschchen zum Trinken oder ein Bonbon zum Lutschen helfen
beim Druckausgleich der Ohren.
Bei einer Baro-Otitis (Verletzung des Mittelohrs durch Druckunterschiede)
Aconitum C6 und nötigenfalls **Arnica C12** und **Capsicum C12** geben.
Für Flugreisen gilt dasselbe. Obwohl im Flugzeug meist ein konstanter
Druck herrscht, sollte man während des Starts und der Landung etwas zum
Nuckeln oder Lutschen geben und die Kaltluftzufuhr über dem Sitz des Babys
abstellen. In sehr großen Höhen (über 4000 Meter) das allopathische Mittel
Diamox® (Acetazolamid) für den Fall einer schweren Höhenkrankheit
bereithalten (bei Kindern über 6 Jahren 5 bis 10 mg/kg und Tag).

Erfrierungen

Agaricus C12
- intensive Energie, aber der Körper macht nicht mehr mit
- Dichter

Zincum C12 - C30
- Angst vor Autoritätspersonen, vor Polizisten
- zu strenger Vater

NEUROLOGISCHE- UND VERHALTENSSTÖRUNGEN

EPILEPTISCHE ANFÄLLE BEI KINDERN

Man unterscheidet zwischen zwei Arten von Epilepsie: Absencen oder Petit-Mal-Anfälle und generalisierte epileptische Anfälle oder Grand-Mal.

Absencen oder Petit-Mal-Anfälle

Kurze Bewusstseinspausen, die ein- bis zweimal täglich auftreten, können den Schulalltag stören, weisen aber eine gute Prognose auf. Es gibt wirkungsvolle allopathische Mittel (z. B. Depakine® Valproinsäure), die allerdings nicht frei von Nebenwirkungen sind (z. B. Leberbelastung). Häufig bringt eine homöopathische Behandlung den gewünschten Erfolg.
Bis zur Konsultation beim qualifizierten Homöopathen kann man folgende Mittel in Erwägung ziehen:

Artemisia vulgaris C12
Diesem Mittel sollte man bei einer traumatischen Geburt (z. B. Zangengeburt) den Vorzug geben.
- kleptomanisches Kind

Belladonna C12
- Kind, das **beißt**
- panische Angst vor Hunden und Masken
- Einnässen im ersten Schlaf

Causticum C12
- **schüchternes**, autoritäres, ängstliches Kind
- Verlangen nach Salzigem
- Folgen eines traumatischen Unfalls
Thematik: Damokles-Schwert

Cicuta virosa C12
- Ekzem im Gesicht
- Vorgeschichte von Schädel- oder Gesichtstrauma

Calcium carbonicum C12
- ängstliches Kind
- Verlangen nach Milch, Zucker und Eiern
- Kopfschweiß
- schwierige Zahnung

Calcium silicicum C12
- Angst vor **Gespenstern** – hält Kontakt zu den Toten
- Schlaflosigkeit
- rezidivierende Bindehautentzündung

Fluoricum acidum C12
- fröhliches, verspieltes, unbeständiges Kind
- Nägel wachsen zu schnell
- gerötete Handflächen
- unharmonisches Wachstum
- künstlerischer Geist

Nux moschata C12
Kind, das sich bei einem Schrecken in den Schlaf flüchtet und wegen jeder Kleinigkeit **in Ohnmacht fällt**

Phosphorus C12
- sensibles, kitzeliges Kind
- Durst auf kaltes Wasser
- Verlangen nach Salzigem, Eis, kalter Milch
- blutet leicht aus der Nase
Thematik: „desinkarniert" sich zu leicht

Silicea C12
- sensibles Kind
- profuser, stinkender Hand- und Fußschweiß
- **Angst vor Nadeln**
Thematik: Angst, aus seiner schützenden „Blase" herauszukommen

Zincum cyanatum C12
- Ruhelosigkeit der unteren Extremitäten
- häufig Erfrierungen

- Verlangen nach Obst

Thematik: tödliche Angst vor Autoritätspersonen (Vater)

Generalisierte epileptische Anfälle oder Grand-Mal

Hier ist die Gefahr größer, mit Bewusstseinsverlust, Sturz, anhaltenden Verkrampfungen und Zuckungen, die lebensgefährlich für das Kind werden können (Ertrinken in einem Schwimmbad, Sturz vom Fahrrad, usw.).
Es muss dringend eine **neurologische** Untersuchung (EEG, CT, Gehirn-MRT) beim Facharzt durchgeführt werden. In zahlreichen Fällen kann man mit allopathischen Mitteln alle auftretenden Krisen stoppen, und eine homöopathische Behandlung wird nur in zweiter Linie erwogen, wenn der Patient die – häufig auf Lebenszeit verordnete – schulmedizinische Behandlung ablehnt, weil sie seiner Ansicht nach zu viele Nebenwirkungen hervorruft. Ein Absetzen der allopathischen Behandlung kann so oder so nur nach und nach und unter klinischer und EEG-Überwachung erfolgen.

In anderen schwierigeren Fällen kann keine allopathische Behandlung die Krisen meistern, die sich trotz der Einnahme zahlreicher kombinierter Medikamente wiederholen. In diesem Fall werden homöopathische Mittel **zusätzlich** verabreicht. Erst wenn die Krisen ausbleiben, kann man die allopathischen Mittel nach und nach ausschleichen.

Einige Mittel, die bei Grand-Mal-Epilepsie infrage kommen (in C12 - C30 oder auch 1 M bzw. 10 M):

- Krämpfe im Zusammenhang mit einem M. Addison (chronische Nebennierenrindeninsuffizienz, die zu einem Kortisolmangel im Blut führt) → **Calcium carbonicum C12 - C30**

- Krämpfe abwechselnd mit geistiger Erregung → **Stramonium C12 - C30** (Kind, das beißt; Angst vor Hunden; Angst im Dunkeln)

- Krämpfe mit **Hirnerweichung** → *Causticum C12 - C30*

- Krämpfe bei Kindern, **wenn sich Fremde nähern** → Opium C12 - C30

- Krämpfe mit Bauchkoliken → Plumbum C12 - C30

- Krämpfe bei Kompression des Rückenmarks → Tarentula C12 - C30

- Krämpfe bei Widerspruch → Asterias rubens C12 - C30

- Krämpfe nach Husten → Cuprum, Ipecacuanha C12 - C30

- Krämpfe der Streckermuskeln → **Cina C12 - C30**

- Krämpfe beim Berühren der Lider → Coccus cacti C12 - C30

- Krämpfe **bei einem Baby, Folgen von Angst bei der Pflegemutter** → Opium C12 - C30

- Krämpfe nach **Kummer** → Artemisia vulgaris, Hyoscyamus, Ignatia, Natrium muriaticum, Opium C12 - C30

- Krämpfe nach Empörung → Staphisagria C12 - C30

- Krämpfe nach einer **Verletzung** → Arnica, Artemisia vulgaris, Cicuta, **Hypericum**, Natrium sulfuricum, Opium, Oenanthe crocata, Rhus toxicodendron, Sulfur, Valeriana C12 - C30

- Krämpfe beim Lachen → Coffea, Graphites C12 - C30

- Krämpfe werden durch Licht verschlimmert → Belladonna, Lyssinum, Nux vomica, Opium, Stramonium C12 - C30

- Krämpfe nach **enttäuschter Liebe** → Hyoscyamus C12 - C30

- Krämpfe durch geistige Überlastung → Belladonna, Glonoinum C12 - C30

- Krämpfe nach einer Abtreibung → Ruta graveolens C12 - C30

- Krämpfe nach einer Kränkung → Calcium carbonicum C12 - C30

- Krämpfe nach **sexueller Erregung** → *Bufo rana, Lachesis, Platinum C12*- C30

- Krämpfe mit übermäßiger Nervosität → Argentum nitricum C12 - C30

- Krämpfe durch starke Gerüche → Lyssinum (Hydrophobinum) C12 - C30

- **Krämpfe gefolgt von Lähmung → Causticum C12 - C30**

- Krämpfe während der Schwangerschaft → *Cedron, Chamomilla, Cicuta virosa, Cuprum, Hyoscyamus,* Lycopodium, Millefolium C12 - C30

- **Krämpfe während der Pubertät → Causticum C12 - C30**

- Krämpfe nach einer **Impfung → Silicea C12 - C30**

- Krämpfe mit nervöser Schwäche (erschöpfte Frauen, ...) → Sepia C12 - C30

- Krämpfe bei Wurmbefall → **Cina,** *Hyoscyamus,* Ignatia, Sabadilla, *Silicea, Stramonium, Terebinthina C12* - C30

Sonderfall des West-Syndroms

Es handelt sich dabei um schwere Krämpfe, die bereits sehr früh, während der ersten Lebensmonate, auftreten und manchmal von einer geistigen Beeinträchtigung begleitet werden. Es muss schnell gehandelt werden.
Die allopathischen Medikamente wirken nicht immer: Antikonvulsiva und Hormonpräparate (Synacthen® Tetracosactid, ACTH – Adrenocorticotropin).

Von den homöopathischen Mitteln wirkt **Cuprum C12 - C30** in solchen Fällen oft „Wunder". Nach ein paar Gaben kommt oft innerhalb einiger Tage alles wieder in Ordnung, und man kann häufig die allopathische Behandlung abschließen.

Hinweis: Bei Kindern, die Krampfanfälle haben oder hatten, ist die Keuchhusten-Impfung absolut kontraindiziert, denn sie löst selbst manchmal schwerste Krampfanfälle aus. (Man kann in diesen Fällen die Impfung im Nachhinein antidotieren, beispielsweise mit einer Gabe des **potenzierten Impfstoffs C30** (z. B. 5fach-Impfstoff von Remedia in Österreich, Adresse am Ende des Buchs), gefolgt von einer Gabe **Silicea C30** am nächsten Tag.)

FIEBERKRÄMPFE

Glücklicherweise entwickeln nur wenige Kinder Krämpfe bei Fieber. Wenn es zu Fieberkrämpfen kommt, dann treten sie meist innerhalb der ersten sechs Lebensjahre auf. Und sie weisen auf ein bestimmtes Terrain hin, das die Homöopathie ins Gleichgewicht bringen kann, so dass es nicht zu Rückfällen kommt.

In den meisten Fällen dauert der Anfall nur kurz: Im Verlauf eines Fieberschubs – häufig über 38,5 °C – verliert das Kind das Bewusstsein, sein Körper wird steif, es wird von Krämpfen geschüttelt, die Augen verdrehen sich, und es kommt zu einer Hypothermie. Bis man sich des Zustands bewusst wird, ist die Krise meist vorüber und hinterlässt das Kind in einem etwas stuporösen Zustand.

Decken Sie das Kind ab, geben Sie ihm ein fiebersenkendes Mittel, setzen Sie es in ein Bad mit einer Temperatur von 2 °C unter seiner Körpertemperatur oder legen Sie ein feuchtes Tuch auf den Körper. Sorgen Sie dafür, dass es in der **stabilen Seitenlage** liegt, damit es im Fall eines Erbrechens nicht erstickt.

Daneben muss die Atmung überwacht werden: Bei Atemstillstand **sofort eine Atemspende geben** (Ausnahmefall).

Nur in sehr seltenen Fällen dauern die Krämpfe länger als eine Minute an, dann ist eine allopathische Schockbehandlung erforderlich (Valium® intrarektal, eine halbe 10 mg-Ampulle). In diesem Fall müssen der Notarzt (Tel. 112) oder die Feuerwehr verständigt werden, die auch eine zusätzliche Sauerstoffversorgung gewährleisten können.

Nach einer Episode mit Fieberkrämpfen muss das Kind von einem Arzt untersucht werden, um die Ursache des Fiebers festzustellen (z. B. eine Harnwegsinfektion).

Jedes Kind, das einmal eine Krampfepisode durchgemacht hat, kann bis zum Alter von sechs Jahren ein Rezidiv erleiden. Die Schulmedizin empfiehlt in diesem Fall, Valium® in Form von Tropfen zu geben (7 Tropfen für ein Kind mit 10 kg) mit einem fiebersenkenden Mittel bei Fieber über 38,5 °C.

Homöopathisch beugt man einem Rezidiv mithilfe eines der folgenden Mittel vor:

Cicuta virosa C12 - C30
- Vorgeschichte von Schädeltrauma
- schwierige Zahnung
- nässendes Ekzem
- Hippie-Familie
Thematik: die Welt ist verrückt, die Menschen sind verrückt

Cina C12 - C30
- Kinder mit Eingeweidewürmern
- Nasenjucken
- aufgeregt bei Vollmond
- Zähneknirschen

Curare C12
- Kind, das nichts selber machen will, sich bei allem helfen lässt
- Narkoseunfälle in der familiären Vorgeschichte: Allergie gegen curareartige Stoffe

Hyoscyamus C12
- eifersüchtiges Kind
- Exhibitionist (läuft ganz nackt davon)

Thematik: Seinen Phallus zur Schau stellen, was auf eine Kastrationsangst schließen lässt.

Nux vomica C12
- durch alles übererregtes Kind, sogar durch Valium® (**paradoxaler** Effekt)
- häufiger Stuhldrang
- Fieber mit Verdauungssymptomen: Übelkeit, Bauchschmerzen, Blähungen
- Ekzem
- Medikamentenvergiftung

Thematik: sich entwöhnen

Opium C12
- Folgen heftiger Angst
- Verstopfung
- Hypersomnie
- gestörte Schwangerschaft: drohende Frühgeburt im sechsten Monat

Thematik: Gibt es das Paradies?

Stramonium C12
- Kind, das beißt; Eifersucht
- Angst im Dunkeln
- Angst vor Hunden, dem Wolf
- Kälte der unteren Extremitäten
- häufig Bindehautentzündung

Thematik: sadistisches, orales Stadium → Angst, gefressen zu werden

Tuberculinum C12 - C30
- erste Krämpfe innerhalb von drei Monaten nach einer BCG-Impfung
- tuberkulöse Vorgeschichte in der Familie
- blaue Ader an der Nasenwurzel
- weiße Flecke auf den Nägeln
- Haare lassen sich nicht kämmen

Thematik: „desinkarniert" sich, um der grausamen Welt zu entrinnen

EINNÄSSEN
Enuresis – Das Kind macht „Pipi" ins Bett

Das Einnässen in der Nacht ist ein Problem, das sich störend auf die Sozialisation auswirken kann: Das Kind wagt es nicht, bei den Kameraden zu schlafen, auf Klassenfahrten mitzukommen, usw. Dieses Symptom ist erst ab einem Alter von **fünf Jahren** als pathologisch zu betrachten. Häufig handelt es sich um ein ererbtes Problem, daher ist es wichtig, nach den familiären Gegebenheiten zu fragen und eine organische Ursache auszuschließen (Urinuntersuchung – Ultraschall der Nieren, der Harnwege – Kontrolle des Blutdrucks). Man empfiehlt dem Kind, sich untertags möglichst lange zurückzuhalten und vor allem das orale Stadium hinter sich zu lassen und an nichts mehr zu nuckeln (Daumen, Schnuller, Fläschchen).

Symbolische Bedeutung

Beim Tier dient der Urin zum **Markieren des Territoriums**. Ein Kind, das einnässt, ist sich seines Territoriums nicht sicher. (Beispiel: Zwei Kinder schlafen im gleichen Zimmer und das kleinere macht sich so breit, dass das größere keinen Platz mehr für sich alleine hat ...) – **Es besteht ein Verlangen nach Regression:** Im Bauch der Mama war es normal, es einfach laufen zu lassen!

Die Homöopathie kann zur Heilung beitragen. Die verabreichten Mittel werden in einen Kalender eingetragen, den das Kind selbst führt. Es markiert die „trockenen" Tage mit einer Sonne und die „Unfälle" mit einem Regenschirm. Auf jeden Fall sorgt es selbst für das Wechseln des Bettzeugs (zur Waschmaschine bringen, wenn es nass ist und das Bett beziehen). Es muss selbstständig werden.

Bis zur gründlichen Konsultation beim qualifizierten Homöopathen kann man, je nach den weiteren Umständen, die folgenden Mittel versuchen:

Wenn das Kind zu tief schläft

Das Kind entspannt sich so sehr, dass es in der ersten Schlafphase uriniert. Man kann es nicht aufwecken.

Belladonna C6
- Albträume im ersten Schlaf
- nässt sogar beim Mittagsschlaf ein
- Angst vor Hunden

- Kind, das beißt
- Kopfschweiß

3 Globuli jeden Abend, außer an Tagen, denen eine „trockene" Nacht vorausging; dies sollte man mindestens zehn Tage lang versuchen

Chloralum hydratum C6
- Einnässen am **Ende der Nacht**

Kreosotum C6
- Windeldermatitis, Reizung durch sauren Urin, **Windelbereich immer irritiert**
- schon früh Karies
- Angst vor Aggressivität
- Angst vor Vergewaltigung (möglicherweise Vorgeschichte von Vergewaltigung in der Familie)

Thuja C12 - C30
- profuser, stark riechender Schweiß
- übermäßige Folgen einer Impfung

Thematik: möchte alles kontrollieren, schafft es aber nicht

Wenn das Kind vom Einnässen träumt

Kreosotum
- Windeldermatitis, Reizung durch sauren Urin, Windelbereich immer irritiert
- schon früh Karies
- Angst vor Aggressivität
- Angst vor Vergewaltigung (Vorgeschichte von Vergewaltigung in der Familie)

Lac caninum C12 - C30
- Mittel für späte Enuresis, bis zur **Pubertät** (Ausschau nach einer familiären Vorgeschichte halten: Wenn beispielsweise der Vater bis zum 15. Lebensjahr eingenässt hat, dem Sohn dieses Mittel mit 5 Jahren geben, ohne die Pubertät abzuwarten.)

Thematik: mangelndes Selbstvertrauen: **„Ich bin nichts wert. Ich bin eine Null."**

Lycopodium C12 - C30
- Kind, das schon groß sein möchte, dem es aber an Selbstvertrauen fehlt
- häuslicher Tyrann
- autoritär, dickköpfig

Mercurius jodatus flavus C12 - C30
- rechtsseitige Angina
- schwitzt
- schlechter Atem

Senega C6
- Kind das viel streitet

Sepia C12 - C30
- kälteempfindlich
- introvertiert
- versucht, den Vater zu verführen
- begeistert sich für Tanz und Pferde

Sulfur C12
- schludrig, cool
- schmutzig, nachlässig
- verspielt, aufsässig
- Verlangen nach Zucker und Fett

Thematik: „Ich weiß alles, ich brauche von anderen nichts zu lernen."

Wenn das Kind schon im ersten Schlaf einnässt

Neben dem weiter oben beschriebenen **Kreosotum** kommen infrage:

Benzoicum acidum C12
- **Der Urin riecht so stark, dass sich der Geruch im ganzen Zimmer ausbreitet.**

Thematik: Die äußere Erscheinung muss die innere Schönheit widerspiegeln, alles muss perfekt sein.

Causticum C12
- Furcht vor drohendem Unheil
- Kinder, die Schweres durchmachen mussten und fürchten, es könnte wieder etwas passieren (schwierige Geburt)
- Angst vor Hunden
- Schlüsselbeinbruch
- Lähmung des Plexus brachialis

Cina C12
- Kinder, die zu **Wurmbefall** neigen
- Ruhelosigkeit

- Zähneknirschen
- Nasenjucken
- Verschlechterung bei Vollmond

Phosphoricum acidum C12
- Kind das von einem großen Kummer oder Eifersucht heimgesucht wird; Leiden durch einen Trauerfall oder Umzug
- Abmagerung
- körperliche Erschöpfung

Sepia C12
- gewissenhaftes, introvertiertes Kind
- kälteempfindlich
- verstopft
- Verlangen nach Saurem
- Empfindlichkeit gegen Gerüche
- begeistert sich für Tanz und Pferde
- versucht, den Vater zu verführen

Wenn das Kind frühmorgens einnässt

Plantago major C12
- in die Vergangenheit gerichtetes Kind

Cactus C12
- nach 5 Uhr morgens
- schüchternes Kind, das den Blick anderer nicht erträgt und es nicht wagt, etwas in Gegenwart anderer zu tun

Zincum metallicum C12
- ruhelos (Ruhelosigkeit der Beine nachts)
- **Schlafwandeln**
- Angst vor Autorität: vor der Polizei, vor dem Vater (zu strenger Vater)

Antimonium crudum C12 - C30
- Kind, das sich vollstopft, „Nimmersatt" +++

Chloralum hydratum C12
- bleierner Schlaf

Ammonium carbonicum C12
- nachtragend dem Vater gegenüber (Jan Scholten)

Krampfartiges, ungewolltes Einnässen

Argentum metallicum C12
- Kind, das **plötzlichen Änderungen der Verhältnisse** nicht gewachsen ist (z. B. Scheidung der Eltern)
- Das Leben ist ein langer, ruhiger Fluss … und plötzlich kommen Stromschnellen …

China C6
- Kind mit schwacher Konstitution, **anämisch**
- Das Abstillen war schwierig, das Kind hat sich im oralen Stadium eingerichtet
- Eisenmangel
- Wechselfieber
- Angst vor Hunden

Gelsemium C12
- Prüfungsangst

Ferrum metallicum C12
- autoritär und energisch
- **nässt auch untertags** (beim Gehen) ein

Kalium bichromicum C12
- **großer territorialer Konflikt:** Das Kind fühlt sich ungerechterweise bedrängt (Wenn z. B. das Zimmer von Brüdern und Schwestern in Beschlag genommen wird, muss es seinen eigenen Raum haben können.)
- Sündenbockmentalität
- Stirnhöhlenentzündung

Equisetum C6
- Mittel der Demineralisierung; ähnlich wie Silicea ist der Schachtelhalm reich an Silizium, das es dem Weizenhalm ermöglicht, aufrecht zu stehen.
- schüchternes Kind, dem es an Selbstvertrauen fehlt
- kümmerlich
- Schwitzen an den Extremitäten
- **Albträume und Einnässen**

Rhus toxicodendron C12
- Ruhelosigkeit
- Verschlechterung am Meer

„Pipi" in die Hose

Manche Kinder beschmutzen sich bei jeder Gelegenheit. Zunächst muss eine Harnwegsinfektion ausgeschlossen werden (Urinuntersuchung), dann kann man bis zu einer Konsultation folgende Mittel versuchen:

Argentum nitricum C12
- gestresstes Kind, das es immer eilig hat und niemals Zeit findet, zur Toilette zu gehen
- Verlangen nach Zucker ++

Ferrum metallicum C12 - C30
- autoritär
- energisch
- blutet leicht aus der Nase

Hyoscyamus C12
- spielt den Dummkopf
- stellt sich nackt zur Schau, zeigt sein Geschlechtsteil
- eifersüchtig

Wenn man möchte, dass das Kind sauber wird, muss man dafür sorgen, dass es das orale Stadium verlässt. So sollte man ab dem achtzehnten Monat Schnuller und Fläschchen wegnehmen und dafür eine Tasse geben: Solange man die Tasse nicht eingeführt hat, führt auch kein Weg aufs Töpfchen!

MIGRÄNE

Anfallsartige, oft einseitige Kopfschmerzen, die in mehr oder weniger häufig wiederkehrenden Krisen auftreten und einem das Leben jahrelang vermiesen können.
Die angebotenen allopathischen Medikamente sind nicht immer sehr wirkungsvoll und verhindern selten das erneute Auftreten von Krisen. Längerfristig wirken sie toxisch, vor allem auf die Nieren.

Die Homöopathie dagegen hilft hier zuverlässig, sowohl vorbeugend als auch heilend.

Symbolische Bedeutung

Beschwerden, die ursprünglich vermutlich in Verbindung mit der Angst auftraten, beim Geschlechtsakt befruchtet zu werden.

In einer Zeit, in der es keine Empfängnisverhütung gab, war Frauen oft ein regelrechter Leidensweg beschieden, mit einem neuen Kind alle neun bis achtzehn Monate. Eine richtige Migräne zum Zeitpunkt des Eisprungs, mit Übelkeit und Erbrechen konnte hilfreich sein, um einen Geschlechtsverkehr mit eventueller Befruchtung zu verhindern. Ausgehend davon kann man auf eine Verweigerung der „Befruchtung" durch das Wort extrapolieren, die Weigerung, die rettende Lehre zu empfangen…

Einige wirksame homöopathische Mittel bei Migräne:

Ignatia C12 - C30
- Gefühl, als ob ein Nagel auf der Seite des Kopfs eingeschlagen würde
- Seufzen
- Lachen wechselt mit Weinen
- Folgen einer **unmöglichen oder enttäuschten Liebe**

Calcium arsenicosum C12 - C30
- Migräne alle 8 Tage
- Albuminurie und Bluthochdruck während der Schwangerschaft
- Verlangen nach **Gemüsesuppe**
- Angst vor dem Tod
- Folgen einer Erkältung am Kopf

Cyclamen C12 - C30
- halbseitiger Kopfschmerz bei einer introvertierten Person, die sich an allem schuldig fühlt und sich zurückzieht
- schwarzer Humor
- ausbleibende Menses
- Katzenhaarallergie

Gelsemium C12
- Vorahnungen
- Zittern
- verschwommenes Sehen bei Migräne
- Durstlosigkeit

Iris versicolor C6 - C12 - C30
- Migräne beginnend mit einem Schleier vor den Augen, während der Erholungsphase nach einer geistigen Anstrengung
- empfindliche Bauchspeicheldrüse (Diabetes)
- verweigert das Bündnis mit Gott, also den Übergang zur dritten Dimension der Liebe → kann nichts mehr schaffen

Kalium bichromicum C12 - C30
- Kopfschmerzen in der Stirn oder an kleinen, umschriebenen Stellen

Thematik: fühlt sich in seinem Territorium bedrängt

Natrium muriaticum C12 - C30
- Empfindung als ob Tausende **kleine Hämmer** auf den Kopf schlagen würden
- häufig verschwommenes Sehen
- introvertiert
- Verstopfung
- übermäßiger Salzkonsum

Thematik: suche nach dem zu wenig präsenten Vater

Sepia C12 - C30
- stechender Schmerz von der Innenseite des Kopfs ausgehend; vor allem in Höhe der Stirn; mit Verdauungsbeschwerden
- kälteempfindlich, immer kalte Hände und Füße
- trägt gerne Schwarz
- extrem **geruchsempfindlich**
- Verstopfung

Thematik: Aschenputtel, das vom Vater bemerkt werden möchte

Silicea C12 - C30
- Schmerz, der sich vom Hinterhaupt bis in die Stirnregion ausbreitet
- hypersensibel
- **schüchtern in der Öffentlichkeit**
- weiße Flecke auf den Nägeln
- profuser Hand- und Fußschweiß
- Angst vor Spritzen

Thematik: Angst vor der Nadel, die das Ei durchsticht und ihn zwingt, aus seiner schützenden „Blase" herauszukommen.

SPÄTES LAUFEN LERNEN

Meist beginnen Kinder mit etwa einem Jahr, laufen zu lernen. Bis zu einem Alter von fünfzehn Monaten gibt es keinen Grund zur Sorge. Ab dem sechzehnten Monat ist es jedoch sinnvoll, etwas zu unternehmen. Zunächst muss abgeklärt werden, ob es ein anatomisches Hindernis für das Laufen gibt, wie beispielsweise eine unerkannte **Hüftluxation** (Ultraschall- oder Röntgenuntersuchung) oder eine Rachitis (in diesem Fall muss Vitamin D gegeben werden).

Bis zur Konsultation beim Arzt kommen folgende homöopathische Mittel infrage:

Agaricus C12
- langsames, ungeschicktes, eher aufgewecktes Kind, manchmal mit angeborener motorischer Behinderung
Thematik: starker Geist in einem zu schwachen Körper

Barium carbonicum C12
- schwieriges Lernen, bei einem langsamen Geist
- übermäßige Schüchternheit
- vergrößerte Mandeln
Thematik: „Ich verstehe überhaupt nichts und ich schäme mich dafür."

Calcium carbonicum C12
- schlaffes, ängstliches Kind
- profuser Kopfschweiß
- Nabelbruch
Thematik: könnte laufen, hat aber Angst davor, hinzufallen

Calcium phosphoricum C12
- abgemagertes Kind mit Mineralienmangel
- Durchfall bei der Zahnung
- Hunger um 17 Uhr
Thematik: die Welt ist ungerecht

Causticum C12
- gestresstes Kind, das bereits einmal gelitten hat und fürchtet, erneut leiden zu müssen (z. B. Folgen einer schwierigen Geburt mit Schlüsselbeinbruch und Lähmung des Plexus brachialis)
Thematik: Damokles-Schwert

Natrium muriaticum C12
- Verlangen nach Salz und Brot
- schüchtern
- abgemagert

Thematik: mangelnde (physische oder affektive) Präsenz des Vaters

Nux vomica C12
- nervöses Kind
- gestörte Verdauung, Überlastung des Verdauungstrakts
- Eltern zu sehr beschäftigt, um das Kind wirkungsvoll zu stimulieren

Silicea C12
- ängstliches Kind
- kälteempfindlich
- Kopfschweiß
- beim Einschlafen stinkende Füße

Thematik: Angst, aus seiner schützenden „Blase" herauszukommen

Sulfur C12
- selbstzufriedenes Kind
- Querulant, verspielt
- schert sich einen Teufel um alles

Thematik: „Ich muss nicht auf die anderen zugehen, ich trage die Wahrheit in mir."

VERZÖGERTER SPRACHERWERB

Mit neun Monaten beginnt das Baby zu brabbeln und bildet Worte wie „baba" und dann „Papa" und „Mama". Meist dauert es bis zum dreißigsten Monat bis das Wort „Ich" und die ersten Minisätze auftauchen.

Die Rolle des Vaters ist dabei sehr wichtig: Bis zu einem Alter von achtzehn Monaten befindet sich das Baby im oralen Stadium und in einer Mutter-Kind-Fusion (die Kommunikation erfolgt nonverbal, quasi „magnetisch"). Nach dem achtzehnten Monat löst sich das Kind dank des Vaters von der Mutter und wendet sich anderen zu. Und um kommunizieren zu können, muss es sprechen.

Die Logopädie ist eine Hilfe, falls es mit dem Sprechenlernen länger dauert. In der Praxis ist sie vor allem im zweiten Kindergartenjahr angebracht, wenn sich der Rückstand bemerkbar macht.

Die Homöopathie bietet hier wertvolle Unterstützung.

Bis zur Konsultation bei einem qualifizierten Homöopathen können folgende Mittel versucht werden:

Natrium muriaticum C12, eine Gabe
- abgemagert
- schüchtern, verschlossen
- Verlangen nach Salz und Brot
- Verschlechterung durch Sonne (Niesen)
- empfindlich am Meer
Thematik: mangelnde (physische oder affektive) Präsenz des Vaters

Barium carbonicum C12, eine Gabe
- Kind, das Schwierigkeiten hat, Dinge zu verstehen und geistig zu erfassen. Es schämt sich dafür und versteckt sich hinter den Möbeln, wenn eine fremde Person zu Besuch kommt.
Thematik: das Abstrahieren fällt schwer

Calcium carbonicum C12
- in allem langsam, in Wirklichkeit vor **Angst** gelähmt
- Verlangen nach Milch und Eiern
- profuser Kopfschweiß
- Milchschorf
Thematik: bestürzt über die eigene Zerbrechlichkeit

Sulfur C12
- egoistisches Kind
- schmutzig
- verspielt
- schert sich in Wirklichkeit einen Teufel um alles!
Thematik: „Ich brauche nichts zu lernen, ich weiß schon alles."

SPRACHSTÖRUNGEN

Lispeln

Das Kind behält seine „Baby-Sprache" bei. Tatsächlich **„saugt" das Kind an seiner Zunge** wie beim Stillen. Der Logopäde muss dem Kind erklären, wie es seine Zunge platzieren muss (es sind etwa zehn Sitzungen erforderlich).

Die Homöopathie bietet hier gute Unterstützung:

Aconitum C12
-   Folgen heftiger Angst, mit Unruhe

Arsenicum album C12
-   Angst vor dem Tod
-   Schlaflosigkeit
-   gewissenhaft, sammelt gern

Conium maculatum C12
-   intellektuell, gewissenhaft und autoritär

Lachesis C12
-   eifersüchtig
-   redselig
-   warm

Natrium carbonicum C12
-   Suche nach Harmonie
-   verträgt die Sonne nicht (bleibt auch im Sommer weiß), verträgt Honig nicht
-   musikalisch begabt, vor allem für Klavier

Nux vomica C12
-   gewissenhaft
-   nervös
-   geistige oder verdauungstechnische Überlastung

Veratrum album C12
-   hat seine Stellung als Nesthäkchen verloren, weil ein Geschwisterchen dazu kam
-   **lügt**, erfindet eine Fantasiewelt für sich

Stottern

Hier dauert die logopädische Erziehung länger. Man sollte möglichst früh damit beginnen.

Belladonna C12 - C30
-   Angst vor Hunden
-   Einnässen tags (beim Mittagsschlaf) und nachts

- erweiterte Pupillen
- Kind, das beißt (vgl. Stramonium)

Stramonium C12 - C30
- Stottern beim ersten Wort eines Satzes
- Angst, gefressen zu werden
- schwierige Zahnung
- Albträume von Wölfen

Lycopodium C12 - C30
- Stottern beim letzten Wort eines Satzes
- diktatorisch, aber Mangel an Selbstvertrauen

Causticum C12 - C30
- Stottern nach einer Beleidigung
- Furcht vor drohendem Unheil
- mitfühlend

Mercurius C12 - C30
- spricht schnell
- feuchte Aussprache, dicker Speichel
- belegte Zunge, schlechter Atem
- Frühentwickler, häufig „Bandenchef"

Lac caninum C12 - C30
- besser beim langsamen Sprechen
- mangelndes Selbstvertrauen, „Ich bin eine Null."

Digitalis C12 - C30
- Stottern im Gespräch mit Fremden
- das Kind ist unglücklich, wenn es Aufgaben erfüllen muss
- erträgt keine Anstrengung

Staphisagria C12 - C30
- Stottern im Gespräch mit Fremden
- frustriert
- sadomasochistisch

Nux vomica C12 - C30
- gewissenhaft und genau, aber überlastet und genervt

Störungen der schriftlichen Ausdrucksweise, Legasthenie, Rechtschreibschwäche

Manche Kinder haben beim Schreibenlernen große Schwierigkeiten, sie verwechseln oder verschieben Buchstaben und Silben, verdrehen Elemente, ...
Hier ist die Hilfe eines Logopäden erforderlich, ebenso wie die Suche nach dem Konstitutionsmittel.
Bis zur Konsultation beim qualifizierten Homöopathen bieten sich folgende Mittel an:

Lycopodium C12 - C30
- verwechselt Buchstaben, lässt sie aus, verschiebt sie an eine andere Stelle, ... Kind mit schwierigem Charakter: dickköpfig, autoritär zu Hause, mangelndes Selbstvertrauen außerhalb
- Verlangen nach Süßigkeiten

Thematik: Chef sein

Causticum C12 - C30
- autoritär
- weinerlich, weint bei jeder Gelegenheit und **manipuliert** damit seine Umgebung
- isst lieber salzig
- vertauscht wie Lycopodium Buchstaben, verwechselt Wörter, spricht sie falsch aus und verdreht zusätzlich die Silben

Thematik: Damokles-Schwert, Angst vor drohendem Unheil

Kalium bromatum C12 - C30
- ruhelos, „Hansdampf in allen Gassen"
- Schlaflosigkeit (Albträume)
- verwendet ein Wort für dessen Gegenteil (z. B. „heiß" für „kalt"), lässt Buchstaben und Silben aus, ...

Thematik: der schlechte Ruf

Fluoricum acidum C12 - C30
- künstlerisches Kind
- fröhlich, verantwortungslos
- immer schon schlecht in Rechtschreibung, aber gut in Rechnen
- körperliches Symptom: Die Nägel wachsen zu schnell.

Thematik: Liebe genießen, dabei aber jegliche Verantwortung vermeiden

FRÜHENTWICKLER

Eine frühzeitige Entwicklung kann, wenn sie sehr ausgeprägt ist, ein Problem im Alltag darstellen, vor allem, wenn sie zu Ruhelosigkeit führt und das Kind sich in der Schule langweilt. Es kann sinnvoll sein, seinen Intelligenzquotienten ermitteln zu lassen und eventuell eine Klasse zu überspringen oder das Kind auf eine spezielle Schule zu schicken (Rücksprache mit einem Psychologen halten).

Das frühzeitig entwickelte Kind hat meist schon früh – beispielsweise mit zehn, anstatt mit üblicherweise zwölf Monaten – laufen gelernt.

Bestimmte homöopathische Mittel können dazu beitragen, dass solche Kinder ihr Gleichgewicht finden:

Mercurius solubilis C12
-    das am häufigsten verwendete Mittel
-    Frühentwickler, lebhaftes Kind, „Hansdampf in allen Gassen"
-    reichliches Schwitzen
-    starker Speichelfluss
-    schlechter Atem
-    „Bandenchef", bereit zu allen Schandtaten

Carcinosinum 10 M
-    Frühentwickler, ernstes Kind
-    Café au Lait-Flecke
-    Verlangen nach Schokolade
-    liebt Musik
-    Mononukleose in der Vorgeschichte
-    Vorgeschichte von Krebs in der Familie

Lycopodium C12
-    früh entwickeltes Kind mit großer Intelligenz (Klassenbester), jedoch Mangel an Selbstvertrauen
-    Tics
-    Legasthenie

Veratrum album C12
-    früh entwickeltes Kind, das lügt und seine eigene Welt erfindet: erzählt etwa den Nachbarn, dass es geschlagen wurde, simuliert

Calcium carbonicum C12
-    früh entwickeltes, ängstliches Kind

- Verlangen nach Eiern, Milch und Zucker
- profuser Kopfschweiß

Phosphorus C12
- früh entwickeltes, hellsichtiges Kind
- scheint manchmal wie von einem anderen Stern
- Verlangen nach Salz
- großer Durst (geht mit der Wasserflasche zu Bett)

SCHLAFSTÖRUNGEN

Schlaflosigkeit

Die Psychoanalyse betrachtet den Schlaf als den „kleinen Bruder des Todes". Der Körper bewegt sich fast nicht mehr, der Geist geht auf Reisen ... und landet am nächsten Morgen.

Schlafstörungen haben häufig einen Bezug zu einer **Angst vor dem Tod**. Der Schlaflose fürchtet, einzuschlafen und nicht mehr zu erwachen.

Arsenicum album C12 - C30
- **gewissenhaftes** Kind, das gern sammelt; **geizig**
- kälteempfindlich
Thematik: Angst vor dem Tod – „Es kommt nichts danach."

Calcium silicicum C12 - C30
- in Kontakt mit Verstorbenen, spricht mit ihnen
- Angst vor Gespenstern: „Ich höre ein Geräusch!"
- möchte sich nur biologisch ernähren, verweigert jegliche Impfung
- Bindehautentzündung während des Zahnens

Ignatia C12 - C30
- Schlaflosigkeit; Folgen von **Trauer**, Trennung, enttäuschter Liebe
- hysterisch
- abwechselnd Lachen und Weinen

Natrium muriaticum C12 - C30
- Folgen von **Kummer**, auch bei zurückgezogenen, verschlossenen Personen
- Abmagerung
- meidet die Sonne (den Vater)
- stopft sich mit Salz voll

Kalium bromatum C12 - C30
- Folgen von Kummer, Trauer
- Albträume
- schämt sich
- Thema des schlechten Rufs
- **Akne** ++ während der Pubertät

Coffea C12
- Schlaflosigkeit durch **Freude**, freudige Erregung
- Schlaflosigkeit in Zusammenhang mit dem Zahnen

Calcium bromatum C12
- **Schlaflosigkeit beim Zahnen** mit Kehlkopfhusten
- fühlt sich in der eigenen Familie nicht sicher

Staphisagria C12 - C30
- verwechselt Tag und Nacht
- **reizt seine Eltern so lange, bis ihnen die Hand ausrutscht**

Cypripedium C12
- wacht wie selbstverständlich auf und **will spielen** …

Capsicum C12 - C30
- Schlaflosigkeit, sobald es **nicht zu Hause** ist

Tuberculinum C12
- Schlaflosigkeit am **Meer**

Medorrhinum C12
- Schlaflosigkeit im **Gebirge** (wie Coca)

Sticta pulmonaria C12
- Schlaflosigkeit nach einem **Knochenbruch**

Phosphorus C12
- Schlaflosigkeit nachts vor **Hunger**

Actaea racemosa C12 - C30
- Schlaflosigkeit bei Schwangeren
- Angst vor der Entbindung
- **Angst, ein behindertes Kind zu bekommen**

Carcinosinum 10 M
- totale Schlaflosigkeit **(hat seit der Geburt nicht gut geschlafen)**

- Café au Lait-Fleck
- Vorgeschichte von Krebs in der Familie

Ab einem Alter von drei Monaten sollte das Kind in einem anderen Zimmer als die Eltern schlafen. Sobald es aufstehen und selbst aus dem Bett steigen kann, versucht es sonst, zu seinen Eltern ins Bett zu kommen. Es nistet sich zwischen Mama und Papa ein und versucht, den Vater zu vertreiben. Dieser muss deutlich und mit Bestimmtheit **Nein** sagen und dem Kind erklären, dass Papa bei Mama schläft und es in seinem Zimmer mit seinem Plüschtier schlafen muss. (Das Plüschtier steht für die Plazenta, die es bei der Geburt verloren hat und die es mit der Mutter verbunden hat.) Am Abend sollte man Aufregung vermeiden und auf Fernsehen und besonders traurige oder Furcht erregende Geschichten verzichten. Bei kleinen Kindern ist es gut, wenn Brüder und Schwestern im gleichen Zimmer schlafen (aber nicht im gleichen Bett, **Bismutum (C12)**: kann nicht mit jemanden zusammen schlafen). Wenn das Kind Angst im Dunkeln hat, ein Nachtlicht anlassen.

Problem Schnuller

Wenn ein Kind unter Schlafstörungen leidet und unbedingt den Schnuller braucht, nur Mut! Der Schnuller muss in den Abfalleimer. Denn er steht für die Mutterbrust. Das Kind schläft mit dem Schnuller ein, also mit der Brust. Da Kinder nachts etwa alle drei Stunden kurz erwachen, sucht das Kind nach dem verlorenen Schnuller und ruft nach der Mutter.
Hier kann eine Gabe Pulsatilla C12 helfen.

Albträume, ängstliches Aufschrecken aus dem Schlaf

Vor Mitternacht

Belladonna C12 - C30
- Angst vor Tieren, die beißen, **Masken**, Clowngesichtern
- Kind, das beißt

Agaricus C12
- ein starker Wille in einem Körper, der nicht standhält
- Wachstumsschmerzen

Nach Mitternacht

Das souveräne Mittel ist **Stramonium C12 - C30**.
- Das Kind erwacht schreiend, erkennt niemanden, klammert sich fest.

- Angst vor dem Wolf, gefressen zu werden
- Kind, das beißt; Eifersucht

Kalium bromatum C12 - C30
Das richtige Mittel für den seltenen Fall, dass Stramonium keine Wirkung zeigt

Hypersomnie

Das Kind schläft andauernd, was seine Entwicklung behindert.

Opium C12 - C30
- Hypersomnie bei Neugeborenen
- Folgen von Angst
- das Kind trinkt nicht gut
- Verstopfung
- unregelmäßige Atmung (Gefahr des plötzlichen Kindstods)

Nux moschata C12 - C30
- größeres Kind, das vor der Realität in den Schlaf flieht („Vogel-Strauß-Politik")

SCHLAFWANDELN

Es gibt Kinder, die manchmal mitten in der Nacht in der Wohnung herumlaufen, bisweilen sogar sprechen, und das alles im Schlaf! Das kann gefährlich werden, wenn das Kind beispielsweise ein Fenster öffnet und hindurch steigt.
Bis zur Konsultation beim qualifizierten Homöopathen kann man folgendes Mittel geben:

Zincum metallicum C12 - C30
Das Mittel für Schlafwandeln nach einer nicht verarbeiteten, verdrängten Aufregung
- Angst vor Polizisten und Autoritätspersonen
- muss andauernd mit den Beinen zappeln
Thematik: Der Vater ist zu streng.

DAS EIFERSÜCHTIGE KIND

Übermäßige Eifersucht vergiftet die Atmosphäre zwischen Geschwistern. Dies ist besonders bei Kindern der Fall, die lange alleine und Gegenstand ungeteilter elterlicher Aufmerksamkeit waren und die sich plötzlich mit einem kleinen Geschwisterchen konfrontiert sehen. Dies gilt auch, wenn sich nach einer Scheidung Familien neu bilden und Halbbrüder oder -schwestern dazukommen. Seit Kain kämpft die Menschheit gegen dieses zerstörerische Gefühl. Symbolisch gesehen ist der zentrale Punkt der Eifersucht der Ödipuskomplex. Das Kind weist den anderen, den Vater, zurück und möchte zur symbiotischen Liebe der Mutter zurückkehren.

Bis zur homöopathischen Konsultation oder zur Unterstützung einer Psychotherapie sind folgende Mittel zu empfehlen:

Lachesis C12
Das **zentrale Mittel für den Ödipuskomplex**
- diktatorisch
- redselig
- ist lieber abgedeckt (erträgt keine enge Kleidung)
- wird häufig von Insekten gestochen
- fängt sich leicht Läuse ein
- Beschwerden auf der linken Seite (Angina, Otitis, …)

Hyoscyamus C12
- ebenfalls gesprächig, spielt aber den Dummkopf, lacht albern
- **exhibitionistisch** (phallisches Stadium), läuft ganz nackt davon, stellt seine Genitalien zur Schau
- hat möglicherweise auch Husten mit Lungen-Atelektasen, Fieberkrämpfe

Pulsatilla C12
- Kind klammert sich an die Mutter, lässt sein Plüschtier oder Fläschchen nicht aus den Augen …
- **Durstlosigkeit**
- deckt sich gern ab
- Heißhunger auf Butter und Käse
- große Eifersucht

Veratrum album C12
- Kind ist eifersüchtig und **lügt** (erfindet eine eigene wunderbare Welt oder erzählt dem Nachbarn, dass er geschlagen wurde)
- autoritär
- hängt sehr an seinem Schnuller

Nux vomica C12
- kälteempfindliches Kind
- gewissenhaft
- **streitsüchtig**
- Verlangen nach stark gewürztem Essen

Cenchris C12
- eifersüchtig
- streitsüchtig
- Das Kind erlebt die „**Urszene**", indem es die Eltern beim Geschlechtsverkehr beobachtet und wird fortan von Albträumen von Vergewaltigung gequält.
- bei Jugendlichen: sieht sich Porno-Videos an
- möchte alles kontrollieren wie Lachesis, hat seine Beschwerden aber auf der rechten Seite

Natrium muriaticum C12
- eifersüchtig und **verschlossen**
- verstopft
- stopft sich mit Salz voll
- Problem mit dem Vater (der meist physisch oder moralisch zu wenig präsent ist)

Staphisagria C12
- eifersüchtig, frustriert und still
- provoziert andauernd sadomasochistische Situationen, bis den Eltern „**die Hand ausrutscht**"
- Verlangen nach kalter Milch

Lycopodium C12
- eifersüchtig auf die Macht der anderen
- Beschwerden auf der rechten Seite

Calcium sulfuricum C12
- Eifersucht in Verbindung mit rezidivierenden Laryngitiden: „Es ist ihm etwas im Halse stecken geblieben."

Ignatia C12
- neigt zu unmöglichen Liebesbeziehungen
- wird eifersüchtig auf das Glück anderer

Anantherum C12 (beim Jugendlichen oder Erwachsenen)
- Erotomanie
- treibt den Partner bis zur Erschöpfung; **will andauernd Sex**, damit der Geliebte so erschöpft ist, dass er nicht auf den Gedanken kommt, fremd-zugehen

DAS DIKTATORISCHE KIND

Manche Kinder möchten die Macht über ihre Eltern, über ihre Spielkamera-den usw. haben. Das Leben wird für die Eltern zum andauernden Tauziehen, um sich Respekt zu verschaffen. Folgende Mittel kommen infrage:

Aurum metallicum C12
- diktatorisch, **Draufgänger**
- großzügig, macht gerne Geschenke
- Verlangen nach Fleisch, Brot
Thematik: **verweigert die Regeln des Vaters**, will seinen eigenen Gesetzen folgen

Arnica C12
Arbeitsamer Diktator, will **alles alleine machen**, keine Hilfe in Anspruch nehmen und fällt schließlich auf die Nase!
Thematik: Es lohnt sich!

Camphora C12
Ganz allein gegen alle; will die absolute Macht.
Sein Körper ist dem nicht gewachsen, und er wird beim ersten Kälteeinbruch krank.

Causticum C12
Weinerlicher Diktator: „Ich bin so schwach, ihr müsst mir gehorchen!"
Und er manipuliert alle.
- Angst im Dunkeln
- Angst vor Hunden
Thematik: Angst vor dem Damokles-Schwert über seinem Kopf

Chamomilla C12
Jähzorniger Diktator, **zornentbrannt**, z. B. wenn er sich weh tut
- Angst vor Wind, Sturm

Thematik: „Das habe ich nicht verdient!"

Conium maculatum C12
Diktator mit **religiöser** Neigung, fühlt sich zu **Esoterik** hingezogen, bisweilen fixiert auf Sex
- sexuelle Frustrationen

Thematik: seine Kraft wendet sich andauernd der Sexualität zu, und er findet keinen Zugang zur wahren Kenntnis

Ferrum metallicum C12
Energischer Diktator: eiserne Hand in einem Samthandschuh
- Probleme mit Anämie

Thematik: will aktiv sein, aber es fehlt ihm an Kraft, an Eisen

Lachesis C12
Eifersüchtiger Diktator, besitzergreifend
- geschwätzig

Thematik: zentrales Mittel für Ödipuskomplex, muss den Vater töten

Lycopodium C12
Diktator; **bereit, andere aufzufressen, um an die Macht zu gelangen** … Es fehlt ihm aber an Selbstvertrauen; hat immer Angst, nicht auf der Höhe zu sein.
- Streber
- Tics

Mercurius C12
Frühreifer Diktator, Mauschler, Schwindler, „Bandenchef"
- liebt Butter
- schwitzt reichlich
- schlechter Atem

Phosphorus C12
Mystischer Diktator, Träumer, reißt alle mit seiner Sympathie mit
- großer Durst
- Verlangen nach Salz

Thematik: nicht genügend inkarniert, gehört auch zur anderen Welt

Veratrum album C12
Diktator **und Lügner**: erfindet falsche Ereignisse (z. B. „Meine Eltern schlagen mich.")
- kann Schnuller und Fläschchen nicht ablegen
- Verlangen nach Salz und Zitrone
- Magendarmgrippe (geruchloser Durchfall und reichliches Erbrechen mit Unwohlsein und Schluckauf)
Thematik: hat seine soziale Position verloren (ein Einzelkind, das bis dahin ein „kleiner König" gewesen ist, sieht sich plötzlich mit einem Geschwisterchen konfrontiert)

DAS TRÄGE KIND

Plötzlich tut das Kind in der Schule nichts mehr und die Noten werden schlecht.
Bis zur intensiveren Konsultation kann eines der nachfolgenden Mittel helfen, das Schuljahr noch zu retten:

Barium carbonicum C12
Das Kind hat den Boden unter den Füßen verloren, denn es **versteht in Mathematik nichts** und kann nicht **abstrakt denken**.
Schüchternes Kind, das sich leicht schämt, häufig mit Halsschmerzen und Schwellung der Halslymphknoten.

Lachesis C12
Kind, das durch die geplante Ankunft eines Babys in der Familie oder eines Halbbruders oder einer Halbschwester in einer neu gebildeten Familie **eifersüchtig wird**; schwätzt zu viel, konzentriert sich nicht mehr.

Aethusa cynapium C12
Mittel für das durch übermäßig viel geistige Arbeit, beispielsweise vor einer Prüfung, **„übersättigte"** Kind, das keine **Milch** verträgt (die Beziehung zur Mutter war schwierig).

Kalium phosphoricum C12
Drei Globuli abends helfen dem Studenten, der bei der Prüfungsvorbereitung durch **intellektuelle Ermüdung** nicht mehr arbeiten kann.
Thematik: sollte sich helfen lassen, arbeitet aber lieber alleine

Taraxacum C12
Der Anfang fällt am schwersten. Wenn der Anfang einmal geschafft ist, kann das Kind sehr effizient sein. Ein interessantes Symptom: Landkartenzunge (geometrische Zeichnung auf der Zunge, die auf ein Leberproblem schließen lässt).
Thematik: Es gibt ein Problem des Glaubens, des Vertrauens, ohne das keine Aktion möglich ist.

Fluoricum acidum C12
Gut in Mathe aber eine Niete in **Rechtschreibung**; zu sehr mit dem Thema „Sex" beschäftigt; ist flatterhaft und übernimmt keine Verantwortung.

Sulfur C12
Kind, dem alles egal ist, vernachlässigt, **schlampig, wäscht sich nicht gern;** sehr gesellig; hängt lieber mit den Kumpels rum, als zu arbeiten.

Lac caninum C12
Packt nichts an, weil er denkt, dass es schief geht, **da er sowieso eine Null ist**. – In der Tat liegt eine Kastrationsangst zugrunde. Das Kind träumt von Schlangen.

Cannabis indica 1 M – 10 M, eine Gabe
Wenn die schulischen Ergebnisse stark nachlassen, der Jugendliche zu Unfällen neigt, abwesend, wie in einem andauernden Traumzustand scheint, ist von Cannabis-Konsum auszugehen. Man muss das Gespräch mit dem Jugendlichen suchen und mit homöopathischen Gaben von Cannabis indica unterstützen (*Das Mittel ist in Deutschland nicht erhältlich. Österreich: Remedia; Schweiz: Schmidt-Nagel, Adressen am Ende des Buchs*).

DAS ÄNGSTLICHE KIND

Schüchternheit in der Öffentlichkeit kann für manche Kinder ein Handicap sein.
Hier können bestimmte homöopathische Mittel helfen:

Silicea C12 - C30
- brillantes, lebhaftes Kind, aber **übersensibel**
- wagt es nicht, bei einer Versammlung das Wort zu ergreifen
- profuser Hand- und Fußschweiß
- Verlangen nach einem heißen Bad
- Angst vor Nadeln

Thematik: Angst, aus seiner schützenden „Blase" herauszukommen

Carbo vegetabilis C12 - C30
- schüchternes Kind, aber **langsamer**, das unter Atemschwierigkeiten oder einer schweren Geburt leidet
- Akne am Rücken
- möchte Luft zugefächelt bekommen

Thematik: die Schwelle überwinden

Plumbum C12 - C30
- Stottern
- Neigung zu Bauchkrämpfen
- unstetes Verhalten

Thematik: verweigert jeden Zwang, muss **zur Vernunft gebracht werden**

Gelsemium C12
- das größte Mittel bei **Lampenfieber**
- Blackout bei Prüfungen, erinnert sich an nichts mehr
- Zittern

Thematik: fürchtet, durch Handeln eine Katastrophe herbeizuführen

Ambra grisea C12
- erträgt lächelnde Gesichter nicht
- erstickt, wenn zu viele Menschen um ihn herum sind
- neigt zu Verstopfung

Thematik: zieht alles Negative aus der Umgebung an

Barium carbonicum C12
- schüchtern; schämt sich, denn er kann auf geistiger Ebene nicht folgen
- versteckt sich hinter Möbeln
- große Mandeln
- Schnarchen

DAS TRAURIGE KIND

Traurigkeit ist eine Vorstufe der Depression, die bei einem Kind schwerwiegend sein kann. Diesen Zustand darf man nicht unbeachtet lassen. Im Gespräch mit dem Kind muss versucht werden, alle Elemente des Familienlebens (Scheidung der Eltern, Todesfall) oder die schulische Situation (Strafe, zu strenger Lehrer, Erpressung) anzusprechen. **Alles was ausgesprochen werden kann, wirkt befreiend.**
Bei Bedarf kann man psychologischen Rat einholen (z. B. beim Schulpsychologen).
Einige homöopathische Mittel können helfen:

Abrotanum C12
Das Kind versucht, die anderen „auszusaugen", indem es ihre Lebensenergie aufnimmt, vor allem durch Berührung. Durch eine Trennung tritt dann eine Dekompensation ein.

Arsenicum album C12
- extrem pingelig, geizig, unflexibel, sammelt
- Angst vor Mikroben
- will niemandem ein Küsschen geben
- Folgen eines schlecht verarbeiteten Trauerfalls
Thematik: Angst vor dem Tod („Es kommt nichts danach.")

Calcium carbonicum C12
- **ängstliches** Kind, hat Angst vor allem: vor Hunden, vor der Dunkelheit, vor der Schule, usw., das raubt ihm seine Energie und seinen Mut
Thematik: seine eigene Zerbrechlichkeit

Carcinosinum 10 M
- Frühentwickler
- ernst, gewissenhaft
- empfindsam für Musik
- **verrückt nach Schokolade**
- Café au Lait-Flecke auf der Haut
Thematik: kann sich nicht lösen, nicht Nein sagen → lässt sich überwältigen

Causticum C12
- Angst im Dunkeln, vor Hunden
- Legasthenie

- Stottern
- hat ein Drama erlebt (z. B. schwierige Geburt mit **Schlüsselbeinbruch** und Lähmung des Plexus brachialis) und fürchtet, es könnte wieder losgehen

Thematik: Angst vor dem Damokles-Schwert

Lachesis C12

- **Gesprächigkeit oder absolutes Schweigen bei einem eifersüchtigen Kind**
- zieht Insektenstiche förmlich an
- erträgt keine enge Kleidung

Thematik: zentrales Mittel für den Ödipuskomplex

Rhus toxicodendron C12

- bewegt sich gerne: „Bewegung ist Leben", fühlt sich aber in seinen Tätigkeiten eingeschränkt (z. B. durch Rheuma)

Sulfur C12

Kind auf dem „**Egotrip**" – leidet, wenn es sich die Mühe geben muss, sich zu waschen oder wenn es die Regeln des Zusammenlebens oder einer Lehre einhalten muss …

Depressionen vor der Pubertät

Arsenicum album C12

- Der Gedanke an den Tod lähmt das Leben.
- zieht sich in sich selbst zurück
- extreme Pingeligkeit
- Sammler (kann sich von nichts trennen)
- Schlaflosigkeit zwischen 1 und 3 Uhr morgens

Calcium phosphoricum C12

- Jugendlicher, der von zu raschem Wachstum erschöpft ist
- großer Hunger nachmittags um 16 Uhr
- Verlangen nach Brot mit rohem Schinken
- empört über die **Ungerechtigkeit** der Gesellschaft

Helleborus C12

- tiefe Depression; zurückgezogen in sich selbst; **würde sich jedoch in der Lage fühlen, Großes zu vollbringen**
- rhythmische Bewegungen (z. B. andauerndes Hin- und Herwippen) → sucht den vom Innenohr ausgehenden Schwindel (Genuss des Babys, das in der Gebärmutter gewiegt wird)

Lachesis C12
- Depression durch übermäßige Eifersucht, enttäuschte Liebe
- Mutismus
- Wärmegefühl
- hängt übermäßig stark am gegengeschlechtlichen Elternteil

Cyclamen C12
- weigert sich, aus seinem Zimmer zu kommen; bleibt stundenlang in der Dunkelheit und hört dabei Musik oder liest Comics mit **schwarzem Humor**
- Katzenallergie
- träumt davon, Geld zu zählen

Thematik: Weigerung, in die Stofflichkeit des Lebens zu investieren, die ihm Schuldgefühle bereitet

TICS

Tics sind Spasmen, wiederkehrende Bewegungen – vor allem des Gesichts (Augenzwinkern) – oder unkontrollierte Bewegungen der Extremitäten. Sie verraten eine unterschwellige Nervosität bis hin zu Angst bei einem Kind, das alles kontrollieren möchte, ohne es zu schaffen (anales Stadium).

Bis zur Konsultation beim Spezialisten (Arzt, Psychologe) kann man folgende Mittel geben:

Ignatia C12, eine Gabe
- Mittel für verborgenen Kummer
- Folgen von Trauer, Trennung (Scheidung), worüber nicht gesprochen wird
- Mangel an Liebe
- Seufzen
- abwechselnd Lachen und Weinen

Thematik: die Liebe in ihren drei Dimensionen finden

Lycopodium C12, eine Gabe
- autoritäres Kind, Querulant, dickköpfig
- „Möchtegern-Chef", dem es an Selbstvertrauen fehlt
- Häufig ist die rechte Seite des Körpers betroffen.

Thematik: Verlangen nach Macht; Angst, von den anderen gefressen zu werden

Agaricus C12, eine Gabe
- ungeschicktes Kind mit plötzlichen, zu heftigen Bewegungen
- neigt zu hohen Idealen

Thematik: ein starker Wille in einem zu schwachen Körper, der nicht standhält

Tarentula hispanica C12, eine Gabe
- Ruhelosigkeit, vor allem bei Musik
- Tanz
- ungehorsam +++, gehorchen heißt, **versklavt werden**

Mygale C12, eine Gabe
- heftige, Chorea-artige Bewegungen
- Versuch, der symbiotischen Liebe einer „Spinnenmutter" zu entrinnen (Mutter zu liebevoll und possessiv)

LAMPENFIEBER

Prüfungsvorbereitung

Homöopathische Mittel helfen wirkungsvoll bei der Vorbereitung auf Prüfungen. Es ist sehr zu empfehlen, immer für **ausreichend körperliche Bewegung** zu sorgen – „Mens sana in corpore sano" (nach dem Laufen wird das Gehirn beispielsweise gut mit Sauerstoff versorgt, das Lernen „bringt mehr", die Gedächtnisleistung ist besser).

Wenn das Kind nicht mehr arbeiten kann:
Lecithinum C6, 3 Globuli morgens (Lecithin enthält viel Phosphor)

Kalium phosphoricum C12, 3 Globuli jeden Abend (Gedanke: muss alleine arbeiten, es wäre besser im Team)

Aethusa cynapium C12, eine Gabe, wenn sich das Kind wie „vollgestopft" vorkommt und sich unfähig fühlt, noch das geringste Neue aufzunehmen.

Mittel gegen Prüfungsangst:

Gelsemium C12
Das **souveräne Mittel**: Je 3 Globuli am Vorabend und am Morgen der Prüfung helfen, das „Blackout" zu vermeiden, wenn man vor dem Blatt sitzt und überhaupt nichts mehr weiß.

- Aufregung, Zittern
- Durstlosigkeit

Ignatia C12
Dieses Mittel ist vorzuziehen, wenn Angst mit einem **Kloß im Hals** und **Weinanfälle** abwechselnd mit Lachkrämpfen auftreten.

Argentum nitricum C12
- starkes Verlangen nach Zucker; Durchfall und Versagen der Stimme
- **Angst, nicht genügend Zeit zu haben, um alles zu erledigen**

Silicea C12
- übermäßige Ängstlichkeit vor einer **mündlichen** Prüfung
- profuser Hand- und Fußschweiß

Anacardium C12 - C30
- unentschlossen; weiß nicht, welches Thema er wählen soll
- fügt im letzten Moment noch Fehler ein

LÜGEN

Das Kind flüchtet sich in eine Fantasiewelt und lügt ständig.
Hier gibt es einige sehr wirkungsvolle Mittel:

Veratrum album C12
- lügt und ist diktatorisch
- nuckelt an Daumen, Schnuller, Fläschchen
- Verlangen nach Zitrone, Limonade
- starker Durchfall

Thematik: fühlt sich „vom Sockel gestoßen" (beispielsweise nach der Geburt des kleinen Bruders)

Opium C12
- Folgen eines großen Schreckens
- **Verstopfung**
- Narkose in der Vorgeschichte
- Möglicherweise haben die Eltern harte Drogen konsumiert

Argentum nitricum C12
- ist immer in Eile, isst sehr schnell, sitzt z. B. nur mit einer „Pobacke" auf dem Stuhl

- Angst, zu spät zu kommen
- Schwindel in der Höhe
- Verlangen nach Zucker, der aber verschlechtert

Thematik: hat das Abstillen nie akzeptiert

Ethylalkohol C12
- Vorgeschichte von Alkoholismus in der Familie
- Ruhelosigkeit
- möchte noch das Fläschchen, obwohl er schon „aus dem Alter heraus" ist

STREITSUCHT

Meist ist **Eifersucht der Grund für Streitsucht** bei einem Kind. Um zu verhindern, dass sich Eifersuchtsgefühle aufbauen, darf man in der Familie keine symbiotischen Beziehungen mitschleppen, also beispielsweise das Nesthäkchen nicht zu lange im elterlichen Schlafzimmer behalten. Folgen zwei Kinder kurz aufeinander, muss man sie gut auseinander halten (verschiedene Kleidung, Geschenke), um sie nicht zu „falschen" Zwillingen zu erziehen, die dann andauernd in Konkurrenz zueinander stehen.

Folgende Mittel können helfen:

Lachesis C12 - C30
- das wichtigste Mittel bei Eifersucht
- gesprächig
- autoritär
- zieht Mückenstiche förmlich an
- voller blauer Flecke
- Beschwerden linksseitig

Hyoscyamus C12 - C30
- eifersüchtig und exhibitionistisch, läuft nackt in der Wohnung herum
- spielt das Baby, albernes Lachen

Nux vomica C12
- eifersüchtig
- arbeitsam
- schreckliche Wutausbrüche, wenn nicht alles in der von ihm gewünschten Ordnung ist
- Übermaß an gewürztem Essen

Cenchris C12
-   Mittel für das Kind, das seine **Eltern beim Geschlechtsverkehr beobach-tet** hat, die „Urszene" erlebt hat
-   verbringt später als Jugendlicher seine Zeit damit, Pornofilme anzusehen
-   Beschwerden rechts (vgl. Lycopodium)

Calcium sulfuricum C12
-   rezidivierende Kehlkopfentzündung mit pfeifender Atmung bei feuch-tem Wetter und Eifersucht fallen zusammen

AUSFÄLLIGKEITEN

Das Kind wählt absichtlich seine Sprache so, dass es seine Umgebung zum Erröten bringt. Es handelt sich um das typische „anale" Stadium der Psychoanalyse.

Es kommen diese Mittel infrage:

Anacardium C12
-   Dualismus – „Engel/Teufel"
-   häufig in Familien mit Zwillingen anzutreffen
-   Sehnenentzündungen
-   grausam, misshandelt Tiere

Nitricum acidum C12
-   übellaunig
-   nachtragend
-   unflexibel
-   bei der geringsten Bemerkung beleidigt
-   Verlangen nach Salz und Fett
Thematik: „Es gibt kein Verzeihen."

Lycopodium C12
-   diktatorisch, provozierend, aber Mangel an Selbstvertrauen
-   Aceton-Geruch
-   Blähungen ++

Staphisagria C12
-   reizt die Eltern, bis ihnen „die Hand ausrutscht"
-   sadomasochistische Atmosphäre
-   Verlangen nach kalter Milch

Natrium muriaticum C12
- zurückgezogen, spricht wenig
- Verlangen nach Salz +++

Thematik: Problem mit dem Vater

Nux vomica C12
- ausfällig und **überlastet**
- stopft sich mit Stimulanzien aller Art voll und geht wegen Kleinigkeiten in die Luft

MASTURBATION

Falls sie gelegentlich geschieht, ist Masturbation praktisch normal und kein Anlass für unangebrachte Bemerkungen der Eltern. Es reicht, dem Kind zu sagen, dass Masturbieren normal ist, aber dass man es nicht zu häufig und nicht an jedem beliebigen Ort tun sollte.

Ein Kind, das zu häufig masturbiert, klinkt sich aus der Realität aus und erschöpft einen Teil seiner Vitalkraft. Es drückt auf diese Weise ein deutliches Unwohlsein auf psychologischer Ebene aus, das eine Konsultation beim Spezialisten (Arzt, Psychologe, Homöopath, Psychiater) rechtfertigt.
In der Zwischenzeit kann man dem Kind helfen, indem man Oregano auf das Kopfkissen gibt (Origanum, Ø, 10 Tropfen auf das Kopfkissen), und man verabreicht eine Gabe:

Bufo rana C12 - C30
- Das Kind zieht sich andauernd zum Masturbieren zurück und schafft nichts mehr.

Thematik: alleine kann man nichts schaffen

SONSTIGE PATHOLOGIEN

PATHOLOGIEN DES MUNDRAUMS

Aphthen

Aphthen sind Ulzerationen der Mundschleimhaut, die häufig Ausdruck einer Frustration sind, die **an einem frisst**.

Bis zur Konsultation beim Spezialisten kann man auf jeden Fall eine Gabe **Oscillococcinum** verabreichen, gefolgt von:

Borax C12

bei Angst vor einem Sturz, vor Abwärtsbewegungen, (z. B. Schaukel, Rutsche)

Baptisia C12

Aphthen bei Kindern aus auseinandergerissenen Familien

Der Grundgedanke des Mittels ist: Die Stücke müssen wieder zusammenge-klebt werden

Mercurius corrosivus C12

- dicke Zunge
- sehr schlechter Atem
- starke Schweißbildung

ein gutes Mittel für **Mundfäule** (Stomatitis aphthosa), zusammen mit Rhus toxicodendron

Rhus toxicodendron C12

- Fieber nachts
- Ruhelosigkeit
- Muskelkater
- **Mundfäule**

Sulfuricum acidum C12

Hervorragendes Mittel bei Aphthenbildung im Rahmen einer **Chemotherapie**

Thematik: Angst vor einem Unfall, (häufig in Familien mit Todesfällen durch Unfall)

Zahnabszess

Leichte Schwellung des Zahnfleischs, aus der Eiter austritt, im Zusammenhang mit einem von Karies befallenen Zahn
Vor dem Besuch beim Zahnarzt kann man noch empfehlen:

Hepar sulfuris C12, 3 Globuli viermal täglich über 48 Stunden und
Pyrogenium C12 (homöopathisches „Antibiotikum"), gleiche Dosierung

Zahnfleischschwund

Die Zähne lockern sich, das Zahnfleisch blutet.
Bis zur Konsultation empfiehlt es sich, eine Gabe **Staphisagria C12** zu nehmen – das Mittel für Frustration und verdrängte Wut: Man kommt „auf dem Zahnfleisch" daher!

Karies

Es ist nicht erforderlich, in den ersten Jahren Fluor zu geben. Langfristig hat es eine toxische Wirkung, und die Beschwerden lassen nicht auf sich warten: Obstruktion der Tränenkanäle, Ausbildung von Vegetationen, chronisch verstopfte Nase, Kalzifizierung des Trommelfells.
Sobald sich das Kind die Zähne selbst putzen kann, sollte man allerdings Fluorzahncreme verwenden. Das örtlich eingesetzte Fluor verstärkt das Zahnemail. Achten Sie aber darauf, dass das Kind gründlich ausspuckt. Außerdem ist zu stark gezuckerte Nahrung vor allem abends unbedingt zu vermeiden: kein Fläschchen mit Milch oder zuckerhaltigen Getränken in der Nacht!

Bei Karies muss man das Terrain behandeln, um Rezidive zu vermeiden.
Bis zur diesbezüglichen Konsultation beim qualifizierten Homöopathen kann man eine Gabe **Calcium fluoratum C12** geben.
Thematik: Geiz – das Kind beginnt früh zu sparen und fragt nach Preisen …

Drei weitere gute Mittel, die man kennen sollte:

Kreosotum C12
- Karies, sobald die ersten Zähne durchbrechen
- neigt zu Windeldermatitis
- träumt von Vergewaltigung: unausgesprochene Geschichte von Vergewaltigung in der Familie

Thematik: Angst vor Aggressivität → macht sich lieber die Zähne kaputt

Staphisagria C12
-    Frust, verdrängte Wut
-    Verlangen nach kalter Milch
Thematik: Sadomasochistische Atmosphäre → das Kind reizt seine Eltern so lange, bis ihnen „die Hand ausrutscht".

Silicea C12
-    ängstliches Kind
-    späte Zahnung
-    starker Fußschweiß
-    Angst vor Nadeln +++ (die das Ei durchstechen, in dem sich Silicea verschanzt hat)

Angst vor dem Zahnarzt

Manche Kinder ertragen den Besuch beim Zahnarzt nicht.
Ihnen kann geholfen werden mit:

Antimonium crudum C12, eine Gabe
-    nimmersattes Kind
-    extrem kitzelig
-    schmollt

Fluoricum acidum C12, eine Gabe
-    Zahnschmelz ist zu hart
-    Nägel wachsen zu schnell
-    schlecht in Rechtschreibung
-    ausschweifend

Ignatia C12, eine Gabe
-    hysterisch
-    abwechselnd Lachen und Weinen
-    Unwohlsein auf dem Zahnarztsessel

Magnesium carbonicum C12, eine Gabe
-    adoptiertes Kind
-    extrem ruhelos
-    empfindlich

Staphisagria C12
-    blutendes Zahnfleisch
-    Durst auf kalte Milch

- sadomasochistische Atmosphäre
- nicht verarbeitete, verdrängte Wut
- frustriert

Coffea C12
- hypersensibel
- aufgeregt
- Angst vor Neuem
- verträgt keinen Kaffee

Landkartenzunge

Die Zunge zeigt geometrische Zeichnungen. Das Aussehen der Zunge ist ein **Abbild des Zustands der Leber**. In diesem Fall liegt ein Problem mit der Leber vor.
Bis zur homöopathischen Konsultation kommen folgende Mittel infrage:

Taraxacum C12, ein paar Tage lang viermal täglich 3 Globuli
Thematik: Kind, das es nicht schafft, „sich daranzumachen" (z. B. an die Arbeit)

Übermäßige Zahnsteinbildung

Häufig liegt ein Problem der Nebenhöhlen zugrunde:

Mezereum C12 (zwei Gaben im Abstand von 48 Stunden)
- Das Kind schnarcht, schläft mit offenem Mund.
- Verlangen nach Fettigem
- Husten, der zum Erbrechen des Gegessenen führt
Thematik: hat seine Fixpunkte verloren

ERKRANKUNGEN DER AUGEN

Symbolisch gesehen lassen sich alle Probleme mit den Augen auf „Gott" zurückführen, also auf den Zugang – über den Ödipuskomplex – zur dritten Dimension der Liebe, **der universellen Liebe**.

Bindehautentzündung

Eine Entzündung der Bindehaut führt zu einer Rötung des Auges, zu einem stechenden oder brennenden Gefühl, zu Eiterung, Tränenfluss mit mehr oder weniger infektiösen Sekretionen. Der Ursprung ist häufig allergischer, manchmal infektiöser (bakterieller oder viraler) Art.

Symbolisch gesehen konnte der Betreffende in einer schwierigen Situation nicht weinen, hat seine Tränen zurückgehalten.

Örtlich ist ein Augenbad mit Calendula-Augentropfen zu empfehlen. Daneben können bestimmte homöopathische Mittel helfen:

Euphrasia C6
- häufig eitrige Bindehautentzündung mit **geröteten Wangen**
- begleitende nicht irritierende Nasenabsonderung

Apis C6
- Brennen und Stechen
- Eiterung der Augen
- **Lidödem** bei Bindehautentzündung
- Durstlosigkeit
- Besserung durch **kalte** Anwendungen

Thematik: verweigert die Gemeinschaft

Argentum nitricum C12
- Irritation häufig allergischer Art mit Bildung eines Pterygiums (rosafarbene Membran im Bereich der Lidspalte)
- hat es **eilig, ist gestresst (hat immer Angst, zu spät zu kommen)**
- übermäßiger Zuckerverzehr
- Blähungen

Medorrhinum C12, eine Gabe
- jeden Morgen verklebte Augen
- schläft auf dem Bauch und ist aufgeregt (Lampenfieber)

Pulsatilla C6
- milde Absonderungen
- Durstlosigkeit
- warm
- klebt an Mutti

Calcium silicicum C12
Gutes Mittel für Bindehautentzündung bei einem Säugling in der Zahnungsphase

Thematik: hält zu engen Kontakt zu Verstorbenen, trägt häufig den Vornamen eines verstorbenen Verwandten

Nitricum acidum C12, eine Gabe
-   eitrige Bindehautentzündung in Verbindung mit einer beidseitigen Otitis
-   übellaunig, zu unflexibel

Gersten- und Hagelkörner

Gerstenkörner sind kleine Furunkel am Lidrand, Hagelkörner kleine gutartige Tumore der Tränendrüsen, die sich infizieren können. Auf jeden Fall sollte man eine **Calendula**-Augensalbe auftragen und Calendula-Augentropfen verwenden.

Das erste homöopathische Mittel der Wahl ist **Staphisagria C12,** das für verdrängte Wut und Frust steht. Verlangen nach kalter Milch und Zahnfleischbluten treten nebeneinander auf.

Erscheinen Gerstenkörner wiederholt, denkt man an:

Pulsatilla C12, bei einem Kind, das zu sehr an der Mutter „klebt“
-   warm
-   durstlos

Silicea C12
-   kälteempfindliches, schüchternes Kind
-   Fußschweiß

Sepia C12
-   pingelig, „Putzteufel“

Conium maculatum C12
-   gewissenhaft und **autoritär**

LUMBALGIE UND ISCHIASSCHMERZEN

Häufig chronische Beschwerden mit akuten Schüben
Bisweilen ist eine klinische Untersuchung mit bildgebenden Verfahren (Röntgen, MRT, CT) erforderlich. Symbolisch gesagt „ist es ein Kreuz“: Problem des „inneren Menschen“, der, um seine Probleme anpacken zu können, erwachen muss (*Homöopathie, chemin de vie**).
Bis zur homöopathischen Konstitutionsbehandlung kann man versuchen, dem Patienten Linderung zu verschaffen:

---

* Siehe Literaturverzeichnis

Nux vomica C12
- Überlastung
- übermäßiger Genuss von Kaffee, Alkohol und anderen Stimulanzien
- Verschlechterung morgens beim Umdrehen im Bett, beim Erwachen

Thematik: möchte aus dem Verlangen nach Perfektion heraus alles kontrollieren

Sulfur C12
- schludrig, vernachlässigt
- Verschlechterung im Stehen und beim Aufstehen von einem Sitz
- tief sitzender Schmerz, der in die Leiste ausstrahlt

Thematik: trägt die Wahrheit in sich, kann von anderen nichts lernen

Platinum C12 - C30
- Lumbalgie nach dem Anheben einer zu großen Last

Thematik: sein oder scheinen

Rhus toxicodendron C12
- Verschlechterung bei Feuchtigkeit, am Meer, nach körperlicher Belastung
- Besserung bei Bewegung

Thematik: „Bewegung ist Leben."

Ergänzungsmittel: **Calcium fluoratum C12**

Sepia C12
- häufig eine Frau, die durch ihre zahlreichen Kinder überlastet ist
- kalte Extremitäten
- Verstopfung
- extrem geruchsempfindlich

Colocynthis C6 - C12
- Folgen von Wut oder Beleidigung
- stechende Schmerzen an einer bestimmten Stelle
- massive Kontrakturen

Hypericum C12
- Folgen eines Schlags auf die Wirbelsäule, vor allem im Bereich des Kreuzbeins (traumatische Entbindung, Zangengeburt)

Ischiasbeschwerden rechts

Lycopodium C12
- autoritär
- Verschlechterung um 17 Uhr
- Blähungen

Ischiasbeschwerden links

Lachesis
- eifersüchtig
- sehr gesprächig
- warm

Die Ischiasbeschwerden wechseln die Seite: rechts → links, links → rechts

Lac caninum C12
- mangelndes Selbstvertrauen: „Ich bin nichts wert."

VON DER EMPFÄNGNIS BIS ZUM SÄUGLING

SCHWANGERSCHAFT

Ein Kind zu erwarten, ist sowohl auf körperlicher als auch auf psychischer Ebene nicht immer einfach. Noch dazu sind viele allopathische Medikamente für Schwangere kontraindiziert. Glücklicherweise bietet die Homöopathie einige wunderbare Mittel, die dazu beitragen können, die Harmonie während dieser speziellen Zeit zu bewahren.

Das erste Schwangerschaftsdrittel

Der erhöhte Hormonspiegel, den die Schwangerschaft bedingt, die psychologische Belastung der Mutter während dieses menschlichen Abenteuers – eine ganze Reihe von Faktoren erklären, dass sich in dieser Zeit verschiedene Störungen einstellen können. Im Folgenden werden einige davon besprochen und eine homöopathische Lösung vorgeschlagen.

• Übelkeit

Nux vomica C6 - C12
Nux vomica ist das wichtigste Mittel für eine nervöse, gestresste Mutter, die wie besessen von allen möglichen Aufgaben oder Arbeiten ist, die sie **gewissenhaft** erledigen will.
- belegte Zunge
- Stimmungsschwankungen
- kälteempfindlich
- **häufiger erfolgloser Stuhldrang**

Sepia C12
Leidet an einem **Dilemma**: Frau bleiben oder Mutter werden?
- kälteempfindlich
- Verstopfung
- außergewöhnliche **Empfindlichkeit gegenüber Gerüchen**, die Übelkeit verursachen

Lycopodium C12

Insgeheim Weigerung, ein Kind zu bekommen, das als gefährlich erlebt wird. Es könnte sie von innen auffressen! Daher will sie keine Austern essen: „Mir graut davor, etwas Lebendiges im Bauch zu haben." (Kommentar einer Patientin)

- übellaunig
- dickköpfig
- diktatorisch
- Beschwerden auf der rechten Seite
- Verdauungsbeschwerden (Blähungen)

Chelidonium C12

Familien, in denen man dazu neigt, **die Kinder zu schlagen**

- Leberprobleme
- Warzen

Platinum C12

Die Mutter kommt mit ihren durch die Schwangerschaft veränderten Formen nicht zurecht und versucht, diese in zu engen Kleidern zu verstecken.

- **Erbrechen**

Das wichtigste Mittel für Schwangerschaftserbrechen ist **Symphoricarpus racemosus C12**. Das ausgiebige Erbrechen symbolisiert einen unterbewussten Wunsch, auf oralem Weg abzutreiben.

- **Fehlgeburt: drohende**

Kontraktionen des Uterus und Blutverlust erfordern eine aufmerksame Überwachung (Ultraschall, Krankenhauseinweisung).
Mögliche Mittel sind:

Apis C6

- Allergie, Hautausschlag nach den verordneten allopathischen Mitteln
- Durstlosigkeit
- Hitzeunverträglichkeit

Tatsächlich reagiert die Frau allergisch auf das Kind, das sie in sich trägt.

Ruta graveolens C6

Hätte lieber sexuelle Lust ohne Befruchtung, Begattung ohne Schwangerschaft

- Sehnenentzündungen
- sieht schlecht bei feinen Arbeiten

Lycopodium C12, Sepia C12, Platinum C12 und Chelidonium C12 können ebenfalls angezeigt sein: Es besteht eine unbewusste Weigerung, ein Kind zu gebären.

Platinum erlebt die Schwangerschaft wie eine unerträgliche ästhetische Beeinträchtigung …

- **Schlaflosigkeit**

Schlaflosigkeit hat vor allem zwei Ursachen: Angst vor der Entbindung und Angst, ein missgebildetes Kind zu bekommen. In beiden Fällen ist das richtige Mittel

Actaea racemosa C12 - C30.
Solche Befürchtungen werden derzeit durch Blutuntersuchungen geschürt, die ein prozentuelles Risiko für Trisomie beim Fetus aufdecken, mit allen daraus entstehenden psychologischen Konsequenzen (ängstliche Erwartung der Ergebnisse, Aussicht auf eine Amniozentese in zweifelhaften Fällen, usw.). Einen Beitrag dazu leisten auch manche Ärzte durch einen „ungeschickten" Umgang mit Ultraschalluntersuchungen (z. B. „Ich sehe nur einen Arm, kommen Sie in zwei Wochen wieder zur Kontrolle …").

Für eine Amniozentese sind die folgenden homöopathischen Mittel zu empfehlen:
- am Vortag morgens eine Gabe **Opium C12** für die Angst und abends eine Gabe **Arnica C12**, um einer Hämorrhagie vorzubeugen
- am Tag der Untersuchung eine Gabe **Silicea C12**, falls durch den Stich Stress entstanden ist oder bei einem Riss der Fruchtblase
- schließlich folgt eine Gabe **Ignatia C12** für die Wartezeit auf das Ergebnis

Das zweite Schwangerschaftsdrittel

Die drei folgenden Monate sind die ruhigsten. Die Schwangerschaft ist jetzt gut etabliert. Die Embryogenese ist abgeschlossen, der Fetus wächst ungestört. Es ist wichtig, jetzt negativen Emotionen und brutalem Stress aus dem Weg zu gehen (keine Nachrichtensendungen im Fernsehen ansehen, in denen täglich ein Berg Leichen serviert wird). Das Baby sollte im Gegenteil mit positiven Gedanken, Kunst und Harmonie versorgt werden. Nehmen Sie sich Zeit für Kontemplation.

Kleinere Probleme

- **Dehnungsstreifen**

  Empfehlenswert ist eine sanfte Massage mit einer Salbe mit 1 % *Lilium tigrinum* (Ø).

- **Krampfadern**

  Pulsatilla C12

  Dieses Mittel ist passend für verzagte Frauen, mit Verschlechterung durch Wärme, die nicht genügend trinken.

  Fluoricum acidum C12
  - Krampfadern vor allem am linken Bein
  - psychisches Auf und Ab, künstlerisch und verspielt
  - bisweilen zu unverantwortlich für diesen Lebensabschnitt

  Millefolium C6 - C12
  - schmerzhafte Krampfadern und hellrote Blutungen

  Hamamelis C12
  - Krampfadern und Weißfluss
  - Person, die es braucht, dass man ihr gehörigen Respekt zollt

- **Verstopfung**

  Sepia C12 - C30
  - Kälteempfindlichkeit
  - Übelkeit
  - Verstopfung

  Kommt nicht aus ihrem Dilemma heraus: Frau oder Mutter?

  Magnesium muriaticum C12 - C30
  - Stuhl in Form von „Schafsdung"
  - Angst vor Gewalt, („Weide meine Lämmer!")
  - Frau im Hippie-Stil

  Muriaticum acidum C12
  - Leidet außerdem an **Hämorrhoiden**; hat sich von der **Trauer um ihre Mutter** nicht erholt.

Nux vomica C12
- andauernd erfolgloser Stuhldrang
- überarbeitete, gewissenhafte Frau, die zu viele Stimulanzien zu sich nimmt

- **Lumbalgie**

Nux vomica C6
- hyperaktive, überlastete Mutter
- möchte, dass alles perfekt ist und übernimmt sich

Sepia C12
- Lumbalgie mit großer Ermüdung
- Depression wegen des Dilemmas (Frau oder Mutter?)

Lachesis C12
- Ischiasbeschwerden links
- erträgt keine enge Kleidung
- gesprächig ++
- eifersüchtig

Lycopodium C12
- Ischiasbeschwerden rechts
- Verdauungsbeschwerden, Blähungen
- schwieriger Charakter

- **Endometritis, bes. Pyometra**

Pyrogenium C6
Ein gutes Mittel für Infektionen während der Schwangerschaft, das **homöopathische „Antibiotikum"**

- **Candida-Infektion der Vagina**

Natrium carbonicum C12
Ein wirkungsvolles Mittel, zusammen mit **Candida albicans C6** und **Waschungen mit Natriumbicarbonatwasser**
- Verlangen nach Harmonie, „Honey moon" – „Honigmond" (Natrium carbonicum erträgt weder Honig noch Sonne)

Die Krise des sechsten Monats

Es stehen wieder Turbulenzen ins Haus. Im sechsten Monat ist das Baby, falls es vorzeitig zur Welt kommt, an der Grenze der Lebensfähigkeit.

Opium C12 - C30 ist das wichtigste Mittel dieser Zeit, wenn eine Frühgeburt droht (Blutverlust, Wehen, Weitung des Gebärmutterhalses). Es stellt sich die fundamentale Frage: Sein oder Nichtsein?

Ein typischer Fall ist, wenn eine Schwangere im sechsten Monat nach einem großen Schrecken (z. B. als Zeugin bei einem Unfall) mit **einer vollständigen Dilatation des Muttermunds in die Notaufnahme eingeliefert** wird. Kommt das Kind jetzt zur Welt, wiegt es im Normalfall rund 700 Gramm, und es sind große Probleme zu erwarten.

Das letzte Schwangerschaftsdrittel

Lycopodium
Ist häufig angezeigt bei Bluthochdruck gegen Ende der Schwangerschaft: Frau erträgt das Kind nicht mehr.

Calcium arsenicosum C12
Bedeutende Albuminurie, Todesangst, steigt mit zunehmendem Gewicht des Babys an.
Es ist ein großes Verlangen nach **Gemüsesuppe** zu bemerken.

Aurum metallicum C12
Das Mittel für **Juckreiz** bei Schwangeren, der tatsächlich Ausdruck einer **Schwangerschaftsgelbsucht** am Ende der Schwangerschaft ist

Pulsatilla
Dieses souveräne Mittel trägt dazu bei, **dass sich das Baby in die richtige Lage dreht** und schafft **beste Bedingungen für die Geburt** (eine Gabe C12 und eine Gabe C30 im Abstand von vierzehn Tagen). Der Grundgedanke ist, dass Pulsatilla die Trennung von Mutter und Kind fördert, indische Ärzte geben es systematisch am Ende der Schwangerschaft. Im Fall einer Steißlage drehen sich viele Kinder einige Stunden nach einer Gabe Pulsatilla C12 selbst in die richtige Richtung.

Actaea racemosa C12 - C30
Dieses Mittel bringt die Angst vor der Entbindung zum Verschwinden.

Schwangerschaftsdiabetes

Die Bauchspeicheldrüse leidet am Ende der Schwangerschaft, dabei ist sie ein wichtiges Organ.

Folgende Mittel kommen infrage:

Conium maculatum C12
- autoritär, gewissenhaft und intellektuell
- begeistert sich für Esoterik
- weigert sich, während der Schwangerschaft Freunde zu sehen
- erwacht durch die heftigen Bewegungen des Fetus

Thematik: muss den Zugang zur Erkenntnis erhalten

Jodum C12
- hyperaktiv → mangelnde Kontemplation
- Vorgeschichte von Schilddrüsenbeschwerden in der Familie
- Verlangen nach Fleisch

Thematik: zu viel Aktivität, nicht genügend Muße, Yoga wäre empfehlenswert

Phosphorus C12
- erschöpft
- durstig
- Verlangen nach Salz, Eis, Schokolade
- Angst, alleine zu sein,

Thematik: zu „ätherisch" für eine materielle Empfängnis

Spongia C6 - C12
- Frau, die als Kind selbst an ihrer Mutter „klebte"
- neigt zu Kehlkopfentzündung und Kropfbildung

Thematik: sich aus einer symbiotischen Beziehung lösen

Iris versicolor C12 - C30
- leidet unter Herpes und verschwommenem Sehen
- sieht den Splitter im Auge des Nachbarn, aber nicht den Balken im eigenen

Thematik: fühlt sich als Hüterin der Reinheit und kritisiert die anderen (AFADH**)

**Association Française pour l'Approfondissement de la Doctrine Hahnemannienne

Entbindung

Eine Anästhesie (z. B. Periduralanästhesie) und eine künstliche Einleitung der Geburt sollten, wenn möglich, vermieden werden.

Actaea racemosa C12

Eine Gabe zu Beginn der Wehen hilft, die Angst vor der Entbindung, die einem guten Ablauf des natürlichen Vorgangs entgegenstehen könnte, zu überwinden.

Caulophyllum C6 oder C12

Dieses Mittel fördert wirkungsvolle Wehen.

Gelsemium C12

Hervorragend, wenn **sich der Muttermund nicht öffnet**

Chamomilla C6

Eines der guten Mittel bei zu schmerzhaften Wehen mit heftigen Wutausbrüchen

Kalium carbonicum C12

Das Mittel bei Wehenschmerzen im unteren Rücken

Belladonna

Leidet unter kardiovaskulärer Übererregbarkeit mit klopfenden Kopfschmerzen, Herzklopfen und Bluthochdruck

Aconitum C12

Eine Gabe bei intensivem Stress (z. B. bei frühzeitiger Ablösung der Plazenta)

NEONATOLOGIE
DER KINDERARZT AUF DER ENTBINDUNGSSTATION

Meist geht alles gut, und der Kinderarzt der Entbindungsstation bestätigt, dass alles in Ordnung ist und nur ein wenig Vitamin K benötigt wird (10 Tage lang ein Tropfen täglich für Mutter und Kind), um einer Neugeborenen-Hämorrhagie vorzubeugen.
Vitamin D benötigen nur Babys, die im Winter oder in Gegenden mit sehr wenig Sonnenlicht zur Welt kommen.

Fluor ist zu meiden, denn es kann zu Fluorose führen. (Verstopfte Nase, verstopfter Tränenkanal; später Fehlstellung der Zähne und materialistische Einstellung: Nur Geld zählt.)

In manchen Fällen ist ein Eingreifen nötig:

Folgen einer traumatisierenden Geburt

- **Arnica** ist das wichtigste Mittel bei **Hämatomen**, Beulen, Petechien: einige Tage lang in **C6** geben, in **C12** bei einem bedeutenden Trauma.
  Thematik: „Es lohnt sich, auf die Welt zu kommen."

- Bei einem **Schädelhämatom** hat sich unter dem Periost des Schädelknochens ein Hämatom gebildet. Es dauert mehrere Wochen, bis alles resorbiert ist, und es erfolgt sogar eine Kalzifizierung.
  Hier helfen zuverlässig:
  - **Calcium fluoratum C12**
    eine Gabe, vor allem, wenn die Mutter während der Schwangerschaft Fluor eingenommen hat und unter starken Krampfadern leidet
  - **Silicea C12**
    eine Gabe, falls in der Schwangerschaft eine Amniozentese vorgenommen wurde, bei Kälteempfindlichkeit und Hand- und Fußschweiß (bei Mutter oder Kind)
  - **Mercurius C12**
    eine Gabe, falls Mutter und Baby überall viel schwitzen und Wärme nicht vertragen

- **Hirnödem**
  Das Kind ist benommen, der Kopf durch eine schwere Geburt stark verformt, Blutungen und Krämpfe verlangen nach einer Gabe **Natrium sulfuricum C12**, dazu eventuell eine Gabe **Cicuta virosa C12** bei einem Krampfanfall.

- **Abdruck der Zange**
  Es ist eine Gabe **Hypericum C12** zu empfehlen. Nicht vergessen: Einen Termin mit einem guten Physiotherapeuten vereinbaren.

- **Schlüsselbeinbruch,** Verletzung des Plexus brachialis (Lähmung eines Arms) weisen auf **Causticum C12** hin, eine Gabe, die man eventuell noch durch **Hypericum** und **Arnica** ergänzen kann.
  Die Idee hinter Causticum ist, dass einem das Damokles-Schwert auf den Kopf fallen könnte.

- **Augenblutungen**
  Hier ist **Symphytum C12** angezeigt, eine Gabe; man wendet sich sofort der dritten Dimension zu, der universellen Liebe.

Folgen von Angst

Die Geburt verlief unter zu starkem Stress.
Aconitum C12 ist das Mittel für ein ruheloses, schlafloses Kind (musste der Gefahr begegnen, dem Risiko, zu sterben und die richtige Antwort finden).

Opium C12, wenn das Kind dagegen schläft, verstopft ist, schlecht trinkt („Sein oder Nichtsein". Dieses Mittel kann helfen, Fälle plötzlichen Kindstods zu vermeiden).

Folgen von Asphyxie

Das Kind hat nicht sofort begonnen zu atmen, es kam blau zur Welt, die Atemwege waren verstopft. Und es musste abgesaugt und beatmet werden (Apgar unter 10 in der ersten Minute). In diesem Fall **Carbo vegetabilis C30** geben (marmorierte Haut, Blähungen ++: die Schwelle war schwierig zu überwinden). **Nach einem Kaiserschnitt**, bei dem das Kind durch die Narkose eingeschlafen ist und bei der Geburt schlecht atmet, grundsätzlich eine Gabe Carbo vegetabilis verabreichen.

Fehlbildungen

Der Kinderarzt sucht systematisch nach Fehlbildungen. Ggf. weisen diese auf bestimmte homöopathische Mittel hin:

- **Gaumenspalte** oder Lippen-Gaumenspalte
  Diese Fehlbildung weist auf **Calcium fluoratum C12 - C30** hin. Dieses Mittel sollte präventiv vor der nächsten Schwangerschaft gegeben werden.

- **Klumpfuß**
  Nux vomica C12 ist das Mittel, wenn Füße in die falsche Richtung zeigen: nervöses Kind, Blähungen, Bauchschmerzen, Schwierigkeiten, ein Bäuerchen, zu machen.

- **Hüftdysplasie**
  Eine Dysplasie der Hüftgelenke wird bei der Untersuchung nach der ersten Lebenswoche durch das Ortolani-Zeichen erkannt (Ortolani-Test:

Man bringt die Hüftgelenke in die Abduktion und bewegt die Oberschenkel nach außen. Der Test ist positiv, wenn die Oberschenkelköpfe mit einem Klickgeräusch wieder in die Gelenkpfanne zurückgleiten). Vorsicht ist vor allem dann geboten, wenn es sich um ein Kind einer Familie aus der Bretagne oder der Auvergne handelt und wenn das Kind ein Mädchen ist. In diesem Fall wird empfohlen, das Baby unter Abduktion zu wickeln (Spreizhöschen, das die Oberschenkel durchgehend gespreizt hält) und nach vier Monaten eine Röntgenkontrolle durchzuführen (eine Ultraschalluntersuchung bringt nicht immer ausreichend Klarheit).

Machen Sie Ihren Homöopathen auf dieses Problem aufmerksam, denn es kann bei der Suche nach dem Konstitutionsmittel helfen. (Es kommen etwa 15 Mittel infrage.)

- **Nicht tastbarer Femoralispuls**
  Fehlt der Femoralispuls, ist an eine Aortenisthmusstenose zu denken, eine Fehlbildung, die einen chirurgischen Eingriff erforderlich macht. Sie geht mit einem Geräusch bei der Auskultation des Rückens des Kindes einher. Hier denkt man an **Calcium fluoratum C12 - C30** und **Luesinum C12 - C30** (Terrain mit Gefäßfehlbildungen, materialistische Einstellung, aber mit großem künstlerischen Sinn).

- **Der Nabel**
  Im Fall eines Nabelbruchs ist **Opium C12** das erste Mittel (Folgen von Angst, Verstopfung). Ansonsten kommt **Aurum metallicum C12** infrage, und man kann eine Goldmünze zwischen zwei sterilen Kompressen auf den Nabel legen.
  Wenn der Nabel nässt, ist eine Gabe **Abrotanum C12** angezeigt, vor allem, wenn das Baby nervenzerreißend schreit und seine Umgebung „aussaugt".

- **Leistenbruch**
  Einen Bruchverband anlegen und ergänzen mit:

  Rechts:
  Lycopodium C12 bei Blähungen ++, Wutausbrüchen, hellrotem Sediment im Urin (Harnsäure)

  Aurum metallicum C12, vor allem bei Juckreiz während der Schwangerschaft

  Links:
  Nux vomica C12 hilft meist bei der Rückbildung des Bruchs.

- **Herzgeräusch**
  Es muss notfallmäßig eine Ultraschalluntersuchung durchgeführt werden, und es ist eine Gabe **Aurum metallicum C12** zu empfehlen, dadurch schließt sich häufig ein Ventrikelseptumdefekt.

  Für Hochdruck im Lungenkreislauf ist das wichtigste Mittel **Sanguinaria C12 - C30**. (Die Impulse des Lebens wenden sich gegen das Leben.)

- **Nieren**
  Bei jeglicher Anomalie sollte **Calcium fluoratum C12 - C30** gegeben werden. Bei vesiko-ureteralem Reflux dagegen ist das wichtigste Mittel **Asa foetida C12 - C30**. (Wenn die Diagnose im Mutterleib erfolgt, kann man das Mittel bereits der Mutter geben.)

- **Augen**
  Es muss geprüft werden, ob ein Glaukom (**Sulfur C12** oder **Phosphorus C12**) oder ein Kolobom (**Calcium fluoratum C12, Luesinum C12**) vorhanden ist.

- **Rücken**
  Untersuchen Sie das Ende der Wirbelsäule. Besteht womöglich eine kleine Hautfalte oder eine *Spina bifida occulta*? (**Calcium fluoratum C12, Mercurius C12, Luesinum C12**).

- **Geschlechtsorgane**
  Fehlbildungen und Zwitterhaftigkeit müssen aufgespürt und ggf. ein Karyotyp angefertigt werden. **Bei einer Hydrozele** ist eine **Gabe Rhododendron C12** zu verabreichen (Furcht vor Gewitter; schläft mit gekreuzten Beinen).

  Bei einer **Hypospadie** (einer verlagerten Harnröhrenöffnung beim Jungen) kommen **Calcium fluoratum C12** und **Luesinum C12 - C30** infrage.

  Im Fall einer **Verwachsung der kleinen Schamlippen** bei einem Mädchen ist eine Gabe **Castoreum C12** zu empfehlen, ebenso bei einer starken **Phimose** bei einem Jungen.

- **Im Bereich der Haut**
  Halten Sie Ausschau nach:
  Café au Lait-Flecken (Carcinosinum 10 M: Familiengeheimnisse, familiäre Vorgeschichte von Krebs)

rotem Ausschlag („toxisches Erythem des Neugeborenen"), verlangt nach **Sulfur C12**, eine Gabe oder nach **Urtica urens C12**

Eiterungen (mit Eiter gefüllte Bläschen): bakteriologische Untersuchung; in schweren Fällen Antibiotikatherapie und eine Gabe **Cantharis C12** (bricht nach einer Prüfung – der Geburt – zusammen).

Angiome lassen an **Calcium fluoratum C12**, **Calcium carbonicum C12 - C30** (tuberöse Angiome) und **Luesinum C30** denken.

Mastitis beim Neugeborenen

Die Brustwarzen schwellen an und es tritt etwas Milch aus („Hexenmilch"). Es handelt sich um die genitale Krise des Neugeborenen. Auslöser sind mütterliche Hormone, die das Baby über die Plazenta oder die Milch aufnimmt. Drei Mittel können hier helfen:
Asa foetida C12, eine Gabe
Falls darüber hinaus eine Regurgitation besteht.
Cyclamen C12
Häufig schielt das Kind (konvergierender, intermittierender Strabismus); Kummer während der Schwangerschaft.
Tuberculinum C12
Bei einer familiären Vorgeschichte von Tuberkulose oder BCG-Impfung, die nicht anschlägt oder wenn an der Nasenwurzel eine Ader zu sehen ist.

Neugeborenengelbsucht

Der Icterus neonatorum muss genau überwacht werden: Bilirubinwerte im Blut, Blutgruppe, Coombs-Test zur Diagnose einer Rhesus- oder ABO-Inkompatibilität (Behandlung im Krankenhaus, bisweilen Blutaustauschtransfusion). Eine milde Gelbsucht ist auf eine nicht ganz ausgereifte Leber zurückzuführen. Die von der Mutter übertragenen Hormone (vor allem Progesteron) fördern diesen Vorgang noch, vor allem, wenn die Mutter stillt. In diesem Fall ist grundsätzlich zwei bis drei Tage lange die Einnahme von viermal täglich 3 Globuli **Bovista C6** zu empfehlen. Zudem sollte die Muttermilch abgepumpt und auf 60 °C (bis zur Kochgrenze) erhitzt werden, bevor man sie dem Baby abgekühlt zu trinken gibt. Durch das Erhitzen werden die Hormone zerstört. Innerhalb von drei Tagen läuft die Lebertätigkeit an, danach kann das Baby wieder direkt an der Brust trinken.

Daneben sollte man an diese Mittel denken:
Natrium sulfuricum C12, wenn die Geburt schwierig war
Nux vomica C12, wenn das Baby Schwierigkeiten mit dem Bäuerchen hat
Mercurius C12 bei einer Vorgeschichte von wiederholter Angina bei den Eltern

Neugeborenenkonjunktivitis

Das erste Mittel, das gegeben werden sollte, ist **Argentum nitricum C12**, eine Gabe.
- angsterfülltes Baby
- schwieriges Bäuerchen
- Verschlechterung abends, bei Einbruch der Nacht

Die Augen mit Calendula-Augentropfen (oder Kochsalzlösung + Calendula-Tinktur) spülen, um eine Infektion zu vermeiden.

Falls die Absonderung anhält, kommen folgende Mittel infrage:

Pulsatilla C12, eine Gabe bei einem Kind, das andauernd in den Armen seiner Mutter bleiben will
Calcium fluoratum C12, eine Gabe, wenn während der Schwangerschaft Fluor gegeben wurde
Natrium muriaticum C12, eine Gabe, wenn der Vater physisch oder affektiv abwesend ist
Calcium carbonicum C12, eine Gabe bei Milchschorf, Nabelbruch, meist bei einem großen Baby

Probleme beim Stillen

Rissige Brustwarzen
Linderung bringt das Auftragen von **Castor equi Ø-Salbe** (1 %) nach jedem Stillen.

Die Milch schießt nicht ein
Urtica urens C6, 3 Globuli morgens
bei Trauer um den Vater in der Vorgeschichte, ansonsten:
Ricinus communis C6, 3 Globuli abends

Schwellung der Brust

Belladonna C6
- gerötete Brust
- pochende Schmerzen

Thematik: Angst, beim Stillen gefressen zu werden

Bryonia C6
- weiße Brust
- Die Schmerzen sind so stark, dass die Brustwarze ruhiggestellt werden muss.

Thematik: wurde entwurzelt

Phytolacca C6
Falls die vorstehenden Mittel keine Wirkung zeigen
Thematik: „Aller Anfang ist schwer."

Starke Schmerzen in der Brustwarze während des Stillens
Phellandrium C6, 3 Globuli vor jedem Stillen

Das Kind schläft zu viel und trinkt schlecht
Opium C12, eine Gabe

Das Kind trinkt andauernd
Aethusa cynapium C30, eine Gabe (die Kommunikation zwischen Mutter und Kind verbessern)

Fläschchennahrung
Speziell an die Bedürfnisse des Säuglings angepasste Kuhmilch wird in den meisten Fällen gut vertragen, andernfalls verabreicht man eine Gabe **Aethusa cynapium C12** (Kommunikation zwischen Mutter und Kind ist unmöglich) und geht zu Soja- oder Mandelmilch oder auch zu gekaufter Muttermilch über.

KLEINER ÜBERBLICK ÜBER AKUTERKRANKUNGEN DES NEUGEBORENEN (von 10 Tagen bis 18 Monaten)

Bauchschmerzen

Bauchschmerzen treten meist in den ersten drei Monaten auf. Obwohl es ordentlich zunimmt, schreit das Kind andauernd und scheint Darmbeschwerden zu haben. In dieser Zeit wird in der Tat das Verdauungssystem aufgrund des raschen Wachstums stark belastet.

Bis zur Konsultation beim Homöopathen, der sich über die Art der Nahrung, den Verlauf der Schwangerschaft und der Entbindung informiert, kann man dem Kind mit folgenden Mitteln Erleichterung verschaffen:

Colocynthis C6, viermal täglich 3 Globuli
- bei einem jähzornigen Kind
- wenn sich das Kind krümmt

Thematik: verdrängte Wut

Dioscorea villosa C6, viermal täglich 3 Globuli
Das Kind beugt sich nach hinten und bildet ein Hohlkreuz.
Thematik: schämt sich seiner sozialen Herkunft (familiäre Probleme oder Probleme während der Schwangerschaft)

Nux vomica C6, viermal täglich 3 Globuli
- schwieriges Bäuerchen
- Wutausbrüche
- Verstopfung trotz andauernden Stuhldrangs, Blähungen

Carbo vegetabilis C30, eine Gabe
- Blähungen mit vielen Flatulenzen
- Folgen von Sauerstoffmangel (Wiederbelebung, Kaiserschnitt, Tabakabhängigkeit)

Staphisagria C12, eine Gabe
- Das Kind schläft untertags gut, bekommt aber nachts Koliken und schläft nicht (hält die Nacht für den Tag).

Thematik: frustrierte Mutter, sadomasochistische Atmosphäre

Regurgitationen

Treten in der heutigen Zeit sehr häufig auf, eine Besserung ist möglich mit:

Asa foetida C12
-   Reflux infolge einer künstlich eingeleiteten Geburt, einer Periduralanästhesie, einer Zangengeburt

Lobelia C12
-   Reflux, wenn in der Familie geraucht wird

Aethusa cynapium C12
-   Das Kind trinkt andauernd (Brust oder Fläschchen) und spuckt alles wieder aus (über sechs Fläschchen am Tag im ersten Monat).
-   Einige Mitglieder der Familie vertragen keine Milch – zu Soja- oder Mandelmilch wechseln.
Thematik: Mutter und Baby verstehen sich nicht.

Phosphorus C12
-   Regurgitation mit einer Spur Blut
-   für Vitamin K_1-Ergänzung sorgen (eine Woche lang 3 Tropfen täglich)
Falls der Zustand anhält, muss der Arzt aufgesucht werden. **Es könnte eine Pylorusstenose vorliegen** (der Muskel, der den Magen abschließt, verkrampft sich und der Speisebolus kann nicht passieren). In einem solchen Fall kann man eine Gabe **Ornithogalum umbellatum C12** versuchen. Diese Erkrankung betrifft vor allem Jungen im Alter von drei Wochen bis dreieinhalb Monaten. Wenn es zu einer Gewichtsabnahme kommt, muss eine Untersuchung Klarheit schaffen und ggf. eine operative Behandlung erfolgen.

Lycopodium C12
-   nörgelndes Baby
-   starke Blähungen
-   Verschlechterung zwischen 15 und 17 Uhr
-   rötliches Harnsäuresediment im Urin

Schluckauf

Ein Schluckauf ist Ausdruck einer Dehnung des Zwerchfellnervs (N. phrenicus) aufgrund eines raschen Wachstums.
Meist kann man dem Baby mit **Teucrium marum verum C6**, drei- bis viermal täglich 3 Globuli, Erleichterung verschaffen.

Appetitlosigkeit

Das Kind trinkt nicht gut und nimmt nicht zu.

- Falls es gestillt wird, muss man sich fragen, ob die Muttermilch in Menge und Qualität ausreichend ist. Die Milchbildung lässt sich mit 3 Globuli **Urtica urens C6** morgens und **Ricinus communis** 3 Globuli abends über einen Zeitraum von 10 Tagen anregen.
  Bekommt das Baby die Flasche, sollte man sich die Frage nach einer Unverträglichkeit gegen Kuhmilcheiweiß stellen (ggf. auf Sojamilch umstellen) und eine Gabe **Aethusa cynapium C12** geben.

- **Wenn die Gewichtsentwicklung stagniert, weil das Kind andauernd schläft, beim Stillen einschläft**, bringt eine Gabe **Opium C12** alles wieder ins Lot.

- Wenn das Baby das **Abstillen** verweigert, alles erbricht und ruhelos ist, hilft eine Gabe **Argentum nitricum C12**.
  Wenn es sich nicht abstillen lässt und eine Anämie und Durchfall bekommt, ist eine Gabe **China C12** angezeigt.

- Wenn es in der Familie einen Trauerfall gegeben hat, benötigen Mutter und Kind **Ignatia C12** und einige Tage später, wenn das Gewicht nicht zufriedenstellend steigt, **Phosphoricum acidum C12**.

- Bei einem Umzug oder geografischen Wechsel der Familie und wenn das Kind autoritär ist und viel erbricht, eine Gabe **Veratrum album C12** geben.

Wenn das Baby die Milch seiner Mutter verweigert, kommen diese Mittel infrage:

Antimonium crudum C12
- Das Kind schreit, wenn man es berührt.
- Schnupfen seit einem zu kalten Bad
- Gier nach Fläschchenmilch

Cina C12
- schlecht vertragene Periduralanästhesie
- Blutdruckabfall, Kopfschmerzen bei der Mutter
- ruhelos

Lachesis C12
- Geburt mit der Nabelschnur um den Hals
- großer blauer Fleck am unteren Rücken (*Arsenicum album, Rhus toxicodendron*)

Mercurius C12
- **Schädelhämatom**
- ruhelos, starkes Sabbern

Silicea C12
- schmal, abgemagert
- Schädelhämatom

Stannum C12
- schlaffes Baby, ohne Energie, apathisch

Stramonium C12
- schreit
- großer Schrecken
- will nicht im Dunkeln schlafen

Verengung des Tränenkanals

Eine häufig auftretende Erscheinung im ersten Lebensjahr. Bei einem Auge oder auch bei beiden kommt es zu einer anhaltenden klaren oder eitrigen Absonderung. Eine Verabreichung von Fluor ist zu vermeiden, sie verschlimmert das Symptom. Die Augen mit **Calendula**-Augentropfen reinigen.

Folgende Mittel können die Beschwerden beheben und möglicherweise eine **Tränenkanalbehandlung beim Augenarzt überflüssig machen**:

Argentum metallicum C12, eine Gabe
- bei einem abgemagerten, nervösen, ängstlichen Kind
Thematik: „Das Leben ist ein langer, ruhiger Fluss" (aber Vorsicht vor den Stromschnellen).

Calcium carbonicum C12
- meist ein untersetztes Kind mit Nabelbruch und Milchschorf
Thematik: sich einen Schutzpanzer zulegen

Euphrasia C6
- Partie der Wangenknochen gerötet
- Vorgeschichte von Allergien in der Familie

Fluoricum acidum C12
- Nägel wachsen zu schnell
- Hypermobilität

Thematik: Liebe, aber ohne die entsprechende Verantwortung (bei den älteren)

Graphites C12
- häufig in Verbindung mit einem (seborrhoischen) Ekzem (Leiner-Krankheit)
- Verstopfung

Thematik: empfindet sich als zu zerbrechlich

Hepar sulfuris C12
- Der eitrige Aspekt überwiegt.

Natrium muriaticum C12
- ruhiges Baby
- verträgt keine Sonne (Niesen)

Medorrhinum C12
- Windeldermatitis
- schläft auf dem Bauch

Pulsatilla C12
- klammert sich an die Mutter
- Durstlosigkeit

Rhus toxicodendron C12
- bei auffallender Ruhelosigkeit nachts („Bewegung ist Leben.")

Silicea C12
- stinkender Fußschweiß

Milchschorf

Calcium carbonicum C12, eine Gabe
Das souveräne Mittel, wenn das Baby am Kopf stark schwitzt und sich Milchschorf bildet.
Thematik: sich einen Schutzpanzer zulegen, um seine Angst zu überwinden

Graphites C12
3 Globuli 10 Tage lang, jeden zweiten Tag morgens; hervorragendes Mittel, falls eine **Leiner-Krankheit** diagnostiziert wird: Kopf und Gesicht bedecken

sich mit seborrhoischen Krusten, und es stellt sich ein enormes Erythem im Windelbereich ein.

Hinweis: Abends Vaseline mit 1 % Salicylsäure auf die Milchschorf-Stellen geben und morgens die Krusten mit einem feinen Kamm abheben.

Nässen des Nabels

Die Nabelschnur fällt nach einigen Tagen ab. Den Nabel mit 60 %igem Alkohol und einem geeigneten Desinfektionsmittel reinigen. Der Nabel nässt vor allem dann, wenn sich ein Nabelgranulom bildet, eine kleine, hellrote, nässende Geschwulst. In diesem Fall gibt man **Calcium carbonicum C12**, eine Gabe. Ist das Sekret leicht blutig, sind eine Gabe **Abrotanum C12** und acht Tage lang 3 Tropfen Vitamin K täglich angezeigt.

Nabelbruch

Es sieht so aus, als wolle das Kind sich einen neuen Nabel „bauen". In diesem Fall kann man dem Kind ein Goldstück in einer sterilen Kompresse mit einer Binde am Bauch befestigen und eines der folgenden Mittel geben:

Aurum metallicum C12, wenn das Kind jähzornig ist, es während der Schwangerschaft einen Ikterus oder Juckreiz gegeben hat und zudem ein Herzgeräusch festgestellt wurde

Calcium carbonicum C12 bei einem ängstlichen Kind mit Milchschorf

Opium C12 bei einem verschlafenen, verstopften Baby

Lachesis C12 bei einem Schreikind, das mit der Nabelschnur um den Kopf geboren wurde

Nux vomica C12 bei einem nervösen Baby, das sich mit dem Bäuerchen schwer tut und häufig erfolglosen Stuhldrang hat

Schwieriges Bäuerchen

Es ist besser, das Baby erst dann auf den Rücken oder auf die Seite zu legen, wenn es sein Bäuerchen gemacht hat. Kann das Baby nur auf dem Bauch einschlafen, legt man es auf eine feste Matratze, damit es nicht zu sehr einsinkt und gibt ihm eine Gabe **Medorrhinum C12**.

Folgende Mittel können zum Bäuerchen verhelfen:

Argentum nitricum C12
Bei einem nervösen Kind mit vielen Blähungen, Neigung zu Bindehautentzündung, Verschlechterung durch übermäßigen Zuckerkonsum

Conium maculatum C12
Wenn die Bewegungen des Fetus die Mutter während der Schwangerschaft am Schlafen hinderten

Graphites C12
Für ein verstopftes Baby mit Milchschorf und Windeldermatitis

Nux vomica C6
Nervöses Baby, mit Blähungen und erfolglosem Stuhldrang

Windeldermatitis

Das souveräne Mittel ist hier **Medorrhinum C12**, eine Gabe.

Falls dies keine Wirkung zeigt, kommen infrage:

Natrium carbonicum C12, vor allem, wenn das Kind **Soor** hatte

Kreosotum C6, wenn das Kind gerade zahnt

Den betroffenen Bereich sollte man mit Calendulaseife waschen, dann trocknen, eine desinfizierende **trocknende Lotion** auftragen und **Windeleinlagen aus Baumwolle** verwenden.

Soor

Kleine weiße Ablagerungen auf der Zunge und der Innenseite der Wangen, verursacht durch den Pilz Candida albicans. Er tritt dann auf, wenn die Milch zu sauer ist oder das Baby viel spuckt. Das wichtigste Mittel ist hier **Natrium carbonicum C12**, eine Gabe, zu wiederholen nach 48 Stunden.
Hinweis: Verschlechterung durch Honig, den man in diesem Fall meiden sollte
Thematik: suche nach Harmonie

Die Behandlung lässt sich außerdem noch durch eine Gabe **Candida albicans C12** unterstützen.

Sollte dies keine Wirkung zeigen, kommen folgende Mittel infrage:

Sepia C12 bei eiskalten Extremitäten und Verstopfung

Mercurius C12 bei einem früh entwickelten Baby, das ruhelos ist und **viel sabbert**

Borax C12 bei einem schlaflosen Baby, das bei Abwärtsbewegungen schreit

Natrium muriaticum C12 bei einem ruhigen, friedlichen Baby, das in der Sonne niesen muss

Harnrückfluss
(vesiko-ureteraler Reflux, ein- oder beidseitig)

Das souveräne Mittel ist hier **Asa foetida** (eine Gabe C12, gefolgt von einer weiteren Gabe C30 vierzehn Tage später).
Es bringt in vielen Fällen Besserung. Zur Verhinderung von Harnwegsinfektionen kann man die Wirkung mit einer Gabe **Tuberculinum C12** unterstützen, vor allem, wenn das Baby gegen Tuberkulose geimpft wurde.

Schwierige Zahnung

Chamomilla C6 - C12 ist hier das wichtigste Mittel.
-   eine Wange rot, die andere blass
-   Wutausbrüche
-   möchte andauernd auf dem Arm getragen werden oder beruhigt sich beim Autofahren

Falls dies keine Wirkung zeigt, kommen infrage:

Coffea C12 bei Schlaflosigkeit mit Erregung

Calcium bromatum C12 bei Schlaflosigkeit und **Kehlkopfentzündung**

Coca C12 bei Schlaflosigkeit, familiärer Neigung zu Karies und Verschlechterung in der Höhe

Staphisagria C12, wenn sich auf den Zähnen **Hämatome** bilden

Phytolacca C6, wenn das Baby andauernd versucht in alles zu **beißen**, was in seine Reichweite kommt

Calcium silicicum C12 bei einer begleitenden **Bindehautentzündung**

Kreosotum C12, wenn sich zu den Zahnungsbeschwerden noch eine Windel-dermatitis und ein pfeifender Husten gesellen

Rhus toxicodendron C12 bei **Fieber** und nächtlicher Ruhelosigkeit

Verspätetes Zahnen

Ab einem Alter von etwa sechs Monaten beginnen die Zähne durchzubre-chen, in der Regel jeden Monat einer. Auch falls sich die Zahnung verzögert, ist keine Panik angesagt. Irgendwann kommen sie immer. Je später die Zähne durchbrechen, umso breiter und fester sind sie dann.

Man kann Unterstützung bieten mit:

Calcium carbonicum C12 bei Nabelbruch und Kopfschweiß mit Milchschorf

Calcium phosphoricum C12, wenn das Kind zu Durchfall neigt

Calcium fluoratum C12, wenn es Fluor bekommen hat und die Zähne schief durchbrechen

Silicea C12, wenn das Baby stinkenden Fußschweiß und wenig Appetit hat

Das Kind will sich nicht abstillen lassen

Das Abstillen ist ein wichtiger Moment im Leben eines Wesens. Es steht als Symbol für das Ende des engen Kontakts zur nährenden Mutter – sei es durch die Brust bei stillenden Müttern oder durch das Fläschchen bei einer Ersatznahrung. Aus der Sicht der Psychoanalyse handelt es sich um das Ende des oralen Stadiums.

Während der neun Monate im Mutterleib erleben Mutter und Kind eine fusi-onelle Beziehung. Nach der Geburt, dem Durchtrennen der Nabelschnur muss das Baby zunächst atmen, um zu leben und dann in regelmäßigen Abständen von einigen Stunden trinken. Andernfalls droht innerhalb kurzer Zeit der Tod.
Beim Trinken erhält das Baby Gelegenheit, wieder einen engen Kontakt zur Mutter herzustellen. Dieser Kontakt dauert idealerweise etwa achtzehn Monate. Danach endet das orale und es folgt das anale Stadium. Die Rolle des Vaters wird vorrangig, und beim Kind wechselt das Zentrum der Lust von der einen Seite des Verdauungstrakts auf die andere.

Während des oralen Stadiums ist das Trinken an der Brust (oder vom Fläschchen) gleichzeitig Quelle von Nahrung und Lust. Meist finden Kinder zu einer guten Regelmäßigkeit dieser Funktion, indem sie zu bestimmten Uhrzeiten und mit einer vernünftigen Häufigkeit trinken (zuerst durchschnittlich sechsmal, dann viermal täglich). Mit drei oder vier Monaten können bestimmte Nahrungsmittel mit dem Löffel gegeben werden, einer weiteren Zwischenstation zwischen dem Mund und der Mutter.

Andere Kinder möchten andauernd trinken, bis sie ganz übersättigt sind, wie beispielsweise Aethusa cynapium. Manche begnügen sich mit einem Ersatz, dem Daumen oder dem Schnuller.

Häufig erfolgt das Abstillen von der Brust problemlos, das Kind interessiert sich eines Tages nicht mehr dafür und geht zur anderen Art der Ernährung über. Das Entwöhnen von den Brust-Substituten, das endgültig die Vorherrschaft des oralen Stadiums beendet, ist häufig problematischer. Manche würden am liebsten das Fläschchen oder den Schnuller noch Jahre über das theoretische Limit von achtzehn Monaten hinaus behalten.

Diese nicht befriedigte Komponente findet sich noch beim Erwachsenen, der dann den ganzen Tag lang an seiner Zigarette „nuckelt", zu viel trinkt und isst. Tatsächlich sind all jene noch nicht des oralen Stadiums entwöhnt, die von einem **Suchtmittel abhängig** sind. So spricht man von der Tabak- oder Medikamenten- oder auch Drogen-„Entwöhnung".

Letztendlich kann die Entwöhnung im weiteren Sinn, die Überwindung der oralen Abhängigkeit, der Kampf eines ganzen Lebens sein. Das orale Stadium ist nur die erste Dimension der Liebe, **die abhängige Liebe.** Man durchdringt den anderen und sucht die Fusion. Am Werke sind keine geringeren als die Kräfte des Ego … Und das macht die Sozialisation schwierig. Aber es gibt noch zwei weitere Stadien der Liebe: Die Liebe in einer Paarbeziehung, zu den Kindern, innerhalb der Familie, das **„Wir"** steht für die zweite Dimension. Man kann sie nicht dauerhaft erreichen, wenn man sich zu sehr in der ersten Dimension verschanzt, wenn die Kräfte des Ego zu stark sind. Daher auch die Instabilität der Patchworkfamilien und das Leid, das sie erzeugen. Was die dritte Dimension angeht, diejenige der Hinwendung zum **„Sie"** – über sie braucht man gar nicht erst zu sprechen, wenn das Ego zu stark ist.

Die Bedeutung eines geglückten Abstillens, das an dem Tag beginnt, an dem man die Brust der Mutter loslässt, muss man also nicht besonders betonen.

Abstillen und Homöopathie

Kann uns die Homöopathie helfen, wenn das Abstillen schwierig oder gar unmöglich erscheint?

Im klassischen Kent-Repertorium gibt es zwei Rubriken mit dem Begriff „Abstillen". Die eine betrifft die Mutter: fortgesetzte Milchbildung nach dem Abstillen (Con., Puls.), die andere das **Kind: Durchfall nach dem Abstillen (Arg-n., Chin.)**. Die zweite Rubrik ist sehr interessant, denn der Durchfall ist genau die tödliche Gefahr, die auf das Kind am Ende des oralen, also zu Beginn des analen Stadiums lauert.

Die Homöopathie gibt uns mit diesen beiden Mitteln zur Behandlung von Durchfall nach dem Abstillen zwei Schlüssel an die Hand, mit denen wir diese schwierige Trennung von der Mutter, vom oralen Stadium und im übertragenen Sinn auch von allen unseren Suchtmitteln schaffen können.

Argentum nitricum C12 - C30
- Bindehautentzündung
- Durchfall
- Verlangen nach Zucker
- ungeduldig +++
- Angst in einer Menschenmenge, in einem Tunnel
- Furcht vor der Zukunft
- geistige Verwirrung hinsichtlich seiner Identität
- Gefühl der Dualität
- Träume von Wasser, von Fischen; träumt, dass er Hunger hat

China C12 - C30
- Angst vor Tieren +++ (Die Tiere draußen stehen für die inneren Bestien, denen man nicht entgegentreten kann.)
- Anämie, Müdigkeit
- geistige Verwirrung, „wie in einem Traum"
- Angst vor Gespenstern
- jähzornig, heftig, sogar grausam
- träumt von Fischen

Lac humanum C12 - 10 M
Hier ist ein drittes Mittel, das man bei Abstillschwierigkeiten in Betracht ziehen kann, vor allem dann, wenn es sich um ein ungewolltes Kind handelt.
- Schwierigkeiten, in der Realität zu bleiben
- Aufmerksamkeitsstörungen

- Kinder, die ihre Eltern nicht verlassen können
- Kind, für das man keinen Vornamen findet

Hura brasiliensis C12 - C30

An dieses Mittel sollte man denken, wenn in der Familie ein Kind verstorben ist (oder bei einem Abgang).

Es darf nicht noch ein Kind sterben. Dieser psychologische Druck führt die Eltern dazu, dass sie das Kind möglichst lange in seinem infantilen Stadium halten → es kommt nicht aus seiner Kindheit heraus.

KINDERKRANKHEITEN

Definition und Ätiologie

Kinderkrankheiten sind seit Jahrtausenden in der Kindheit häufig auftretende Krankheiten. Sie werden von Viren oder Bakterien ausgelöst.

- Röteln und verwandte Krankheiten (Dreitagefieber, …) → virale Erkrankungen
- Masern → virale Erkrankung
- Keuchhusten → bakterielle Erkrankung, ausgelöst durch das Toxin von *Bordetella pertussis*, das sich im Hustenzentrum fixiert
- Scharlach → bakterielle Erkrankung durch hämolytische Streptokokken der Gruppe A
- Windpocken → virale Erkrankung, ausgelöst durch einen Virus der Familie der Herpesviren, der auch für die Gürtelrose (Herpes zoster) verantwortlich ist
- Mumps → virale Erkrankung

Zu dieser Kategorie hinzunehmen kann man:

- Mononukleose, die immer häufiger auftritt und vom Epstein-Barr-Virus ausgelöst wird
- Hepatitis (virale Hepatitis A, B, C, D), vor allem Hepatitis A
- Impetigo (ausgelöst von Streptokokken oder Staphylokokken)

Symbolische Bedeutung

Diese Erkrankungen ermöglichen es dem Organismus, auf einer körperlichen Ebene reinen Tisch mit den psychischen Altlasten aus den Entwicklungsstadien der Kindheit zu machen:

Orales Stadium	fusionelle Mutter-Kind-Beziehung	*Röteln, Masern, Mumps, Keuchhusten*
Anales Stadium	Das Gesetz des Vaters, Trennung von der Mutter	*Windpocken, Mononukleose*
Ödipus	Zugang zu den anderen, zu „Ihnen", zur Spiritualität	*Scharlach, Hepatitis*

Allopathische Behandlung

Für die viralen Erkrankungen (Röteln, Masern, Windpocken, Mononukleose, Hepatitis) gibt es keine oder nur wenige wirkungsvolle Behandlungsarten (Vitamintherapie, örtliche Behandlung, in Einzelfällen antivirale Medikamente).

Für die bakteriellen Krankheiten (Scharlach, Impetigo, Keuchhusten) lässt sich eine spezifische Antibiotikatherapie rechtfertigen.

Impfungen

Seit einigen Jahren drängt man in etlichen Ländern die Bevölkerung zu einer Impfung gegen bestimmte Kinderkrankheiten wie Masern, Mumps und Röteln. In den entwickelten Ländern sind diese Erkrankungen selten gefährlich. Das Problem bei Impfungen ist zudem, dass man nicht weiß, wie lange sie die Menschen schützen. Es besteht das Risiko, dass diese Kinderkrankheiten dann später im Erwachsenenalter auftreten. Dabei sind sie nach der Pubertät am gefährlichsten. Es scheint, als ob man nur solche Personen impfen sollte, die eine bestimmte Kinderkrankheit nicht durchgemacht haben.

Aus homöopathischer Sicht spielen diese Kinderkrankheiten eine Rolle bei der Entwicklung eines funktionsfähigen Immunsystems. **Ihre Unterdrückung durch Impfungen macht die Menschen möglicherweise anfälliger für Störungen des Immunsystems, wie beispielsweise Allergien.**

Homöopathische Behandlung

Röteln

Röteln sind eine gutartige Erkrankung, mit einem drei Tage lang dauernden, leichten Fieber (38 °C - 38,5 °C), einer Rhinopharyngitis und kleinen, tastbaren Lymphknoten im Hals-, Nacken- und Achselbereich. Auch die Milz ist möglicherweise tastbar. Nach drei Tagen zeigt sich von Kopf bis Fuß ein Hautausschlag mit rosafarbenen Flecken. Der Ausschlag hält drei Tage lang an. Es kann auch ein lockerer Husten auftreten.

Bei Schwangeren dagegen sind Röteln gefährlich: Babys und Kinder, die an Röteln leiden, müssen von nicht geimpften Schwangeren ferngehalten werden und letztere sollten stark frequentierte öffentliche Orte meiden (wie beispielsweise große Geschäfte).

Pulsatilla C12
Das Mittel für ein mürrisches Kind, das sich an die Mutter klammert
- durstlos bei Fieber

Sulfur C12 - C30
Bei einem fröhlichen, warmen Kind

Phosphorus C12
Für die seltenen Fälle, in denen sich Petechien mit dem Ausschlag bilden (kleine, rote, punktförmige Einblutungen)

Hura brasiliensis C12 - C30
Bei Röteln mit Komplikationen im Bereich der Gelenke (Schwellungen, Schmerzen und Steifigkeit, akute Arthritis)

Dreitagefieber
Dies ist eine häufig bei Säuglingen auftretende Krankheit mit sehr hohem Fieber (39 °C - 40 °C und höher) ohne weitere Symptome, ohne Durst.

Apis C6
Mit diesem Mittel fällt das Fieber, das andernfalls drei Tage lang andauert. Nach dieser Zeit fällt die Temperatur rapide ab und es folgt ein rosafarbener Ausschlag, der 24 Stunden lang anhält.
Hinweis: Sollte die Temperatur unter 36 °C fallen, ist eine Gabe **Pulsatilla C12** angebracht.

Masern
Diese Erkrankung ist schwerwiegender als Röteln und kann eine Woche lang hohes Fieber hervorrufen. In den ersten vier Tagen zeigt sich das Bild einer Rhinopharyngitis mit Bindehautentzündung. Auf den Wangeninnenseiten sind **Koplik**-Flecke zu sehen (kleine weißliche, stecknadelkopfgroße Flecke). Dann folgt das Exanthem, das drei bis vier Tage lang anhält und sich vom Kopf nach unten bis zu den Füßen ausbreitet.

Pulsatilla C6
Das Mittel für Kinder, die sich an die Mutter klammern
- warm, möchte sich abdecken
- Durstlosigkeit
- milder Tränenfluss
- grünliches Nasensekret
- hohl klingender Husten untertags, trocken nachts

Stramonium C6
- schwere Bindehautentzündung, von Eiter verklebte Augen
- hohes Fieber, Wahnvorstellungen
- Albträume von wilden Tieren
- Kälte der unteren Extremitäten während des Fiebers

Euphrasia C6
- etwas weniger ausgeprägte Bindehautentzündung
- Partie der Wangenknochen gerötet
- trockener Husten nur untertags

Sulfur C12
- entspannt
- schmutzig, warm
- lässt sich wenig von seiner Krankheit beeindrucken

Ferrum phosphoricum C12
- trockener Husten, vor allem untertags
- **Nasenbluten**

Phosphorus C12
Krankheitsbild mit Petechien (kleinen, punktförmigen Einblutungen in die Haut).
In diesem Fall muss eine Blutprobe genommen werden, um die Thrombozyten im Blutbild zu prüfen.

Squilla maritima C6
Krankheitsform mit starkem Husten, der sich nach der Erkrankung fortsetzt
(+ Carbo vegetabilis C30, falls nötig)

Bryonia C6
- **schmerzhafter** Husten
- **Verstopfung**
- großer Durst
- niedergeschlagenes, unbewegliches Kind
- Ausschlag bleibt aus (Vorsicht vor Lungenkomplikationen)
Thematik: das Kind verweigert einen Ortswechsel

Zincum metallicum C12 oder **C30**
- Ruhelosigkeit der Füße
- drohende **neurologische Störungen**
- Ausschlag lässt auf sich warten oder verschwindet zu schnell
Thematik: Kind, das die väterliche Autorität fürchtet

Carbo vegetabilis C30
Kinder, die sich nie von einer Masern-Erkrankung erholt haben

Keuchhusten

Keuchhusten wird von einem Stäbchenbakterium (Bordetella pertussis) ver-ursacht, das zu Beginn nur das Bild einer banalen Rhinopharyngitis hervor-ruft. Durch die Reaktion des Organismus werden dann zwar die Bakterien zerstört, aber diese geben beim Absterben Toxine frei, die das Hustenzentrum im Gehirn reizen. Wenn dann die typischen Hustensalven auftreten, ist es zu spät, um den Keim mit einem Antibiotikum zu zerstören. Die schulmedizini-sche Behandlung hat nur wenig Einfluss auf den Husten. Man empfiehlt dem Patienten einen Aufenthalt in großer Höhe oder einen so genannten Keuch-hustenflug im Flugzeug, denn in großer Höhe lösen sich die Toxine. Andern-falls halten die **Hustenanfälle**, bei denen das Kind rot und blau wird und Schleim hustet, drei Wochen lang an. Gefahr droht durch einen **Atemstill-stand** während der Anfälle, vor allem bei einem Säugling unter einem Jahr, was eine Überwachung im Krankenhaus rechtfertigt (Erstickungsanfälle während der Hustensalven und Atempausen). Meist hilft eine Stimulation des Babys (leichtes Klopfen auf die Brust), um die Atmung wieder in Gang zu bringen. In schweren Fällen sollte man nicht zögern, eine Atemspende zu geben, wenn das Kind aufhört zu atmen.

Symbolische Bedeutung

Diese Krankheit betrifft einen Menschen, der seine fusionelle Beziehung (meist zur Mutter) nicht aufgeben möchte und die Entwicklung des „Ich" (Ego) hin zum „Alle" verweigert: **Konflikt zwischen dem Streben nach einer zentrifugalen Liebe und dem Ego, das gerne im zentripetalen Bild verharren würde.**

Homöopathische Behandlung

Die Grundlage bilden drei Mittel: **Drosera, Carbo vegetabilis und Pertussi-num.** Hat man diese drei verabreicht, kann für gewöhnlich nichts Schlimmes mehr passieren.

Drosera C30, eine Gabe

(Anleitung von Hahnemann selbst: die Behandlung mit diesem Mittel beginnen)
Die fleischfressende Pflanze steht für die Schwierigkeit, das orale Stadium zu verlassen, die Furcht, verschlungen zu werden: Die Welt ist schlecht.

Carbo vegetabilis C30

Eine Gabe 48 Stunden danach, das Mittel bei Asphyxie und Kohlenmonoxid-vergiftung. Es hilft, den nötigen Schritt nach vorne zu tun, um sich aus der Bindung zur Mutter zu lösen.

Das Mittel für jene, denen es **seit** einem Keuchhusten nicht mehr gut geht.

Pertussinum C30

Das potenzierte Keuchhustentoxin hilft, den Großteil der Toxine zu eliminieren (eine Gabe 48 Stunden später).

Die folgenden Mittel kommen, falls erforderlich, in zweiter Linie zum Einsatz:

Natrium muriaticum C12

- Husten mit Tränenfluss
- Niesen

Thematik: das Mittel für die schwierige Beziehung zum Vater

Ipecacuanha C6 - C12

- Husten mit starkem Erbrechen bei sauberer Zunge
- Epistaxis (Nasenbluten)

Thematik: Er weiß nicht recht, was er will.

Kalium carbonicum C12

- Husten nachts, um 3 Uhr morgens
- Verlangen nach Zucker
- angeschwollene Lider
- übellaunig: Verlangen nach Gesellschaft, die dann aber schlecht behandelt wird!

Cuprum C12

- dominierende Krämpfe
- fühlt sich nicht auf der Höhe

Arnica C12

- weint vor den Hustenanfällen und blutet aus der Nase

Thematik: „Es lohnt sich, sich von Mama zu lösen."

Coccus cacti C6

- Das Kind hustet vor allem gegen 23.30 Uhr und erbricht **beeindruckende Mengen Schleim.**

Thematik: den Fremdkörper austreiben (beispielsweise den Vater in einer Vater-Mutter-Kind-Beziehung)

Sanguinaria C12
- wenn der **Husten nach der Keuchhustenerkrankung** noch anhält
- erneute Hustenanfälle beim geringsten Schnupfen
- der Lebensimpuls wendet sich gegen ihn

Scharlach

Diese Erkrankung wird durch eine Streptokokkenart der Gruppe A hervorgerufen. Es handelt sich also um eine bakterielle Erkrankung, deren Prognose durch den Einsatz von Antibiotika revolutioniert wurde. Sie betrifft vor allem Kinder im Alter zwischen drei und sieben Jahren, im Alter des Ödipuskomplexes mit seinen selbstzerstörerischen Impulsen. Es zeigt sich eine gegen einen selbst gerichtete Aggressivität, was in der Homöopathie dem syphilinischen Miasma entspricht.

Scharlach präsentiert sich als „Angina mit schnellem Puls und Erbrechen". Vorsicht ist also am Platz, wenn ein Kind über Halsschmerzen klagt und erbricht. Dann muss man die Haut untersuchen, vor allem in der Leistengegend. Sie wird rau, granitartig, und es erscheint ein Ausschlag mit roten Flecken.

Die Behandlung mit Antibiotika ist obligatorisch, ansonsten fällt das Kind länger in der Schule aus. Nach dem deutschen Infektionsschutzgesetz dürfen sich an Scharlach und Streptococcus pyogenes Erkrankte ebenso wie auch die einer Infektion verdächtigten Personen nicht in Gemeinschaftseinrichtungen aufhalten. Vor der Einnahme von Antibiotika muss ein Rachenabstrich gemacht werden, denn die Streptokokken werden resistent gegenüber Penicillin. Außerdem sind manche Kinder gegen Penicillin und dessen Derivate allergisch.

Dank der homöopathischen Behandlung, die den Keim nicht tötet, aber die natürliche Abwehrkraft stärkt, konnte Hahnemann im 19. Jahrhundert mit **Belladonna**, dem wichtigsten Mittel gegen diese Krankheit, beeindruckende Erfolge erzielen.

Belladonna C6
- hohes Fieber, vor allem um 8 Uhr und um 20 Uhr
- rotes Gesicht
- Kopfschweiß
- erweiterte Pupillen
- klopfende Kopfschmerzen
- Halluzinationen von Monstern und Grimassen

Thematik: Angst, gefressen zu werden (das Mittel passt auch bei beißenden Kindern)

Lachesis C6

An dieses Mittel ist zu denken, wenn die Beschwerden vor allem links auftreten, mit Purpura des Gaumensegels und Gesprächigkeit sogar während des Fiebers. Es ist das zentrale Mittel für Eifersucht und damit den Ödipuskomplex.

Phosphorus C12
Das Mittel für Kinder, die sehr viel erbrechen und Aceton bilden.
- großer Durst
- Hunger auch während der akuten Phase

Ailanthus glandulosa C6
Dieses Mittel ist hilfreich bei schweren Krankheitsbildern mit Stumpfsinnigkeit, brennender Zunge und Halsschmerzen, die in die Ohren ausstrahlen.

Streptococcinum C12 - C30
Die Streptokokkennosode sollte man dem Kind und seiner unmittelbaren Umgebung verabreichen, um eine Ansteckung zu verhindern.

Kann man bei Scharlach auf Antibiotika verzichten?
Ja, wenn das Kind innerhalb von 48 Stunden auf die homöopathische Behandlung reagiert (Verschwinden von Halsschmerzen und Fieber).
Bevor das Kind wieder in die Schule oder den Kindergarten gehen kann, muss man sich durch einen schnellen Streptest (Mainline Confirm® Strep A, z. B. von Mainline Technology, Inc., Ann Arbor, 48 108 Michigan, USA) davon überzeugen, dass der Rachenabstrich negativ ist.***

Scharlachrückfälle
Manche Kinder bekommen zwei- oder dreimal Scharlach. Sie sind besonders anfällig für Streptokokken, und ihre Konstitutionsmittel sind häufig Sulfur, Aurum oder Aurum sulfuratum.

Sulfur C12 - C30
- Das Kind ist entspannt, schmutzig und liebt Zucker.
- Es neigt sehr zu Komplikationen auf der Haut (Impetigo) oder auch unter der Haut (Erythema nodosum).

Aurum C12 - C30
- **verwegen**, autoritär, großzügig
- häufig Komplikationen an Nieren (Albuminurie) oder Herz

Nach einer Scharlacherkrankung sollte vorsichtigerweise auf eine Albuminurie geachtet werden.

***auch bei F. Uhlmann-Eyraud S.A. - 1217 Meyrin Genf erhältlich. Vertriebsfirmen können auch über die Website von Notfalllabor.de (http://notfalllabor.de) ermittelt werden.

Aurum sulfuratum C12 - C30
Das richtige Mittel, wenn man zwischen den beiden vorstehenden Möglichkeiten zögert.

Windpocken

Windpocken werden von einem Virus der Herpesfamilie verursacht, der auch für Gürtelrose bei Menschen verantwortlich ist, die schon einmal Windpocken hatten.
Bei der meist gutartigen Erkrankung betreffen die meisten Probleme die Haut.
Nach zwei oder drei Wochen Inkubationszeit erscheinen kleine Bläschen, wie Tropfen, auf der Haut und sogar auf der Kopfhaut.
Diese Bläschen breiten sich auf den gesamten Körper aus, dann trübt sich der Inhalt und es bildet sich eine Kruste, die stark juckt. Schließlich fällt die Kruste ab und hinterlässt manchmal eine kleine Narbe.
Es tritt wenig oder kein Fieber auf, manchmal kommt es zu Husten (Befall der Lunge), manchmal zu **Aphthenbildung** in Mund und Vagina bei Mädchen.

Symbolische Bedeutung
Diese Erkrankung entspricht dem **analen Stadium**, dem Erlernen von Regeln und der Sauberkeit …

Behandlung
Antivirale Mittel (Zovirax®) werden wenig verwendet und die Allopathie begnügt sich mit einer örtlichen Behandlung und einem Sirup zur Linderung des Juckreizes (Antihistaminikum).
Diese Mittel bietet die Homöopathie:

In den meisten Fällen
- **Rhus toxicodendron C12,** die ersten zwei Tage lang viermal täglich 3 Globuli („Bewegung ist Leben.")

- danach **Mezereum C12**
  In den folgenden zwei Tagen viermal täglich 3 Globuli Mezereum beruhigen den Juckreiz außerordentlich wirkungsvoll und verhindern eine Sekundärinfektion (Impetigo).
  Thematik: Es muss der Orientierungspunkt gefunden werden.

Sonderfälle
- **Bei einem Befall der Schleimhäute** (Aphthen in Mund oder Vagina bei Mädchen) wählt man **Mercurius solubilis C6,** zwei oder drei Tage lang viermal täglich 3 Globuli → früh entwickeltes Kind, „Hansdampf in allen Gassen".

- **Bei Husten gibt man Antimonium crudum C12**, 3 Globuli viermal täglich über 48 Stunden → kleiner Nimmersatt.

Örtliche Behandlung
Das Kind sollte nicht baden, sondern lieber mit Calendulaseife duschen. Danach abtrocknen und auf die Pusteln am Körper ein geeignetes Desinfektionsmittel und im Gesicht **Calendulasalbe** auftragen.

Nach der Windpockenerkrankung
Bei großer Müdigkeit und Harnwegsinfektionen gibt man:

Sepia C12, eine Gabe
- sehr gutes Mittel für die Konvaleszenz nach dieser Erkrankung.
- kalte Extremitäten
- depressiver Eindruck
- Verlangen nach Saurem
Thematik: zu viel Mutter, nicht genügend Vater

Bei großen Narben verabreicht man eine Gabe **Antimonium tartaricum C12**.

Gürtelrose
Für diese Erkrankung ist derselbe Virus verantwortlich wie für Windpocken. Man bekommt Gürtelrose (Herpes Zoster), wenn man schon einmal Windpocken hatte und in Kontakt mit jemandem gelangt, der gerade an Windpocken oder Gürtelrose erkrankt ist.
Gürtelrose ist gekennzeichnet durch einen Ausschlag mit Bläschen und später mit Krusten, der zu intensiven Nervenschmerzen führen kann. Der Ausschlag zeigt sich entlang eines Nervs (z. B. eines Interkostalnervs) und in der Regel nur auf einer Seite des Körpers. Falls das Auge betroffen ist (Zoster ophthalmicus), muss sofort ein Augenarzt aufgesucht werden.

Symbolische Bedeutung
Die Erkrankung lässt an territoriale Konflikte (Lachesis) oder Konflikte der Desorientierung (Mezereum) denken. Manchmal findet sich eine familiäre Vorgeschichte einer Einkerkerung (**Carcinosinum 10 M**) oder von Krieg mit Gefangenen (**Germanium metallicum C12 - C30**).

Behandlung
Da die Schulmedizin nur über wenige wirkungsvolle Mittel – vor allem für die Nervenschmerzen – verfügt, ist die homöopathische Behandlung unerlässlich.

Wie bei den Windpocken wirken **Rhus toxicodendron C12** (3 Globuli viermal täglich, zwei Tage lang), gefolgt von **Mezereum C12** (ebenfalls zwei Tage lang) wahre Wunder. Das zweite Mittel beendet vor allen Dingen die Nervenschmerzen der Gürtelrose rasch.

Bei einer Gürtelrose im Brustbereich, dem häufigsten Fall, kann man – falls erforderlich – mit einer Gabe eines dieser Mittel fortfahren:

Graphites C12
- Gürtelrose eher rechts
- Verstopfung
- Nachtschweiß
Mittel, das häufig bei Lehrern angezeigt ist

Lachesis C12
- Gürtelrose links
- Eifersucht, Gesprächigkeit +++ (Ödipuskomplex, Klimakterium)

Bei *Zoster ophthalmicus* muss ein Augenarzt bemüht werden. Falls es zu Läsionen an der Hornhaut kommt, die Narben hinterlassen können, eines der folgenden Mittel nehmen:

Graphites C12, eine Gabe
- Verstopfung
- Nachtschweiß
Thematik: wäre gern ein Diamant geworden, ist aber schwarz und brüchig geblieben

Hepar sulfuris C12, eine Gabe
- Neigung zu Eiterungen
- Splittergefühl
- Verlangen nach Essig
- vom Feuer angezogen
Thematik: möchte alles in Brand setzen, um es neu aufzubauen

Ignatia C12, eine Gabe
- Liebeskummer, unmögliche Liebe
Thematik: die Liebe in ihren drei Dimensionen finden

Örtliche Behandlung
- Am Körper ein geeignetes Desinfektionsmittel auftragen.
- Falls das Auge betroffen ist, einen Augenarzt konsultieren. Sollte dies nicht möglich sein, Calendula-Augentropfen verwenden.

Mumps

Die vom Mumpsvirus ausgelöste Kinderkrankheit betrifft vor allem die Speicheldrüse, manchmal auch die Bauchspeicheldrüse oder die Hirnhaut. Sie wird vor allem wegen ihrer möglichen Komplikationen an den Hoden gefürchtet, die zu späterer Unfruchtbarkeit führen können. Aber diese Komplikation ist sehr selten und tritt vor allem bei einer Ansteckung nach der Pubertät auf. Wir werden sehen, dass die Homöopathie Lösungen bereithält, mit denen sich schädliche Folgen vermeiden lassen. Die Schulmedizin bietet mit der MMR-Impfung Schutz vor dieser Krankheit, aber die Dauer des gewährten Schutzes ist unbekannt, so dass in ihrer Kindheit geimpfte Erwachsene die Krankheit möglicherweise bekommen könnten. Zudem handelt es sich um einen Lebendimpfstoff, der reaktiviert werden könnte – in der Produktinformation wird eine Orchitis als mögliche Nebenwirkung erwähnt …

Symbolik der Erkrankung

Es handelt sich um eine Erkrankung, die vor allem die orale Sphäre betrifft, also im Bezug zur fusionellen Mutter-Kindbeziehung steht. Der französische Ausdruck „Ça me gonfle" [gonfler: anschwellen – etwa: davon bekomme ich Schwellungen] bedeutet, dass man keine Lust hat, etwas zu tun, das man als Zwang empfindet, dass man wütend ist. Und tatsächlich weist das Kind in Freuds oralem Stadium Grenzen und Zwänge zurück.

Allopathische Behandlung

Die Schulmedizin bietet eine symptomatische Behandlung des Fiebers und der Schmerzen: fiebersenkend Mittel und Entzündungshemmer.

Homöopathische Behandlung

Prävention

Man kann eine Gabe **Parotidinum C 12** empfehlen.

Behandlung

Zu Beginn zeigen sich Fieber, das nur selten sehr hoch ist, und eine Schwellung der Speicheldrüse, häufig einseitig. Beides reagiert rasch auf eines dieser drei Mittel:

Belladonna C6, 3 Globuli viermal täglich, wenn das Kind durstig ist: das Mittel des oralen Stadiums mit Angst davor, gefressen zu werden, Angst vor Hunden, vor Clowns und Masken. Uhrzeit des Einsetzens: 8 oder 20 Uhr.

Apis C6, 3 Globuli viermal täglich, wenn das Kind keinen Durst hat. Das ist das Mittel der Verweigerung des Lebens in der Gemeinschaft, die als lärmender, gefährlicher Bienenstock erlebt wird.

Mercurius solubilis C6: Die Entwicklung verläuft etwas langsamer und weniger akut. Auffällig sind der schlechte Atem und der besonders reichliche Speichelfluss. Der Patient schwitzt viel. Häufig handelt es sich um ein früh entwickeltes, unruhiges Kind, einen Hansdampf in allen Gassen.

Unter der Wirkung dieser Mittel klingt die Erkrankung innerhalb von ein bis zwei Tagen rasch ab.

Komplikationen

Mumpspankreatitis

Das Kind erbricht und hat Bauchschmerzen, es trinkt viel. Das Mittel der Wahl ist **Phosphorus C12**, 3 Globuli viermal täglich. Die Situation beruhigt sich schnell wieder.

Mumpsmeningitis

Das Kind klagt über Kopfschmerzen, erbricht, zeigt eine Fotophobie und Nackensteifigkeit. Es handelt sich um eine, meist benigne, Hirnhautentzündung, die keine Krankenhauseinweisung erfordert und die mithilfe von zwei homöopathischen Mitteln rasch in den Griff zu bekommen ist.

Apis C6, 3 Globuli viermal täglich, wenn das Kind keinen Durst hat

Bryonia C6, wenn das Kind sehr durstig ist und unbeweglich in seinem Bett verharrt

Mumpsorchitis

Das Kind, bzw. vor allem der Erwachsene klagt über einen angeschwollenen und schmerzhaften Hoden. Das große Mittel ist hier **Pulsatilla C6**, 3 Globuli viermal täglich. Es ist das Mittel der Patienten, die eine ungewöhnlich starke Bindung zur Mutter und zur Welt der Kindheit halten, etwa wie die Erwachsenen, die täglich bei Muttern anrufen und sich schwer tun, ganz erwachsen zu werden. Sollte dieses Mittel nicht ausreichen, kann man im Kent-Repertorium die Rubrik „Hoden, Schwellung durch Mumps" (Swelling Testes From Mumps) nachschlagen, wo sich folgende Mittel finden: **Abrotanum, Arsenicum album, Carbolicum acidum, Jaborandi, Mercurius solubilis, Natrium muriaticum, Nux vomica, Phosphorus, Rhus Toxicodendron, Staphisagria.**

Fazit

Mumps ist eine Kinderkrankheit, die man mit homöopathischen Mitteln sehr gut behandeln kann, daher empfehle ich diese Impfung nicht. Falls nach der akuten Episode das Immunsystem noch geschwächt ist und weiter anhaltende Müdigkeit besteht, sollte man an eine Gabe **Carbo vegetabilis C30** denken.

Mononukleose

Bei der Mononukleose, dem Pfeifferschen Drüsenfieber, handelt es sich um eine virale Erkrankung, ausgelöst durch das Epstein-Barr-Virus, das sehr ansteckend ist und durch den Speichel übertragen wird. Die Erkrankung ist immer häufiger und auch schon bei ganz kleinen Kindern anzutreffen. Beim Säugling ruft sie ein anhaltendes und unerklärliches Fieber hervor. Bei den Größeren zeigt sie sich meist in Form einer bedeutenden „weißen Angina" mit angeschwollenen Lymphknoten im Nacken und einer Milzvergrößerung. Manchmal kann man auch eine Leberbeteiligung feststellen (erkennbar durch eine Blutanalyse, mit Erhöhung der Transaminasen und des Bilirubins).

Der Virus kann sich sechs Monate lang im Blut aufhalten und zu Angina-Rezidiven, chronischer Müdigkeit und wiederholten Fieberschüben führen. Unter homöopathischer Behandlung kommt jedoch alles rasch wieder ins Lot (zwei bis drei Tage, bis eine Woche).

Biologische Untersuchung

Es ist empfehlenswert, ein Blutbild machen zu lassen, das eine Erhöhung der mononukleären Zellen und der IgG-Antikörper gegen das nukleäre Antigen von EBV zeigt. Der Schnelltest ist wenig hilfreich, da er häufig falsch negativ ausfällt. Man sollte grundsätzlich die **Transaminasewerte** ermitteln, um eine mögliche Leberbeteiligung auszuschließen.

Symbolische Bedeutung und homöopathische Behandlung

Ein Virus dringt in das Innere der Zellen ein, in das Innerste des Wesens. Mononukleose tritt meist bei **sehr verschlossenen Menschen** auf: Das Wichtige kann nicht gesagt werden. Aus diesem Grund ist das wichtigste Mittel für diese Erkrankung **Carcinosinum**.

Der ideale Weg ist, von vorne herein einige Globuli **Carcinosinum 10 M zu geben**. Sollte man das Mittel nicht gleich zur Hand haben, kann man drei Tage lang eine Gabe **Oscillococcinum C200** verabreichen.

Danach fährt man mit folgenden Mitteln mit gutem Erfolg fort:

Phytolacca C6
Viermal täglich 3 Globuli
- membranöse Angina
- Schmerzen, die in die Ohren ausstrahlen
- möchte auf etwas beißen

Thematik: Aller Anfang ist schwer.

Pulsatilla C6
- bei Durstlosigkeit
- verzagtes Verhalten: möchte Mutti nicht loslassen

Carbolicum acidum C6
- **schwere, adynamische Form**
- **stinkender** Atem
- träumt davon, gesalbt zu werden; Traum von der Unsterblichkeit

Phosphorus C12
- großer Durst
- extreme Müdigkeit
- Blutungen (z. B. Nasenbluten, Purpura)
- unterschwellige Leberbeteiligung

Tatsächlich schafft man es mit Carcinosinum und Phytolacca, in 90 % der Fälle, die Kranken innerhalb von 48 Stunden wieder auf die Beine zu bringen. Carcinosinum gibt man auch im Nachhinein, wenn eine Mononukleose vorlag, um auf das Terrain einzuwirken und eine spätere Krebserkrankung zu vermeiden.

Virale Hepatitis

Am häufigsten ist Hepatitis A anzutreffen, eine Erkrankung, die über die Nahrung übertragen wird (z. B. durch Muscheln). Hepatitis B und C werden wie AIDS über das Blut verbreitet (Transfusionen werden jetzt gut überwacht), sowie durch Geschlechtsverkehr, vor allem atypischer Art (Analverkehr → Blutungen der Hämorrhoidalgefäße).

Eine Hepatitis A verläuft meist gutartig und hinterlässt keine Spätschäden. Hepatitis B und C degenerieren in manchen Fällen zu einer chronischen Hepatitis, einer Art Autoimmunerkrankung, die nach vielen Jahren die Leber zerstören und zu Zirrhose oder auch Krebs führen kann (tatsächlich ist das eher selten der Fall).

Die Homöopathie, die sich des Terrains annimmt, steht der Hepatitis nicht machtlos gegenüber. Das wichtigste Mittel, das zuerst zu versuchen ist, ist **Phosphorus C12**, einige Tage lang 3 Globuli morgens und abends. Mit diesem Mittel lässt sich häufig die akute Episode in den Griff bekommen. Bei einem Fehlschlag können von einem homöopathischen Arzt andere Mittel empfohlen werden. Bei einer Hepatitis B oder C sollte man einige Globuli **Carcinosinum 10 M** geben.

Dolichos pruriens C6 kann bei intensivem Juckreiz helfen, **Nux vomica C6**, wenn die Übelkeit durch Phosphorus nicht gebessert wird.

Symbolische Bedeutung

Bei einem Leberproblem befindet sich das Wesen in Konflikt beim Durchschreiten des Tors, das zur dritten Dimension der Liebe führt, der Spiritualität. **Die Kräfte des Ego, des Materialismus, stellen sich seiner Entfaltung entgegen.** Daher ist es in den schwersten Fällen die Suche eines oder mehrerer konstitutioneller Mittel, die dem Kranken hilft, ein schwieriges Kap zu passieren.

Sonstige Leberbeschwerden

Schwangerschaftsgelbsucht

Sie zeichnet sich durch starken Juckreiz aus, einen Subikterus, mit Erhöhung der Transaminasen und des Bilirubins im Blut. Das wichtigste Mittel hier ist **Aurum metallicum C9 - C12 - C15 - C30**, eine Gabe pro Woche in dieser Reihenfolge. Es handelt sich um Menschen, die sich dem Gesetz des Vaters nicht unterordnen wollen, draufgängerisch, autoritär und großzügig sind. Tatsächlich möchten sie ihre eigenen Gesetze aufstellen.

Gallenkolik

Die Galle produziert Steine, die im Gallengang hängen bleiben, was zu einer Gelbsucht durch Gallestau führen kann. Die heftigen Schmerzen lassen sich mit **Colocynthis C6** lindern, wenn sich der Kranke vor Schmerzen krümmt (verdrängte Wut) oder durch **Chelidonium C6**, wenn die Schmerzen nach hinten zum rechten Schulterblatt hin ausstrahlen (Weigerung, klar zu sehen).

Als tief greifendes Mittel hilft **Natrium sulfuricum C12 - C18 - C24 - C30**, jeweils eine Gabe in ansteigenden Potenzen, häufig beim Auflösen von Gallensteinen.

Symbolische Bedeutung

Es handelt sich um Menschen, die ihre Wut nicht bezwingen können, sich zu sehr um die Zukunft und die materiellen Bedingungen sorgen und sich aus mangelndem Glauben, aus mangelnder Zuversicht in die Zukunft zu viel mit Berechnungen beschäftigen.

Eingeweidewürmer

Eine starke Vermehrung von Eingeweidewürmern ist häufig die Ursache für Ruhelosigkeit, Nervosität und Instabilität bei Kindern. Sie kratzen sich an der Nase, am Po, husten, klagen über Bauchschmerzen, haben Ringe unter den Augen und einen speziellen Mundgeruch nach Würmern (ungewöhnlich starker Mundgeruch).

Man muss sich mit der Tatsache abfinden, dass der Mensch nicht alleine in der Natur existiert. Wir leben zusammen mit Tausenden von lebendigen Organismen. Der Größe nach wären da in ansteigender Reihenfolge etwa: Viren, Bakterien, Parasiten (darunter Eingeweidewürmer). Wenn man ein „Reich" schwächt, z. B. das der Bakterien, durch den Missbrauch von Antibiotika, profitieren davon andere. In unserem Beispiel vermehren sich dann Viren und Parasiten. Auch die Ernährung spielt eine Rolle. So fördert ein Übermaß an Zucker beispielsweise die Vermehrung von Würmern. Da Kinder wachsen und daher oft ermüdet sind, leiden sie besonders unter Wurmbefall.

Symbolische Bedeutung

Der Wurm war in der Frucht, als Adam in den Apfel biss!

Nur durch unsere **Lebensenergie** sind wir in der Lage, ein Gleichgewicht des Lebens zwischen unserem Organismus und allen Mikroorganismen herzustellen, die ihn überschwemmen können, wenn unsere Energie nachlässt. Wurmbefall tritt häufig in Familien auf, in denen es **Alkoholismus** gab (**Ethylalkohol C12**, eine Gabe). Auf jeden Fall liegt ein Problem vor, das mit dem oralen (fusionelle Beziehung zur Mutter) und dem analen Stadium (Bezug zum Gesetz des Vaters) zu tun hat.

Behandlung

Die Behandlung mit den üblichen Wurmmitteln ist enttäuschend, denn die Würmer kehren zurück, da ja das Terrain nicht behandelt wurde.

Kent sagt in seiner *Materia medica* sogar, dass die Gabe von Wurmmitteln einen schlechten Fall in einen schlimmeren verwandelt. Tatsächlich wird auf Dauer der Darm geschädigt und die immer stärker resistenten Würmer können sich entwickeln.

Die einzige Gelegenheit, bei der man meiner Ansicht nach zu einem Wurmmittel greifen sollte, ist der beeindruckende Fall eines Bandwurms, bei dem sich das Kind vor Bauchschmerzen krümmt. Es magert ab und erbricht Galle. Man bringt es ins Krankenhaus und alle Untersuchungen verlaufen **negativ**. In diesem Fall sollte man die Gabe eines Bandwurmmittels bedenken, das den unter Umständen mehrere Meter langen Bandwurm tötet, der bei der Untersuchung (mittels Ultraschall, Röntgen, Endoskopie) unauffindbar geblieben ist. Nur ein Blutbild kann einen Hinweis geben, wenn es einen erhöhten Eosinophilenwert zeigt (normalerweise 1 bis 3 %, hier 7 oder 8 bis 12 %).

Durch das Wurmmittel wird das Problem zunächst geregelt, aber man sollte ein Konstitutionsmittel suchen, um Rückfällen vorzubeugen. (Häufig ist das **Sulfur C12**: Das Kind ist schmutzig, unordentlich, mit Verlangen nach Fleisch ++, egozentrisch, mit Verlangen nach Zucker.)

Homöopathie und Eingeweidewürmer

(außer Bandwurm – siehe oben)

Einige homöopathische Mittel sind bekannt für ihre gute Wirkung bei einem Terrain mit Neigung zu Wurmbefall:

Cina C12

Das wichtigste Mittel bei Würmern
- **ruhelos**, schlechte Laune
- Ringe unter den Augen
- **juckende Nase**
- Husten

- Zähneknirschen
- Kopfschmerzen, die nach einer Lumbalpunktion (oder Periduralanästhesie) fortbestehen
- Fieberkrämpfe

Spigelia C6 - C12
- Eingeweidewürmer führen zu **Bauchschmerzen** und manchmal zu **Epilepsie**
- aufschlussreiches Detail: **Warze auf der Großzehe**
- abergläubischer Patient, der Wahrsager und Horoskope konsultiert …

Calcium carbonicum C12
- großes Mittel bei **Oxyuriasis (Madenwürmer**n)
- Verlangen nach Milch, Eiern, Zucker
- Kopfschweiß
- zahlreiche Ängste

Thematik: sich einen Schutzpanzer zulegen, weil man zu empfindlich ist

Calcium fluoratum C12
- zahlreiche Karieslöcher
- lockere Zähne
- Angst vor Armut
- Geiz

Ignatia C12 - C30
- Folgen von Trauer, Trennung, Scheidung
- Seufzen
- abwechselnd Lachen und Weinen
- Bauchschmerzen

Teucrium marum C12
- Würmer und häufig **Schluckauf**
- manchmal Nasen- und Nebenhöhlenpolypen

Urtica urens C6 - C12
- höllisches Afterjucken
- Nesselausschlag wie von Brennnesseln
- Hand- und Fußschweiß
- in der Vorgeschichte der Familie Tod des Vaters

Sabadilla C6 - C12
- Spulwürmer mit starken nervösen Symptomen: Masturbation, Epilepsie
- Begleitsymptom: rissige Haut auf den Zehen

LITERATURVERZEICHNIS

Boericke, William: Handbuch der homöopathischen Arzneimittellehre. Narayana Verlag 2010

Kent, James Tyler: Repertorium der homöopathischen Arzneimittel. Narayana Verlag 2008

Murphy, Robin: Klinisches Repertorium der Homöopathie. Narayana Verlag 2008

Murphy, Robin: Klinische Materia Medica. Narayana Verlag 2010

Scholten, Jan: Homöopathie und die Elemente. Alonnissos 2004

Grandgeorge Didier Dr.: Homéopathie chemin de vie. Editions EdiComm 1998

Chevalier/Gheerbrant : DDS; Dictionnaire des symboles. Robert Laffont 1969

Anmerkungen für die deutsche Übersetzung

Die vorliegende Übersetzung wurde um einige Hinweise für den deutschen Sprachraum ergänzt, die, um der besseren Lesbarkeit willen, nicht eigens als Anmerkung der Übersetzerin kenntlich gemacht wurden.

In der französischen Ausgabe verwendet der Autor die in Frankreich üblichen Potenzschritte in CH (Centésimales Hahnemanniennes): 7 CH, 9 CH, 15 CH und 30 CH. Im Sinne einer optimalen Verfügbarkeit der homöopathischen Potenzen im deutschsprachigen Raum haben wir uns für die deutsche Ausgabe zusammen mit dem Autor für die Entsprechung
7 CH = C6, 9CH = C12, 15 CH = C12 und 30 CH = C30 entschieden.

Da nicht alle der genannten Mittel in Apotheken vorrätig gehalten werden, sei hier noch auf eine Auswahl an Apotheken verwiesen, die auch seltene Mittel anbieten und zum Teil versenden. Eine gute Apotheke bekommt jedoch i. d. R. nicht vorrätige Mittel oder Potenzen schnell geliefert.

Gudjons:
Gudjons homöopathisches Labor
Höfatsweg 21
86391 Stadtbergen-Deuringen
Tel. 0821 - 4 44 78 77
Fax 0821 - 43 84 44
www.gudjons.com
Bestellformular: www.gudjons.com/bestell.htm
E-Mail: info@gudjons.com

Remedia:
SALVATOR APOTHEKE
Mag.pharm. Robert Müntz KG
Hauptstraße 4,
7000 Eisenstadt Österreich
Tel. +43 - 2682 - 62220 - 66
Fax +43 - 2682 - 62220 – 62
www.remedia.at
E-Mail: hahnemann@remedia.at

Homeoden-Heel:
Kasteellaan 76
9000 Gent
BELGIEN
Tel. +32 - 9 - 2 25 87 33
Fax +32 - 9 - 22 30 00 76
www.homeoden.be
E-Mail: info@homeoden.be

Helios:
Helios Homeopathy Ltd. 97 Camden Road, Tunbridge Wells
Kent TN1 2QR
Tel. +44 - 1892 - 53 6393
Fax +44 - 1892 - 54 68 50
www.helios.co.uk
E-Mail: pharmacy@helios.co.uk

Schmidt-Nagel:
Laboratoire homèopathique Schmidt - Nagel
Rue Prè Bouvier 27
CH - 1217 Meyrin / Geneve
Tel. +41 - 22 - 7 83 08 80
Fax +41 - 22 - 7 85 02 52
kein Versand, Verkaufsstellen unter: www.schmidt-nagel.ch
E-Mail: info@www.schmidt-nagel.ch

ARZNEIMITTELVERZEICHNIS

STICHWORTVERZEICHNIS

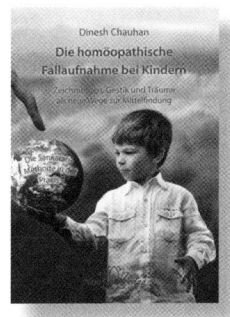

Dinesh Chauhan
Die homöopathische Fallaufnahme bei Kindern

Zeichnungen, Gestik und Träume als neue Wege zur Mittelfindung - Die Sankaran-Methode in der Praxis

296 Seiten, geb., € 45,-

Dinesh Chauhan, ein enger Vertrauter Rajan Sankarans, gibt weltweit Kurse zur Neuen Methode. In seinem neuesten Werk beschreibt er, wie diese Methode auch bei Kindern mit Erfolg angewendet werden kann

Dinesh Chauhans Buch nimmt die oft als schwierig empfundene Aufgabe der homöopathischen Fallaufnahme bei Kindern in Angriff, die er absichtlich in „Case witnessing" (Miterleben des Falls) umbenennt.

Nach einer knappen Einführung in die Konzepte, auf die er seine Methode stützt, breitet Chauhan eine farbenfrohe Kollektion faszinierender Kinderanamnesen aus, in denen er seinen Ansatz des Miterlebens erfolgreich demonstriert. Schritt für Schritt wird der Weg ins tiefste Innere dieser kleinen Patienten geöffnet, erweitert und vertieft. Indem er alles aufgreift, was dem Zuhören und Miterleben zugänglich ist – Zeichnungen, Geschichten, Lieder, Träume usw. –, entwirrt Chauhan die Geschichten hinter dem veränderten Krankheitsmuster mit einer Sicherheit, die nur aus einem vollkommenen Vertrauen in das verwendete Handwerkszeug erwachsen kann.

„Das Miterleben des Falls bei Kindern ist eine einfache und leichte Kunst", schreibt Chauhan. Dennoch benötigt man, um diese Kunst ausüben zu können, eine Grundvoraussetzung: „Um den Fall eines Kindes aufnehmen zu können, muss der Homöopath zum Kind werden."

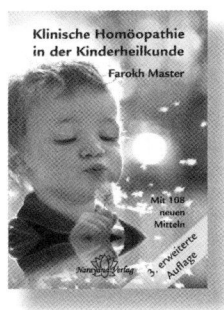

Farokh Master
Klinische Homöopathie in der Kinderheilkunde

3. erweiterte Auflage mit 108 neuen Mitteln

816 Seiten, geb., € 85.-

Das Werk von Farokh Master erfreut sich seit seinem Erscheinen ungebrochener Beliebtheit und ist zu einem der großen Standardwerke der homöopathischen Behandlung von Kindern geworden.

Die 3. Auflage wurde komplett überarbeitet und mit 108 neuen Mitteln ergänzt. Dies sind vor allem „kleinere" Mittel, die sich in Masters Praxis bei Kindern besonders bewährt haben. So empfiehlt Master Equisetum bei nächtlichem Einnässen, Alcoholus bei ADHS, Jaborandi bei Mumpsepidemien, Magnetis poli ambo bei Phimose und Sambucus bei nächtlichem Asthma.

Mit insgesamt über 180 Arzneimitteldarstellungen ist das Werk umfassender als sämtliche vergleichbaren Werke der Kinderheilkunde. Die große pädiatrische Erfahrung des Autors schlägt sich in der Darstellung der Mittel nieder, denn er beschreibt sie so, wie er sie selbst klinisch beobachtet hat.

Detailliert schildert Farokh Master auch die Stadien der kindlichen Entwicklung und gibt wichtige Hilfestellung bei der Behandlung von Neugeborenen und Säuglingen, wo oft nur wenige Symptome zu erheben sind.

Den abschließenden Teil bildet ein ausführliches klinisches Repertorium, das die Auffindung der Mittel erleichtert. Das Buch ist damit ein abgerundetes Werk und in seiner Art einzigartig.

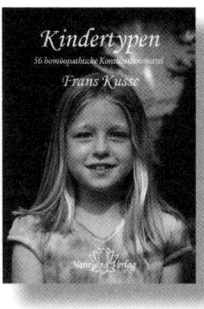

Frans Kusse

Kindertypen

57 homöopathische Konstitutionsmittel

280 Seiten, geb., € 39.-

Der liebenswürdige holländische Arzt Dr. Frans Kusse hat hier ein wunderbares neues Werk über die Typologie von 56 wichtigen homöopathischen Mitteln bei Kindern geschaffen. Mit einfachen, wohl abgewogenen Worten erfasst er auf geniale Weise die Charakterzüge dieser Mittel.

Man denkt, man kennt viele dieser Mittel schon - und ist jedesmal überrascht, wie neu und klar sie hervortreten. Dabei schildert er auch neue Mittel wie Beryll, Lithium, Mangan, Helium, Hydrogen oder Saccharum officinale, die bei Kindern sehr oft angezeigt sind und doch bisher nur in Werken über die Behandlung Erwachsener oder einzeln verstreut in Fachzeitschriften zu finden waren. Viele Mittelbeschreibungen sind durch Fotos von geheilten Kindern bereichert. Möge dieses zauberhafte Buch auch allen Eltern, Lehrern und Psychologen eine Hilfe sein, die angezeigten Mittel bei den Kindern besser zu erkennen!

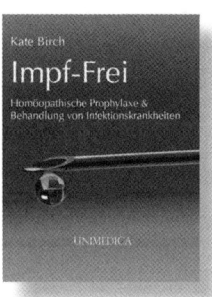

Kate Birch

Impf-Frei

Homöopathische Prophylaxe & Behandlung von Infektionskrankheiten

480 Seiten, geb., € 39.-

Ein praktischer Ratgeber für die homöopathische Behandlung und Vorbeugung von Infektionskrankheiten. Besprochen werden Windpocken, Masern, Scharlach, Mittelohrentzündung, Grippe, Pfeiffer'sches Drüsenfieber, Lungenentzündung, Herpes, Gonorrhoe, Syphilis, AIDS, Hepatitis, Tollwut, Tetanus, Diphtherie, Tuberkulose und Tropenkrankheiten. Ein ausführlicher Teil behandelt verschiedene Formen des Fiebers und deren homöopathischer Behandlung, ein weiteres Kapitel schildert Impfschäden und deren Therapie.

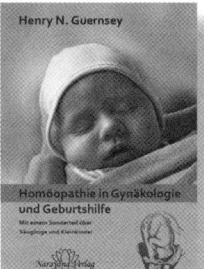

Henry Newell Guernsey

Homöopathie in Gynäkologie und Geburtshilfe

Mit einem Sonderteil über Säuglinge und Kleinkinder

664 Seiten, geb., € 79.-

Das Werk von Henry Newell Guernsey ist das wohl umfassendste Standardwerk über die homöopathische Behandlung in der Frauenheilkunde und Geburtshilfe.

Guernsey verfügte als Leiter einer großen homöopathischen Frauenklinik über einen immensen Erfahrungsschatz. Er vermag die Symptombeschreibung auf das Wesentliche zu beschränken und gilt als Meister der Verschreibung nach Schlüsselsymptomen. Dadurch ist eine schnelle, gezielte Mittelwahl möglich.

Neben allgemeinen gynäkologischen Beschwerden werden Erkrankungen in der Schwangerschaft und bei der Geburt sowie im Wochenbett dargestellt.

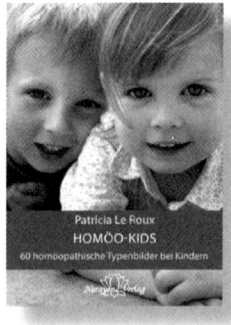

Patricia Le Roux
Homöo-Kids

60 homöopathische Typenbilder bei Säuglingen und Kindern

256 Seiten, geb., € 34,-

Eine moderne Arzneimittellehre für Kinder – von der Geburt bis zum 12. Lebensjahr. Die 60 beschriebenen Arzneimittel reichen von klassischen Polychresten wie Calcium carbonicum, Mercurius, Pulsatilla und Lycopdium zu weniger bekannten, aber bei Kindern äußerst bewährten Mitteln wie Beryllium, Helium, Saccharum lactis, Lac felinum, Faucum und Aqua marina.

Aufbauend auf dem homöopathischen Klassiker der Kindertypen von Borland, unterteilt sie die 60 Mittelbilder in die vier Haupttypen „kalt, warm, langsam und unruhig".

Jedes Mittelbild ist für den homöopathischen Alltag sehr praxisnah in zwei Teile aufgebaut: 1. Der Säugling (0-2 Jahre) – welche Symptome zeigt er zuhause und welche in der Praxis. 2. Das Kind (2-12 Jahre) – was sind typische Symptome bei seinen Eltern und in der Praxis.

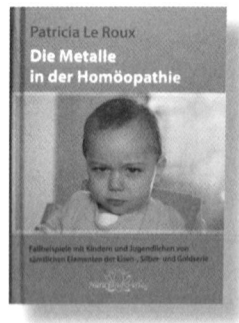

Patricia Le Roux
Die Metalle in der Homöopathie

Mit Fallbeispielen von Kindern und Jugendlichen aus der Eisen-, Silber- und Goldserie

474 Seiten, geb., € 48.-

Das erste Werk seiner Art, welches speziell für Kinder die Mittel nach der Theorie der Elemente von Jan Scholten erschließt. Zu jedem der über 50 Metalle gibt sie die wichtigsten Leitsymptome und illustriert sie auf einfache und leicht nachvollziehbare Weise anhand eines Falls aus ihrer eigenen kinderärztlichen Praxis. Die Beschwerden reichen von Infekten, Ekzemen, Asthma bronchiale über Glomerulonephritis, rheumatoide Arthritis, Anämie bis zu schulischem Misserfolg, psychomotorischer Entwicklungsverzögerung, Depression und Anorexie.

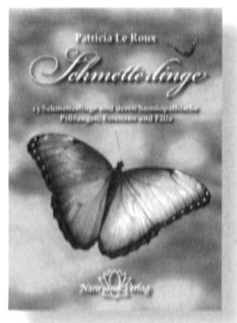

Patricia Le Roux
Schmetterlinge in der Homöopathie

13 Schmetterlinge - Prüfungen, Essenzen und Fälle

150 Seiten., geb., € 28.-

Die bekannte französische Kinderärztin Patricia Le Roux begibt sich in diesem Werk auf das fast unbekannte Territorium der Schmetterlingsmittel in der Homöopathie. Sie hat diese u.a. mit großem Erfolg bei hyperaktiven Kindern (ADHS) eingesetzt.

Das Werk enthält Arzneimittelprüfungen, Fälle und Essenzen von 13 Schmetterlingen und Faltern.

Die Arzneien sind gut differenziert und eindrücklich beschrieben und bahnen den Weg für neue, vielversprechende Verschreibungen.

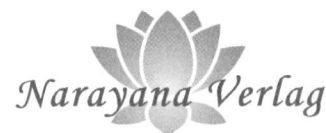

Narayana Verlag

Blumenplatz 2, D-79400 Kandern
Tel: +49 7626-974970-0, Fax: +49 7626-974970-9
info@narayana-verlag.de

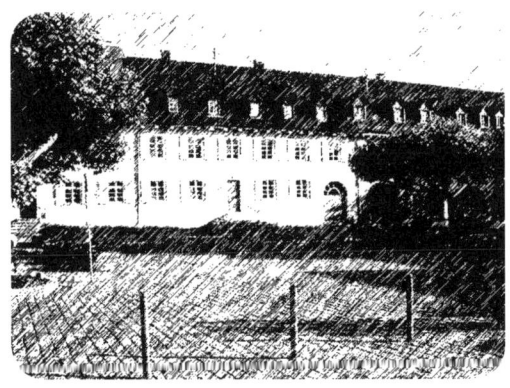

In unserer Online Buchhandlung

www.narayana-verlag.de

führen wir alle deutschen und
englischen Homöopathie-Bücher.

Es gibt zu jedem Titel aussagekräftige Leseproben.

Auf der Webseite gibt es ständig Neuigkeiten zu aktuellen
Themen, Studien und Seminaren mit weltweit führenden
Homöopathen, sowie einen Erfahrungsaustausch bei
Krankheiten und Epidemien.

Ein Gesamtverzeichnis ist kostenlos erhältlich.